"十四五"国家重点出版物出版规划项目

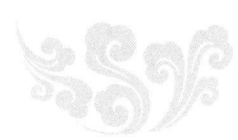

精选海外珍稀中医方书十种校释

张志斌 郑金生 / 总主编

活人事证方
活人事证方后集

[宋] 刘信甫 / 撰
张志斌 汪惟刚 / 校释

上海科学技术出版社

图书在版编目(CIP)数据

活人事证方；活人事证方后集 / (宋) 刘信甫撰；张志斌，汪惟刚校释. -- 上海：上海科学技术出版社，2025.7. -- (精选海外珍稀中医方书十种校释 / 张志斌，郑金生总主编). -- ISBN 978-7-5478-7193-5

Ⅰ．R289.344

中国国家版本馆CIP数据核字第2025P6A975号

活人事证方　活人事证方后集

[宋] 刘信甫　撰　张志斌　汪惟刚　校释

上海世纪出版(集团)有限公司
上海科学技术出版社　出版、发行
(上海市闵行区号景路159弄A座9F-10F)
邮政编码 201101　www.sstp.cn
徐州绪权印刷有限公司印刷
开本 787×1092　1/16　印张 26
字数 309 千字
2025 年 7 月第 1 版　2025 年 7 月第 1 次印刷
ISBN 978-7-5478-7193-5/R・3291
定价：228.00 元

本书如有缺页、错装或坏损等严重质量问题，请向印刷厂联系调换

内容提要

《活人事证方》包括《活人事证方》20卷与《活人事证方后集》20卷两个部分，乃由同一作者宋代刘信甫在不同时间编撰。

《活人事证方》共20卷，每卷一门，次第为诸风、诸气、伤寒、虚劳、补益、妇人、脾胃、水肿、泻痢、喘嗽、小肠气、脚气、头风、痔漏、痈疽、疮疡、补损、小儿、消渴、通类。其中，卷七"脾胃门"附霍乱、停痰、翻胃、寒疟，卷八"水肿门"附水气、浮肿、水蛊，卷十一"小肠气门"附疝气、偏坠、膀胱，卷十三"头风门"附眼目、口齿、咽喉，卷十四"痔漏门"附肠风。各门之后，或有论说，然多数径出诸方。其方亦同一般方例，方名之下列主治、方组，末为制药服药法。

《活人事证方后集》亦20卷，无序，然其目录下有小引，已如上述。后集体例一依前集，每卷大多为一门，其卷十二、十四、十五、十六、十七、十八、二十各有二门。故凡27门。然其门类与《活人事证方》不尽相同，次第为中风、心气、虚损、白浊、盗汗、中暑、瘴疟、霍乱、痰饮、呕吐、肿满、疝气/肠风、胎产、淋闭/发背、血疾/中毒、咽喉/头目、口齿/耳鼻、痘疹/汤火、杂方、服饵/修养。

本书可供中医临床工作者、中医文献研究者以及中医爱好者参考阅读。

丛书前言

《精选海外珍稀中医方书十种校释》收集海外回归的珍稀中医方书十种，作为十册单行本。

一、丛书中医方书的一般文献状况

中医在古代世界医林中一度走在前列，故其书籍曾不断流传海外，尤其对周边汉字文化圈的国家产生了巨大影响。在古医籍流传过程中，某些书种或版本在国内业已失传，却还留存海外。海外中医古籍回归之事始于清代末年，日本所藏中医古籍首次成批回归故国。清末及随后的数十年间，列强入侵，军阀混战，给中国人民带来深重的灾难，回归工作也陷入停顿。直至20世纪90年代初，改革开放为抢救回归海外遗存中医古籍创造了条件。大批量的海外中医珍善本古籍回归项目，正式启动于1996年，此后的20年中，在政府与各级领导的关怀支持下，不断获得各项基金资助。在课题组长郑金生教授的带领下，课题组的文献学学者自日本、欧美等多个国家共回归中医古籍600余种。曾于2017年由中华书局出版了大型影印丛书，共收子书427种，厘为403册。影响很大，也很好。但是，此套丛书篇幅过大，一般只适合图书馆或相关单位集体收藏，而不适于中医药工作者及爱好者个人收藏、阅读与使用。

这些回归的中医古籍中，最为精彩的部分就是医方书，其中又以宋代医方书最为光彩夺目。医方书是对中医临床最具有参考指导意义的一个部分，也最适合中医学生及临床医生阅读参考。出于这样的考虑，由上海科学技术出版社提出创意，经两位主编反复商讨，几经改动，最后确定在海外回归的中医方书中选择了十种医方书，整理校释，形成本套丛书。其中九种为宋金方书，一种为明代方书。

宋代方书中有国内失传黎民寿《黎居士简易方论》、刘信甫《活人事证方》《活人事证方后集》、郭坦《十便良方》等。这些方书中的许多名方曾被后世引用，但书却亡佚。如《十便良方》是南宋著名的方书。作者郭坦，病废二十年。他以折肱之亲历，编成此书。可惜的是该书40卷，现仅有两种残本存世，一藏中国（10卷），一藏日本（31卷）。今本套丛书将复制回归的日本藏本予以影印，与国内藏本互补，除去重复，可得37卷，距凑成完璧仅差3卷。南宋著名医家许叔微的《类证普济本事方》也有前后两集。其《后集》国内虽也存个别清刊及和刻本，但均质次卷残。本套丛书收入了该书的日藏南宋刊本全帙，使读者能一睹许叔微《本事方》全貌。此外，宋版《杨氏家藏方》（杨倓）、据宋版抄录的《叶氏录验方》（叶大廉）等多种珍稀宋代方书均收入了本套丛书。明代方书《医学指南捷径六书》现存7个或各有残缺或各有脱误的版本，则更是散在国内外六个不同的图书馆，历经辛难才收集完善。

二、丛书所收方书的共同特点

1. 方剂的来源广泛 丛书中既有引用宋及宋以前的著名医方书所载方子，还有更多来自家传或自制、名医所传，以及民间走方郎中或僧道人等，甚或是民间百姓所用之专治某病的验方。正因为宋代方书存有大量方剂来自各种此前未见记录的各方人士的经验，既实用，又稀见，其方就显得弥足珍贵。如《类证普济本事方》中的"宁志膏""七珍散"均属于自制方，前方方后注云："予族弟妇，缘兵火失心，制此方与之，服二十粒愈。亲识多传去，服之皆验。"后方方后注云："予制此方，温平不热，每有伤寒、疟疾、中暑，得差之后，用此以调脾胃，日三四服，十日外，饮食倍常。"其"惊气圆"则属家传者，方后注云："此予家秘方也。戊申年，军中一人犯法，褫衣将受刃，得释，神失如痴。予与一粒，服讫而寐，及觉，病已失矣。"

又如《叶氏录验方》所记录的有名方，大多注明方剂来源，来自有姓名或职务者近百人，每人或仅一二方。地点涉及江东、江南、绍兴、衢州、明州、池州、建州、舒州、南阳、四明、沙河等地。来自同僚官员者，大多以职务相称，如魏丞相、颜侍郎、秦侍郎、徐侍郎、李侍郎、江谏议、任少卿、赵少卿、范知府、叶知县、沈给事、仇防御、牛主簿、边学谕等；来自为医者，大多以"医"相称，如许尧臣、医官王康、医官杜壬、王医师、柴医、于医、小石医、河塘余医、高医等；来自释道人士者，如衢州医僧慧满、孙道士、江南龙瑞长老、江道人、罗汉长老、黄衣道士、紫微山道士吕玄光等；来自民间医生者，叶氏称之为"郎中"，如绍兴王郎中、刘郎中、池州王郎中、舒州列郎中、郎中于革、于郎中、高郎中、蔡郎中、明州黄郎中、柴郎中、包郎中、张郎中等。

《黎居士简易方论》中也记载有：李参政银白散、姜侍郎乌龙丹、刘侍郎治耳顺方、郭都处萎连圆、方魏将使青娥圆、高太尉感应圆、张武经大明圆、石大夫思食大人参圆、外公蔡医传秘方冲和散、王医师方固荣散、外舅蔡医传秘方九宝饮子、钱大师黄连汤、蔡医传方丁公明治耳聋等署有传人职务姓名称谓的方剂。

2. 重视丸散等成方的使用　但是，这显然并非一般所理解的成药——一药治多病，宋代方书非常考究用"圆""散""丹"的用法，除了常用的米饮、温酒、薄醋、淡盐水、枣汤等之外，常会根据不同的病种及病情，对服用法提出特殊的要求。正是服用方法的不同，可为多病多用，多证多用。

如《黎居士简易方论》中治疗风证的大通圆，方后服药法说：

卒中不语，口眼㖞斜，左瘫右痪，煨葱酒下。伤风头疼，夹脑风，生葱茶下。四肢、头面虚肿，炒豆淋酒下。风热肿痛，生姜薄苛汁同调酒，送下。胸膈痰实，眩晕昏闷，腊茶清下。浑身瘾疹，蜜汤下。下脏风攻，耳内蝉鸣，煨猪腰子细嚼，温酒送下。腰疼腿痛，乳香酒下。风毒攻眼，冷泪昏暗，菊花茶下。干湿脚气，木瓜酒下。妇人血气攻刺，当归酒下。血风疼痛，醋汤下。

又如《叶氏录验方》中的"积药麝香圆"，方后附了28种不同加减治疗不同的病症：

男子劳疾，猪胆酒下；女人膈血，桂心酒下；翻胃，随食下；冷痃癖气，姜汤下；腰膝疼，醋汤下；咳嗽，皂角汤下；下元冷秘，汉椒汤下；血块，京三棱酒下；女人四季宣转，醋汤下；死胎在腹，桂末一钱，水银少许，热酒调下；小儿惊风，干蝎汤下；十般水肿，大麦同甘遂汤下；寒疟，大蒜汤下；风气痔疾，炒黑豆淋汁下；霍乱，井花水下；寸白虫，芜荑汤下；蛊毒，糯米同羊乳酒下；肌肤燥痒，荆芥汤下；中风口眼㖞斜，羊骨煎酒下；脾中冷积，干姜汤下；四季宣导，冷茶清下；顽麻风，童子小便和酒下；阳毒伤寒，麻黄煎汤下；阴毒伤寒，暖酒下；心痛，木瓜酒下；打扑，蟹酒下；大便不通，冷茶下；久痢，甘草汤下；女人血气，艾醋汤下；产后诸疾，热酒下；一切疮肿，黄耆汤下；小儿疳气，黄连汤下；小肠气，炒茴香汤下；血气潮热，当归酒下。

《魏氏家藏方》的"加减大橘皮煎圆"，其方后服药法则根据所出现的不同见证，采用不同的服药法：

饮食减少，用丁香、附子煎汤下；胸膈不快，丁香、茯苓、干姜、白术、甘草煎汤下；大便作泻，豆蔻、附子煎汤下；心气不足，睡卧不寐，茯苓、附子煎汤下；受寒邪，姜、附煎汤下；小便多，茴香、盐、附煎汤下；虚冷腹疼，茱萸、附子煎汤下；大便泻血，缩砂、附子煎汤下；口吐涎沫，津液稠黏，痰饮恶心，川乌、附子、南星煎汤下。

3. 讲究方剂中药物的炮制　如《叶氏录验方》所载的方剂，都十分讲究所用药物的炮制方法。虽然，在书前并无关药物炮制的总论，但在正文中，几乎在每一味药后面都会不厌其烦地加上炮制方法。比如，具有补益作用的"双芝圆"，药后的炮制方法，以及药丸的制作方法，均非常讲究。

熟地黄壹两半，酒浸壹宿，再蒸伍柒次，火焙　麦门冬去心，汤浸壹宿[1]，焙干　鹿茸肆两，切作片子，酥炙黄　鹿角胶半斤，切成块，慢火用麦麸炒成珠子　覆盆子去枝杖，净者秤贰两，火焙干　肉苁蓉酒浸，贰两半，细切，火焙干　五味子去枝梗，净者秤贰两半，火焙干　天麻贰两半，细切，火焙干　黄耆陆两，蜜涂炙黄色，单碾细，取粉肆两，入众药　山茱萸贰两半，细切，火焙干　干山药贰两半，细切，火焙干　秦艽去芦头，壹两半，细切，火焙干　人参去芦头，贰两半，细切，火焙干　槟榔贰两，湿纸裹，慢火内煨熟，去纸，细切　沉香壹两，细剉，末，入众药末　麝香半两，别研细，入众药

右件同一处为细末，后入麝香拌匀，醇酒一半，白蜜一半，煮面糊为圆如梧桐子大，文武火焙干，候冷，于磁器内收贮，不得犯铁器。每服伍拾圆，加至陆拾、柒拾圆，空心温米饮下。

书中的药物经常通过不同的炮制方法，使功效得到更加合理的应用或毒性得到更为有效的控制。如赚气圆，主治小儿腹胀如鼓，气急满闷。方用萝卜子、木香组成。其中，萝卜子用巴豆一分拍破，同炒黑色，去巴豆不用，只用萝卜子，以增强萝卜子消积除胀之力，又不至于像直接使用巴豆那样下泄作用猛烈。

如《类证普济本事方》在卷前专设《治药制度总例》一篇，记载了多种常用药物的炮制方法。如：

菟丝子：酒浸，曝，焙干，用纸条子同碾，即便为末。
半夏：沸汤浸，至温洗去滑，换汤洗七遍，薄切，焙。
乳香：挂窗孔中风干，研，或用人指甲研，或以乳钵坐水盆中研。
天雄、附子：灰火炮裂，去皮、脐用。

4. 方剂都比较简单实用　虽然这些方书也有炮制讲究的大方、复方，但更有大量简单易行的小方、单方。如郭坦的《十便良方》在每一病类之下，还有一种特有的分类，即分作三种：单方、简要方、群方。郭氏最为重视的是单方，其次为简要方，最后才是群方。其书明确

---

[1] 去心汤浸壹宿：原作"汤浸去心壹宿"，据本书其他方剂麦门冬炮制法乙正。

规定:"自一件至两件谓之'单方',居前;自三件至五件谓之'简要方',居中;自六件至十件或十一二件谓之'群方',居后。"也就是说,这三种方根据药物数加以区分,越是简单的方,越是放在最前面,以便采纳运用。

这些方书中常常会附出治疗验案来验证方子的效应。如《类证普济本事方》中记载了拒风丹,由川芎、防风、天麻、甘草、细辛、荜茇六味药组成,"治一切风"。方后许氏记录了两个医案,他回忆了丧母之痛,并与一位宗人得治进行对照,以说明此方的作用与效应。

世言气中者,虽不见于方书,然暴喜伤阳,暴怒伤阴,忧愁不意,气多厥逆,往往多得此疾。便觉涎潮昏塞,牙关紧急。若概作中风候,用药非止不相当,多致杀人。元祐庚午母氏亲遭此祸,至今饮恨。母氏平时食素,气血羸弱,因先子捐馆忧恼,忽一日气厥,牙噤涎潮。有一里医便作中风,以大通圆三粒下之。大下数行,一夕而去。予常痛恨,每见此症,急化苏合香圆四五粒,灌之便醒,然后随其虚实寒热而调治之,无不愈者。《经》云:无故而喑,脉不至,不治自已。谓气暴逆也,气复则已。审如是,虽不服药亦可。范子默记崇宁中,凡两中风,始则口眼㖞斜,次则涎潮闭塞,左右共灸十二穴,得气通。十二穴者,谓听会、颊车、地仓、百会、肩髃、曲池、风市、足三里、绝骨、发际、大椎、风池也。依而用之,无不立效。

元符中,一宗人得疾,逾年不差。谒医于王思和绎。思和具脉状,云:病因惊恐,肝藏为邪,邪来乘阳明之经,即胃是也。邪盛不畏胜我者,又来乘肺,肺缘久病气弱全无德,受肝凌侮。其病时复头眩,瘈疭搐搦,心胞伏涎。久之,则害脾气。要当平肝气使归经,则脾不受克。脾为中州土,主四肢一体之事,脾气正则土生金,金旺则肺安矣。今疾欲作时,觉气上冲者,是肝侮肺,肺不受侮,故有此上冲。肝胜则复受金克,故搐搦也。以热药治之,则风愈甚;以冷药治之,则气已虚。肺属金,金为清化,便觉藏府不调,今用中和温药,抑肝补脾,渐可安愈。今心忪,非心忪也,胃之大络,名曰建里,络胸鬲及两乳间,虚而有痰则动。更须时发一阵热者，是其候也。服下三方，一月而愈。

5. 具有重要的文献价值，记载了稀有的宋代文献资料，更为宝贵的是还存有现今已佚的医书　本套丛书所收方书的文献价值，首先在这些方书本身具有不可替代的特点，它们一经问世，便受到重视。例如明代官编的大型方书《普济方》，就十分重视引用《十便良方》。《普济方》中明确标注"出《十便良方》"的方子，达386处之多。如果现代未能将这些方书流传下来，将是一个极大的遗憾。

当然，它们的文献价值还不仅仅限于方书本身，非常值得注意的是，这些医方书的资料来源。例如《十便良方》郭氏在卷前的"新编古今方论总目"中，列举了该书引用的66种书名。虽然，这些引书并不意味着是作者亲见之书，有的书可能转引他书而来（如《外台秘要》《证类本草》等）。但也有该书所载的宋代医书不见于古今书目所载。例如《琴心居士方》、江阳《卫生方》、胡氏《总效方》、《郭氏家藏方》等。其中《郭氏家藏方》有可能是作者自家的藏方。因此，该书对考察宋代医药文献也具有一定价值。

《黎居士简易方论》也记载了多种已佚医书的佚文。如：临安府推官章谧《养生必用方》（或称《养生方》《必用方》）、霍喆夫（定斋）《类证治百病方》（或称《治百病方》）、南宋张松《究原方》、余纲《选奇方》（《前集》10卷，《后集》10卷。今残存《后集》4卷，《前集》早佚）、《资寿方》等都是现今已不能见到原书的医方书。

三、金末赵大中《风科集验名方》的相关说明

《风科集验名方》是国内失传的精品中医方书，为专科疾病的专门著作。今唯有元刊本存于日本静嘉堂。书中存方1979首，版本精良，内容丰富。此书因是私家收藏，至今还从未允许影印出版过，故见到此书者亦甚少。经日本友人帮助，我们递交专门申请，始得准予校点出版的机会。该书资料极为丰富，很受学界重视。

1. 此书版本稀见，流传极为不易　《风科集验名方》现唯有元刊本存于日本静嘉堂。自1306年该书首刻之后，未再见有翻刻本，故此书传世极少，现在更是孤本仅存。此书传世可谓是一波三折。最早由金国北京太医赵大中奉敕编修。但因遇上"金乱"，也就是金国遭到蒙古、南宋联合进攻之时（1234 年），赵大中怀着书稿，逃遁于吴山。当时儒医赵子中传习赵大中之书，却未能让该书得以运用与传播。

1236 年，道士赵素在荆湖间（今湖南、湖北等地）得到了该书，并把它带到了蒙元所辖的恒山（在今河北曲阳西北）。赵素，字才卿，号心庵，河中（今山西永济一带）人。家世业儒，而通于岐黄之学。赵氏为全真教道士，云游天下 30 多年，通晓各地不同民族的医药知识。丙午年（1246），蒙古特赐皇极道院给赵素，并赐号"虚白处士"。赵素不仅有很高的儒学素养，也精通医学，因此在蒙元初期道教兴盛之时，他很受朝廷的恩宠。虽然此如，他也未能将此顺利付梓。赵素晚年之时，将他的两本书授予从小追随他学医的湖广官医提举刘君卿。其中有医书《风科集验名方》。身为湖广官医提举的刘君卿，很想刊刻其师所传的两本书。为此，他在元贞丙申年（1296）到左斗元所住的沙羡（今湖北武昌一带）寓舍，向他出示了赵素的《风科集验名方》，请左氏帮助校雠。左氏慧眼识珠，在他的努力下，终于使此书刊刻行世。

2. 此书汇聚了金元数位著名医家的经验精华　《风科集验名方》的原作者是金末北京赵大中，他是一位医学造诣颇高、深得皇家信任的太医。此书的质量很高，曾被覃怀儒医赵子中作为教科书传习。传到元代博学多才的赵素手中，他经常运用其中的知识治疗各种风疾，并将耳闻目见、得效取验的治风医方，补入《风科集验名方》，分作十集。今该书所载的"赵虚白论"，即赵素补缀的个人论说。赵素晚年将《风科集验名方》交给学生湖广官医提举刘君卿。刘氏医术高明，也得益于他研习试用此书。刘氏为了完成老师出版此书的愿望，将此书交到左斗元手里。左氏精通医学文献，长于医书校雠与编纂。他花了两年的功夫，取《素问》《灵枢》《难经》《中藏经》《诸病源候论》《千金方》《外台秘要》《太平圣惠方》《和剂局方》《三因方》《医说》等书，以及南北经验名方，并《说文》等字书，逐一参订。正伪补脱，削复改错，增补阙疑。他使原本单纯的医方书，一变而为理论、医方俱富。此外，他又把"古今圣贤名医治风药品、治理制度、动风食忌"三个主题的资料编辑成书，列于书前。左氏于大德二年戊戌（1298）完成了该书。

3. 此书同时还具有重要的文献意义　该书最后集成于元大德间，是时因长期南北隔绝，金元与南宋医学交流尚不普遍。但该书除引用宋以前诸名著之外，还首次大量记载了金元、南宋的主要著作。金元医家主要收录了刘守真《宣明论》《病机保命集》、张元素《儒门事亲》等，南宋医家则有陈无择、陈自明、王硕肤、许叔微、郭稽中以及医书《究原方》等。此外还集录了刘元宾《神巧万全方》、杨氏《拯济方论》、《本草图经》、《医林方选》，以及寇宗奭、庞安常等名家的有关论说。有些引用的人名少为人知，如水月子、药隐老人等。书中还有少数赵素（虚白）补入的条文，每多治疗经验之谈。

该书为专科疾病的专门著作，对了解我国古代对风科疾病的认识和治疗经验具有重要的意义。此外，由于该书引用了众多元以前医书资料，因此，对研究宋金元医学发展，乃至辑佚古医书，具有较高的文献价值。

四、明代徐春甫《医学指南捷径六书》的相关说明

为什么要在具有九种宋金方书的丛书中加入一种明代方书？这是考虑到此书的价值及集成完本之不易。

1. 此书有较高的学术价值　《医学指南捷径六书》（简称《捷径六书》）的作者徐春甫，乃明代著名医家。他在京师担任太医院吏目，是我国最早的医学学术团体组织者与发起人，他编纂了对后世很有影响的《古今医统大全》《捷径六书》等医书，在学术上有很深的造诣。不仅如此，徐春甫还是一个胸襟宽阔、格局很大的人。作为方书来看，其《捷径六书》最有价值的两种是《二十四方》与《评秘济世三十六方》（简称《三十六方》）。

《二十四方》是徐春甫授徒所用。据其弟子江腾蛟跋中说："医方之浩繁，而用之者苦无要……如涉海无津。于是徐老师出所集《二十四方》以示小子，受而细阅之，何其简易，详而且明，诚为医家之纲领也。"所谓"二十四方"并不是24首方剂，而是指24类治法的代表方。所以该子书在初刻本中又有"医家关键二十四方治法捷径"之名。这24类方法名目为：宣剂、通剂、补剂、泻剂、轻剂、重剂、滑剂、涩剂、燥剂、湿剂、调剂、和剂、解剂、利剂、寒剂、温剂、暑剂、火剂、平剂、夺剂、安剂、缓剂、淡剂、清剂。每类之下，又出一个或数个药方，详述每方的功效、主治、方组、服法、加减。各方内容齐备，提纲挈领，以少胜多，非常适合临床使用。为了方便记忆与使用，徐氏又专门编撰了"二十四剂药方歌括"，再用歌括的形式归纳上述的内容，以便初学者能很快入门。

《三十六方》是徐春甫个人用方最为珍秘的一部分内容。在封建社会中，秘方往往是取效、致富的捷径。徐氏讲述了两个靠秘方发财的例子。如黄连紫金膏：

京师吴柳泉者，制黄连紫金膏一药，点热眼极有效。海内寓京师者，无不求赎，日获数金，辄成富室。盖方药贵精不贵多，从可知矣。

但徐"每厚赂求之"则并非为了发财，而是"用梓以公天下"。他认为"医不必禁秘，但能体仁。精制一方，名出便可。救贫于世世，胜如积金以遗子孙，而亦不必以多方为贵"。此外，徐氏的观点是用药贵简而有效："药味简而取效愈速，药品多则气味不纯，鲜有效验。"

《三十六方》收方36首，另有补遗经验方4首，合计40方。据保元堂本、金鉴本的眉批，40方可分为如下几类：徐氏自家效方（眉批作"保元堂方"，计有10首）、诸家名方（计有18首）、秘传方（计有5首）、经验方（计有5首）、未明来源方（计有2首）。各方均详细介绍方剂组成、制备及服用法，并加以评论。最后是一张药店仿单，上书"新安徐氏保元堂"某某方，后列主治、服法用量等。与一般药店的药目相比，这部分内容最有特色的是评论。这些仿单说明，《三十六方》乃徐氏自家药店出售药品的处方。

《二十四方》和《三十六方》是徐氏成名及得利的重要内容，是徐氏育人与为医的看家本领，本是非常私密的，徐春甫却将之公之于世，因此倍显难能可贵。

2. 此书版本杂出，散在各地，收集相对完善的全本非常不易 现今国内外所存的《捷径六书》版本总共有以下几种：① 日本大阪府立图书馆藏本《医学指南捷径六书》（以下简称"指南本"），共4册，6卷，每卷为一种子书，按"阴阳风雨晦明"为序，计有：《内经正脉》《雷公四要纲领发微》《病机药性歌赋》《诸证要方歌括》《二十四方》《评秘济生三十六方》，凡六种。《（大阪府立图书馆藏）石崎文库目录》著录该书为"明万历二四年跋刊本"。该本印刷质量不高，漫漶缺脱处甚多。为寻求对校本，笔者访察了至今所能见到的我国国内各种明刻残本及抄本，订正补充了指南本之不足，同时也调查清楚了该书的版本源流与传承关系。② 北京中医药大学藏本2册，残存卷三至卷六（共4卷）。经核对，该本与日本大阪所藏乃同一版木所印。卷六之末有"万历丁酉岁季秋月书林刘双松氏重梓"记载，因此可以断定指南本乃书林刘双松重刻于万历二十五年丁酉（1597）。该本字画清晰美观，当为刘双松重刻本的初刊本。该本可以弥补指南本后4卷漫漶缺脱之处。③ 中国医学科学院藏清抄本，残存卷五、卷六。其末亦有"万历丁酉岁季秋月书林刘双松氏重梓"，故来源同上。④ 江西中医学院（今江西中医药大学）藏清抄本，残存卷一、卷二。书名《医学指南捷径六书》，故亦属指南本系统。⑤ 安徽省图书馆（721）藏有两种名称不同的明刻本残本。其一，安徽省图书馆藏的明刻《医学入门捷径六书》，2册。该本仅存子书2种（每种订为1册），蠹残较多。上册之首有"万历丙戌（1586）"徐春甫的"《医学捷径六书·二十四方》序"，序后有"祁门徐氏保元堂刊"牌记（以下简称"保元堂本"），可见该本乃是徐春甫的家刻本。下册卷首残，从内容来看，乃是子书《评秘济生三十六方》。其二：安徽省图书馆藏的《医学未然金鉴》（以下简称"金鉴本"），1册。该书内容就是《医学捷径六书》中的《二十四方》与《评秘济世三十六方》两种子书。各子书之首无卷次序号，但依次标以"晦集""明集"。该本版式与保元堂相同，刻工亦同，而"未然金鉴"四字及校定人署名等明显系剜补。⑥长春中医药大学图书馆藏《古今医学捷要六书》（又称《医学捷要六书》，此后简称"捷要本"）6卷，该本的版式、纸张等均属明刻本。经仔细比对，其全书基本特点同于刘双松本，如卷次、卷名、各卷首责任者署名均相同，可见是以彼本为底本。此本字体娟秀，字迹清晰，只是错字、脱字较多。6个版本大约可区分为保元堂本、金鉴本、指南本、捷要本四个版本系统。

收集此书现存而散在于国内外的6个图书馆的全部7个版本，虽然花费的精力与财力甚大，但能将明代名医徐春甫的代表作之一整理出一个相对精善的本子以飨读者，以免别的学者耗时费力重走我们艰难的访书之路。对此，我们甚感欣慰。

五、关于本套丛书的编写及校释的相关说明

本套丛书各部子书，均包括以下内容，书名、作者、校释者、校点说明、前言、各书原序言、目录、正文等。其中校点说明，除第一条简要说明各子书版本之外，其他各条均为全套丛书统一规范。前言则详细介绍各子底本的版本及流存情况，作者及成书情况、本子书的内容与特色，以及相关本子书的校释说明。

本次校点所用各书，若有不同版本存世，则经过比较，选择最佳版本作为底本。其他版本则作为校本。若属存世孤本，没有其他版本可资对校，凡遇疑误之处，多处采用他校的方法。如追踪其书所引原书，或比较同期其他方书同名同组方，或比较后世所引其书之引文，等等，尽量给出脚注，为读者提供参考。

另外，若原书的目录与正文有差异，如方名不同，一般根据正文修改目录。若正文方名有明显错误，则据目录修改正文。如目录中有标题，而正文没有的内容，将目录标题删除。凡修改处，一律加脚注予以说明。

张志斌　郑金生
2024年2月

前　言

《活人事证方》包括《活人事证方》20卷与《活人事证方后集》20卷两个部分。据原题，乃由同一作者宋代刘信甫在不同时间编撰。

一、作者与成书（北宋960—1126，南宋1127—1279）

《活人事证方前集》之末有多纪（丹波）元简手跋："右《活人事证方》二十卷，目录及《药性歌》一卷，宋桃溪居士刘信甫撰。凡二十门，每方各有事件引证，盖许白沙《本事》之流亚也。本邦《性全万安方》、《有邻福田方》，往往援引其方，而世无传者，每以为憾焉。今兹吉医官长达，偶携其所藏宋本来而见借，予惊喜不知所况，遂速付写手影抄，以藏于家。但是书宋《艺文志》、晁氏《读书志》、陈氏《解题》，并不著录，故信甫履历不得详焉。考叶棠伯序，信甫本儒者，屡摈名场而为医者，乃与叶同嘉定时人。享和壬戌夏五月十七日栎窗书。丹波元简。"

作者刘明之，字信甫（"甫"或作"父"），桃溪（一名永春溪，今福建永春县南桃溪）人。信佛，自号桃溪居士，故人称"刘居士"。由于各种史书、志书对其人其书均无记载，故刘明之的生平履历不得而知。据由当时身在惠民和剂局的叶麟之所作之序云："父本儒家者流，屡摈名场，而壮志弗就，乃敛活国之手，而为活人之谋。"此序撰于南宋嘉定丙子年（1216）。由此仅可知，刘明之出身于儒学之家，其幼亦学儒，因科场不利，转而习医。其生卒年不详，当与叶麟之同朝，为南宋嘉定时人。他长游海外，凡用药救人取效者，及秘传妙方，随手抄录，集成部帙。书成名之为《活人事证方》（1216）。

《活人事证方后集》原书前有小序一段：

是书《前集》盛行于世，第限方之未全。今再求到桃溪刘居士编集，常用已效之方，约计一千余道，分门拆类，先原其病候，次引事以证之，使用者无疑，服者必效。此方诚可活天下也，幸详鉴。

看来是明确提出此《后集》亦为刘明之著，但亦有可能为书商仿作。《后集》无责任人签署，无成书年记载。在卷二十之末，有"天保辛卯花朝读元坚"字样，则此后集当在天保二年（1831）之前已经抄完，并经多纪元简之子元坚阅读过。然元坚未记《后集》抄写原由。据此集首叶的钤印表明该书原藏明和二年（1765）多纪氏所创跻寿馆。其成书于何时，因未见国内流传，终无法考证。

刘明之另有《新编类要图注本草》四十二卷存世。

二、《活人事证方》的现存本及卷帙构成

从目前所掌握的信息来看，此书前后集原书在国内均无流传。《活人事证方》书名最早见于南宋陈衍《宝庆本草折衷》卷二十"诸家著述年辰"著录。但此后并无医药家注意到此书，元、明两代，乃至清前期均未见书志著录。北京大学图书馆收藏有早年回归之日本抄本《活人事证方》20卷复抄本，另台北新文丰出版公司1987年影印《活人事证方后集》。

然日本《医籍考》《经籍访古志》等书目均载有《活人事证方》，故该书在日本当有流传。现存最早之日本抄本当属享和二年（1802）影宋抄本。此本藏于日本国立公文书馆内阁文库。共十三册。书号：305-35。抄本高24厘米，宽16.2厘米。每半叶十一行，行二十一字。无边框行格。首为嘉定丙子年（1216）叶麟之（棠伯）序，序后有"建安余恭礼宅刻梓"。次为"《活人事证方》总目""桃溪刘居士《活人事证方》目录"。正文前有"本草要略"数篇。卷一之首题书名"活人事证方"及卷次，无责任人署名。书末有丹波元简手跋。今存世《活人事证方》除前书多纪氏影宋抄本外，尚有日本转抄本。

《活人事证方后集》今存日本内阁文库（即今校释底本），其总目首页钤有六印："多纪氏藏书印""跻寿馆书籍记""医学图书""图书局文库""日本政府图书""内阁文库。"前三印表明该书原藏明和二年（1765）多纪氏所创跻寿馆。该馆于宽政三年（1791）转为江户幕府官办医学馆。后三印乃明治间该书先后转藏图书局文库、内阁文库时所钤。首为总目、"桃溪刘居士《活人事证方后集》目录"。正文卷一之首题书名"活人事证方后集"及卷次，无责任人署名。

三、《活人事证方》的内容与特色

此书在国内很少见到，故有必要在前言中介绍一下主要内容。

1.《活人事证方》的内容 《活人事证方》20卷。卷前有目录与"本草要略"1卷。据南宋陈衍《宝庆本草折衷》所载，《活人事证方》首附"本草要略"，"凡方内所用药物，并于本草中以括治效之要，冠于卷首"。此与今抄本同，然其药物并非局限于该书方内所用药物，乃从本草中精选，分别简述药性功治。

正文20卷，每卷一门，次第为诸风、诸气、伤寒、虚劳、补益、妇人、脾胃、水肿、泻痢、喘嗽、小肠气、脚气、头风、肠风痔漏、痈疽、疮疡、补损、小儿、消渴、通类。其中，卷七"脾胃门"附霍乱、停痰、翻胃、寒疟，卷八"水肿门"附水气、浮肿、水蛊，卷十一"小肠气门"附疝气、偏坠、膀胱，卷十三"头风门"附眼目、口齿、咽喉，卷十四"痔漏门"附肠风。各门之后，或有论说，然多数径出诸方。其方亦同一般方例，方名之下列主治、方组，末为制药服药法。

《后集》亦20卷，无序，然其目录下有小引，已如上述。《后集》体例一依《前集》，每卷大多为一门，其卷十二、十四、十五、十六、十七、十八、二十各有二门。故凡27门。然其门类与《前集》不尽相同，次第为中风、心气、虚损、白浊、盗汗、中暑、瘴疟、霍乱、痰饮、呕吐、肿满、疝气/肠风、胎产、淋闭/发背、血疾/中毒、咽喉/头目、口齿/耳鼻、痘疹/汤火、杂方、服饵/修养。

2. 特色

（1）目录带出功效，方前附有本草：该书目录与古今诸医方书迥异。目录的第一个方名之后，简述功效主治，起到提要的作用。如卷一"诸风"门：

  苏合香圆　治中风未辨阴阳证。
  五积散　治卒急中风不醒人事。
  经进地仙圆　治诸风诸气，五劳七伤。
  去风丹　治中风兼疗脚气伤损。
  乌犀圆　治左瘫右痪，一切风疾。

这些功效主治有的来自正文同一方剂主治的撷要，有的则是对同方主治的概括。如苏合香圆正文主治云：

  大凡中风，切不可作一概用药。有因喜乐而中者，伤于阳；有忧戚而中者，伤于阴。多因喜怒中得此疾，便觉涎多昏愦，牙关紧急，若作中风用药，非止不瘥，亦多杀人。有一妇人因丧子，忧恼过多，忽一日气晕，涎壅牙噤。请一里医，便作中风用药，连投至宝丹二服，大下数行，一夕而卒。此证只可用**苏合香圆**四五粒。

正文中并没有提到"中风未辨阴阳证"，是从主治论述中概括出来。而乌犀圆正文主治云：

  治左瘫右痪，口目㖞斜，头眼旋晕，手足顽麻，浑身疼痛，治一切风疾。

目录撷取了主治正文中第一句与最后一句："治左瘫右痪，一切风疾。"

作者自称选药400余种，实则仅药物124种。另载有"药性相反歌""药性相妨歌""六陈歌""十八反歌"，与后世所传同类歌诀有所不同。

（2）来源广泛，方剂多样：此书的方剂来源非常广泛，其方既采名家名著之方，如孙用和、钱乙、许叔微之书及《千金要方》《和剂局方》《杨氏家藏方》等，亦有得自私家传录者，如官员文人、僧侣道者及乡里亲友者。像驻车圆、观音人参胡桃汤、神授折伤方甚至来自非医书之《夷坚志》。由于来源广泛，所以，此书的方剂是雅俗共存。如治疗疮疡，既有来自《和剂局方》黄金膏这样的名方，药味多而和合法相对复杂，也有斑蝥散这种民间单方。

书中所收方子多样，方子的用法也多样。书中还记载有同方多用，如五积散。

在卷一"诸风"门引录了来自《和剂局方》的五积散：

五积散　治卒急中风，不得令病人倒卧，须用两人扶坐。急煎五积散半贴，入麝香半钱，同煎令熟，乘热服，汗透便觉轻快。如目前未即见效，却别下药，终易为力，不为废人。每见人中风，便进灵宝丹，无不死者。唯是先进此药，后却依虚实加减。

在卷六"妇人"门中则引录来自《三因极一病证方论》的五积散：

五积散　治妇人产难，胎衣不下。或子死腹中，腹痛。永嘉陈无择用此方，累有神效，妙不可具述。

虽然这两个方子的组成与制服法完全一样，但主治则完全不同。

（3）注重事证，取信于人：此书《前集》之末有多纪（丹波）元简手跋，云此书："每方各有事件引证，盖许白沙《本事》之流亚也。"说中了本书的重要特点，即模仿《普济本事方》，以每方大多引证相关事件，皆可取信于人。故诸方或载传方人，或陈述用药之经验，此书名"事证方"之由来。然其事多采见闻，少以己之治验，此略异于许叔微《普济本事方》。

如卷二十四友圆治验"事件"引自"胡总干言"：

治一切虚疾，及诸血不足，心气不宁。胡总干言，予旧有心疾，怔忡健忘，梦遗，夜不得睡，千怪万状，无所不有。凡世所谓心药者，无不服之，皆无效验。忽遇一良医，用此方而愈。

卷二牵牛圆治验"事件"选择了众人所见的：

治肾气虚惫，流注，腰痛不能俯仰。尚知府知隆兴时，朔且与同官会集，正作揖中，忽腰伸不得，筋吊痛楚不禁。有胡太丞用此方修合，才进一服，如人割断绳索模样，腰即伸得。其速如此，不可作常药比之。

来自《苏沈良方》的圣散子，甚至不厌其烦地转录了"东坡居士序"全文（文长不录）。

四、本次校释的相关说明

本次校释，《活人事证方》以现存日本国立公文书馆内阁文库的最早之日本抄本——享和二年（1802）影宋抄本为底本，《活人事证方后集》以日本天保二年（1831）之前日本内阁文库藏本为底本。由于本书流传极少，没有校本可资对校，本次校释采用3个方法作为校勘的补救方法。第一，尽量查考可能作为本书引用出处的古医书，如《千金要方》《和剂局方》《三因极一病证方论》《杨氏家藏方》等；其次，引用同一方剂的后期古医书，如《世医得效方》《普济方》；再次，在上二者均未果的情况，参考上下文，用理校方法处理。

为了保留古方书原貌，原文全部方子均予以保留，但其中有的方子已经不适合现代临床应用，有的还值得商榷，特别提请读者注意鉴别。如《后集》卷八养正丹，由硫黄、黑锡、水银、朱砂四味药组成，原文云："此药升降阴阳，既济心肾。空心食前枣汤送下，神效不可具述。"然而，这些有毒矿物药显然不能用于内服。此类情况，在阅读时必须特别注意。

另外，还有些方剂明显夸大其效，以至于古人就难以信服。如卷四"白浊门"摩腰膏。方后云："补下元虚败，白浊。若摩一丸，腰下如火；至二丸，血脉舒畅；三丸，颜色悦泽；十丸，骨健身轻，气全精足，骨髓坚充；至百丸，其功就可用五百童女之精；日月满，足可以升天，长生不死。"明代《普济方》卷二百二十四《诸虚门》引用同一方时，就直接删去了"至百丸"之后的全部文字。

最后要说明的是，在本次校释中，为了方便现代读者阅读参考，将书中的通假字、异体字、古今字、俗字均改为通行的正字。同一字在首次出现时于当页出注说明，后同者径改不注。

张志斌

2024年9月7日

校释说明

一、此书前后集原书在国内均无流传。《活人事证方》书名最早见于南宋陈衍《宝庆本草折衷》卷二十"诸家著述年辰"著录。但元、明两代,乃至清前期均未见书志著录。北京大学图书馆收藏有早年回归之日本抄本《活人事证方》20卷复抄本,另台北新文丰出版公司1987年影印《活人事证方后集》。日本《医籍考》《经籍访古志》等书目均载有《活人事证方》,故该书在日本当有流传。现存最早之日本抄本当属享和二年(1802)影宋抄本。此本藏于日本国立公文书馆内阁文库。本次校释的底本是日本宽政十一年(1799),经日本医家千田恭(子敬)据获子元所藏元刻善本与丹波元坚所藏的《医方类聚》方相互参照校订而付梓的刊刻本。由于此书无其他现存刊本,故本书用《医方类聚》和《普济方》所引之《百一选方》的同名方剂进行校勘。

二、本书采用横排、简体,现代标点。简体字以2013年版《通用规范汉字表》为准(该字表中如无此字,则按原书)。原书竖排时显示文字位置的"右""左"等字样一律保持原字,不作改动。原底本中的双行小字,今统一改为单行小字。

三、底本原有目录,如部分目录与正文标题不相符,一般按正文修改目录,并出注说明。在必要的情况下,也可能按目录补充修改目录。如有特殊情况需要特别说明,则在"前言"中详述。

四、校释本对原书内容不删节、不改编,尽力保持原书面貌,因此原书可能存在的某些封建迷信内容,以及某些不合时宜,或来源于当今受保护动植物的药物（如虎骨、犀角等）仍予保留，请读者注意甄别，勿盲目袭用。

五、本书校勘凡底本引文虽有化裁，但文理通顺，意义无实质性改变者，不改不注。惟引文改变原意时，方据情酌改，或仍存其旧，均加校记。

六、原书的古今字、通假字、异体字、俗写字，均改作正体字，于首见处出注。某些古籍中常见的极易混淆的形似字，如已己巳、太大、芩苓、沙砂等，或笔画有差错残缺，或明显笔误，径改不注。而在某些人名、书名、方药、病证名中，间有采用异体字者，则需酌情核定。

七、该书误名、不规范名中，以药名最为多见。本次校释，以改正误名为主（首见出注），如防丰（风）[1]、石羔（膏）、黄蓍（耆）、白芨（及）、白藓（鲜）、黄莲（连）、牡砺（蛎）、紫苑（菀）、连乔（翘）、枙郎（槟榔）等。或有当今以从俗多用，或古代药物别名等的药名，则网开一面，不多作统一，如芒消（硝）、栝楼（瓜蒌）等，悉按原书等。

八、除药名之外，书中的其他用字，修改情况如下：其一，数量词。原书的药物剂量有采中文数字"壹、贰、叁……"者，此属宋明时人为防范剂量错误而特地使用的文字，今不予修改。他处采用一般中文数字"一、二、三……"也不予修改，均保持原样。其二，部分术语。如表示丸剂可能有"圆""元""丸"三种情况，如以一种为主，其他都很少，则按绝大多数予以统一；若不同情况均有，难以取舍，则各按原书。又如"藏府"与"脏腑"也同样处理。

九、凡属难字、冷僻字、异读字，以及少量疑难术语、药物来源等，酌情加以注释。原稿漫漶不清、脱漏之文字，若能通过各种校勘方法得以解决，则加注说明。若难以考出，用方框"□"表示，首次出注，后同不另加注。

十、凡底本中的序、跋、后记等全部保留。体例保留原来的顺序，一般为序文在前，目录随后。若个别特殊情况，亦不予变动。

十一、原书某些大块文字的篇节，不便阅读理解，今酌情予以分段。某些特殊标记，亦酌情用现在简便易读的方式予以替换。

---

[1] 注：括号中为正字。

总目录

活人事证方 ………………………………………… 1

活人事证方后集 ………………………………… 197

方名索引 ………………………………………… 376

精·选·海·外·珍·稀·中·医·方·书·十·种·校·释

活人事证方

[宋] 刘信甫 撰

活人事证药方总目[1]

余幼习儒医,长游海外。凡用药救人取效者,及秘传妙方,随手抄录,集成部帙,分为门类,计二十余卷,每方各有事件引证,以可取信于人,并系已试经效之方,为诸方之祖,不私于己,以广其传,庶使此方以活天下也。

桃溪居士刘信甫编

诸风门一卷

诸气门二卷

伤寒门三卷

虚劳门四卷

补益门五卷

妇人门六卷

脾胃门霍乱　停痰　翻胃　寒疟附　七卷

水肿门水气　浮肿　水蛊附　八卷

泻痢门九卷

喘嗽门十卷

小肠气门疝气　偏坠　膀胱附　十一卷

脚气门十二卷

头风门眼目　口齿　咽喉附　十三卷

痔漏门肠风附　十四卷

---

[1] 总目：保留底本原样，收入本"总目"，作为资料保存。各门正文情况，详见目录。

痈疽门十五卷

疮疡门十六卷

补损门十七卷

小儿门十八卷

消渴门十九卷

通类门二十卷

序[1]

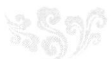

医家之攻疾，如兵家之攻敌，其术一也。是以古之善用兵者，决机制胜，虽若纵横出于已然，求其谋计之所施，无不暗合古法。如韩信之背水，虞谢之增灶，往往皆祖孙吴之故智。此无他，取事之已然者，以为证果，何往而不收效耶？兵家且然，而况于医家之疗病者哉。考之往昔，以医名世者，无出扁鹊、和、缓之右。观其望齐侯而退走，辞晋侯而弗治，亦不过按疾在骨髓、膏肓而为之辞，然后知不证以古方，而尝试以私意者，皆非三折肱之良医也。桃溪居士刘君信，父本儒家者流，屡摈名场，而壮志弗就，乃敛活国之手，而为活人之谋。既而思之，囊有妙剂，仅可以济一隅，曷若鸠千金之秘方，足以惠天下之为博也。于是此书作焉。夫作非己私而证以成效，欲使观者有据，而用者不疑。仁矣哉，信父之用心也。予尝怪世之庸医，未必得周官十全之术，设或遇人危笃之疾，反欲自珍其药，以为要利之媒，贪心未餍，虽匕剂而不轻试，尚何望其以秘诀而授人哉。斯父也，其不为孙思邈之罪人者几希矣。正尔伤夫医道之趋薄，而深有感于刘君之近厚，此所以伻来谒序而不敢辞。

    时 嘉定丙子（1216）腊月朔
  且从政郎新监行在惠民和剂局叶麟之（棠伯）书
      建安余恭礼宅刻梓

---

[1]序：此字原脱。整理时补。

桃溪刘居士《活人事证方》目录

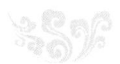

  药有金石、草木、鱼虫、禽兽等物，其出温凉寒热，酸咸甘苦，有毒无毒，相反相恶之类，切虑本草浩繁，卒难检阅。今将常用药性四百余件，附于卷首，庶得易于辨药性也。

  药性相反歌 ································ 32
  药性相妨歌 ································ 32
  六陈歌 ···································· 32
  十八反歌 ·································· 33
  草木部 ···································· 33
  金石部 ···································· 39
  禽兽部 ···································· 41

卷 之 一[1]

诸风门[2] ································ 44

  论中风有阴阳证用药不一[3] ················ 44
  苏合香圆　治中风未辨阴阳证[4] ············ 44
  五积散　治卒急中风不醒人事 ·············· 44

---

[1] 此前目录原均脱。据正文补。
[2] 门：原脱。据正文补。
[3] 论中风有阴阳证用药不一：原脱。据正文补。
[4] 治中风未辨阴阳证：此方名后小字正文均脱，为保存文献予以保留，后同不注。

经进[1]地仙圆　治诸风诸气，五劳七伤 …………… 45
去风丹　治中风兼疗脚气伤损……………………… 46
乌犀圆　治左瘫右痪，一切风疾…………………… 46
草[2]乌头圆　治风癣，偏身皮肤麻木 ……………… 47
仙方伏虎丹　治瘫痪，手足不遂…………………… 47
井金丹方[3]　令人髭发至老不白 …………………… 47
浸酒法　治骨节酸疼，语言謇涩…………………… 48
《千金》续命煮散　治风，言语謇涩 ……………… 49
天真圆　治半身不遂，手足顽麻…………………… 49
白散子　治风痰上壅，头痛旋晕…………………… 49
如圣膏　治紫白癜风。辅汉卿方…………………… 50
退风丹　治大风等疾。华宫使方…………………… 50
苦参散　治大风，皮肤裂破出汗…………………… 50
大圣一粒金丹　治中风不省人事…………………… 50
龙虎丹　治二十年左瘫右痪疾……………………… 51
回阳丹　治卒暴中风，手足不遂…………………… 51
二生散　治体虚有风，外受寒湿…………………… 51
救急稀涎散　治上膈[4]涎壅气闭 …………………… 51
洗蘸方　治手足中风，伸屈不得…………………… 52
活络汤　治风湿臂痛，诸药不效…………………… 52
圣饼子　治头风，化痰涎，清头目………………… 52
五虎汤　治中风瘅曳，目睛上视…………………… 52
灵效圆[5]　治男子妇人一切风痛 …………………… 52
神应圆[6]　治风痫羊颠、暗风等疾 ………………… 53

---

[1] 经进：原脱。据正文补。
[2] 草：原脱。据正文补。
[3] 井金丹方：原作"一井金丹"。据正文改。
[4] 膈：原作"鬲"。通"膈"，据改。后同径改。
[5] 圆：原作"丹"。据正文改。
[6] 圆：原作"丹"。据正文改。

三建汤　治中风[1]涎盛，不省人事 …………… 53
牛黄圆　大治诸风，左瘫右痪疾 …………… 53

卷之二

诸气门[2] …………………………………… 54

陈橘皮煎　治气。紫微山吕光进 …………… 54
十四友圆　治心气不宁，补虚败 …………… 54
抱胆圆　治惊气入心，癫狂风疾 …………… 55
石莲圆　治心气不足，脚心出血 …………… 55
真珠母圆　治肝受风邪，惊悸不睡 ………… 55
化滞圆　治脾气滞水，饮食不下 …………… 56
血竭圆　治一切气块，刺痛不可忍 ………… 56
补气散子[3]　治一切气虚败，四肢无力 …… 57
惊气圆　治惊，失神丧志如痴风 …………… 57
万安圆　治风劳气冷，心腹胀满 …………… 57
香参散　治一切心气不足，虚怯惊悸 ……… 58
牵牛圆　治肾气虚，腰痛不能伸 …………… 58
桂真官方[4]　治忧虑过多，心气不足，发狂疾
　……………………………………………… 58
青牛道士封君达传鲍陂山人方[5]　治心气常惊悸，
　忘前失后不定 …………………………… 58
丁香神曲散　健[6]脾胃，消酒进食 ………… 59
橘红圆　治消化滞气，进美饮食 …………… 59

---

[1]风：原作"汤"。据正文改。
[2]门：原脱。据正文补。
[3]子：原脱。据正文补。
[4]桂真官方：原脱。据正文补。
[5]青牛道士封君达传鲍陂山人方：原脱。据正文补。
[6]健：原作"建"。据文义改。

大效香橘散　治一切气筑心痛 ………………… 59
枳壳散　治五种[1]积气，三焦痞塞 …………… 59
膈气圆　治气食忧劳，思虑五噎 ……………… 59
大乌沉汤　和一切气，除一切冷 ……………… 59

卷之三

伤寒门伤暑附[2] ……………………………………… 61
　伤寒赋 ……………………………………………… 61
　伤寒诗　具载证候歌括 ………………………… 62
　张仲景载伤寒阴阳用药活法 …………………… 62
　伤寒十劝　不可妄灸，误投药饵 ……………… 63
　辨沙病论[3]　不可妄灸，当用艾汤试 ………… 64
　伤寒不辨证候，妄投热药杀人 ………………… 65
　华佗辨伤寒虚实二证，当汗下 ………………… 65
　麻黄汤　治伤寒发热，头痛恶风 ……………… 65
　小承气汤　治伤[4]寒发热，头痛内实 ………… 65
　伤寒劫汗，速于取效，后果作卒 ……………… 66
　桂枝加厚朴杏子汤　治伤寒发喘 ……………… 66
　中和散　解利四时伤寒一切疾 ………………… 66
　圣散子　治一切伤寒阴阳二证 ………………… 66
　神授香苏散　治伤寒瘟疫等疾 ………………… 67
　保真汤　治伤寒疫气，不拘阴阳 ……………… 67
　神术散　治四时瘟疫，头痛发热 ……………… 68
　老君神白散　治阴阳伤寒等疾 ………………… 68

---

[1] 种：原作"肿"。据正文改。
[2] 伤寒门伤暑附："门"字目录与正文均脱，据前后文补。"伤暑附"原脱，据正文补。
[3] 论：原脱。据正文补。
[4] 伤：原脱。据正文补。

桂枝附子汤　治伤寒发汗不止 …………………… 68
僧伽应梦人参散　治伤寒痰壅 …………………… 68
神授太乙散　治时气瘟疫妄行 …………………… 68
滑石汤　治伤寒当汗不汗，衄血 ………………… 69
姜橘饮　治伤寒身热，头痛昏重 ………………… 69
两感方[1] ……………………………………………… 69
白虎加人参汤　治暑湿[2]相搏头痛 ……………… 69
龙须散　治中暑逆闷，不省人事 ………………… 70
胃苓散　治伏暑水泻，头痛体安[3] ……………… 70
甘草散　治冒暑伏热，心膈躁闷 ………………… 70
却暑饮[4]　治伏暑作渴，闷绝欲死 ……………… 70
夺命丹　治伤寒阴阳二证不分 …………………… 70
香芎散　治感冒寒邪，解表发散 ………………… 70
万[5]金散　截四时伤寒阴阳二证 ………………… 71
顺解散　治乍暴伤寒，表里不分 ………………… 71

卷 之 四

虚劳门[6] 遗精　白浊　盗汗　嗽血 ……………… 72
治传尸方[7]　治传尸劳瘵，杀虫之疾 …………… 72
剪草膏　治久年劳嗽，肺损唾血 ………………… 73
槟榔圆　治劳瘵等疾，杀一切诸虫 ……………… 73
制虫解劳　悦泽肌肤，去劳退热 ………………… 73
明月丹　治劳瘵等疾。孙敏公方 ………………… 73

---

[1] 两感方：原脱。据正文补。
[2] 湿：原脱。据正文补。
[3] 体安：正文作"肢体作寒热"。
[4] 饮：原作"散"。据正文改。
[5] 万：原作"方"。据正文改。
[6] 门：原脱。据正文补。
[7] 治传尸方：原作"遇仙方"。据正文改。

柴胡散　治骨蒸劳疾，肺痿咳嗽 …………………… 74

黄耆建中汤　治虚劳，手足烦热 …………………… 74

蒲术圆　治心肾气不足，遗精疾 …………………… 74

人参紫菀[1]散　治虚劳，唾血痰嗽 ………………… 74

秦艽扶羸汤　治肺痿，骨蒸劳嗽 …………………… 75

青蒿散　治虚劳骨蒸，咳嗽潮热 …………………… 75

菟[2]丝子圆　治男子妇人虚劳等疾 ………………… 75

孙好古方　治遗精白浊，治脾进食 ………………… 76

固真丹　治遗精漏泄不禁之疾 ……………………… 76

金锁丹　治小便白浊。华宫使方 …………………… 76

术苓散　治脾虚盗汗。华宫使方 …………………… 76

椒麸散　治虚劳盗汗。华宫使方 …………………… 76

天门冬圆　润肺治嗽，止吐血疾 …………………… 77

黄芪散　因嗽血成劳，四肢无力 …………………… 77

扁豆散　治久嗽咯血成肺痿疾 ……………………… 77

卷 之 五

补益门[3] ………………………………………………… 78

青娥圆　治肾气虚弱，腰痛无力 …………………… 78

琼玉膏　能填精补髓，返老还童 …………………… 78

二黄圆　生精补血，可延年益算 …………………… 79

还少丹　大补心肾，治一切虚败 …………………… 79

不老汤　刘君锡服[4]此寿至九十岁 ………………… 80

龙珠丹　补精气，服之返老还童 …………………… 80

---

[1]菀：原作"苑"。据文义改，后同不注。
[2]菟：原作"兔"。据文义改，后同不注。
[3]门：原脱。据正文补。
[4]服：原脱。据正文补。

神仙换骨丹　治五劳七伤，补虚 …………… 80
双补圆　治下部虚冷，平补不燥 …………… 81
十精圆　治上虚下盛，升降阴阳 …………… 81
补益[1]双芝圆　平日专服此，至老不衰 …………… 81
神仙[2]法炼金液丹　壮气养神真仙方 …………… 82
养肾散　治腰脚筋骨疼痛不止 …………… 82
六逸圆　能老换少壮，悦色驻颜 …………… 82
神仙不老圆　大能温养荣卫，润三焦 …………… 83
三仙丹　能活血驻颜，搜风顺气 …………… 84
十精圆[3]　敕赐神仙应效丹，治一切诸疾 …………… 84
交感丹　铁瓮申先生授此秘方 …………… 85
降气汤　沸汤点服，嚼下前药 …………… 85
揩牙法　每夜临睡，以少许灌嗽 …………… 85

卷 之 六

妇人诸疾门[4] …………… 86
　论妇人证候　多因[5]月经不调受病 …………… 86
　孕妇药忌歌[6]　动胎破血等物 …………… 86
　孕妇食物禁忌法[7]　兔肉鸡子等物 …………… 87
　紫苏饮　治怀胎近上，谓之子悬 …………… 87
　诜诜圆　治子宫久冷，胎孕不成 …………… 88

---

[1] 补益：原脱。据正文补。
[2] 神仙：原脱。据正文补，下不另注。
[3] 十精圆：原脱。据正文补。
[4] 诸疾门：原脱。据正文补。
[5] 因：原作"固"。据正文改。
[6] 孕妇药忌歌：原作"孕妇食药禁忌"。据正文改。
[7] 法：原脱。据正文补。

佛手散[1] ……………………………………… 88

黄芪劫劳散　治劳嗽发热盗汗 ……………… 88

积德丹　治妇人久病，服之有子 …………… 89

地黄圆　治妇人月经淋沥不止 ……………… 89

香附散　治下血不止，成五色漏 …………… 89

君臣散　治妇人室女月脉不调 ……………… 89

六合散　治经脉凝滞，气块刺痛 …………… 90

抽刀散　治妇人血风血气等疾 ……………… 90

小柴胡加地黄汤　治伤寒发热 ……………… 90

滑胎枳壳散　治妇人易产最妙 ……………… 90

朴消散　治产妇子死腹中不下 ……………… 91

催生如意散　治横生倒生不顺 ……………… 91

八味散　滑胎易产，入月方可服 …………… 91

五积散　治妇人产难，胎衣不下 …………… 91

一捻金　治妇人生产数日不下 ……………… 91

七圣散　治妇人产难，催生甚妙 …………… 92

水银圆　治子死腹中，水吞即下 …………… 92

半夏白蔹汤　治子死及胎衣不下 …………… 92

香附子汤　治妇人血崩不止神效 …………… 92

黑神散　治产后一切疾，加减于后 ………… 92

清魂散　治产后血运，不省人事 …………… 93

紫桂散　治产后恶露不尽，腹痛 …………… 93

蜜煎导法[2]　治产后大便秘结不通 ………… 93

乌梅汤　治产后血渴，烦热口干 …………… 93

---

[1] 佛手散：原脱。据正文补。
[2] 蜜煎导法：原作"蜜道煎"。据正文改。

卷之七

脾胃门[1] 霍乱 停痰 翻胃 疟疾 …… 94

 观音应梦散　治翻胃呕吐不止 …… 94
 神效安脾散　治翻胃吐食咽酸 …… 94
 正胃散　治翻胃吐逆，结肠不食 …… 95
 八仙剉散　壮胃进食，饮酒不醉 …… 95
 六丁圆　治翻胃如神。沈存中方 …… 95
 暖胃散　治心气脾疼痛不可忍 …… 95
 草果散　治生冷所伤，遂成脾疾 …… 95
 麋脐圆　治脾虚不食，但能饮酒 …… 96
 姜术散　温脾止痛，兼治妇人气痛 …… 96
 天下受拜平胃散　治脾胃不和 …… 96
 厚朴煎圆　温中下气，去疾进食 …… 97
 手拈散　治一切脾疼刺痛神妙 …… 97
 乳蛎散　治脾疼神效，兼治心痛 …… 97
 附子仓米[2]汤　补虚，生胃气，逐冷 …… 97
 枇杷叶散　定呕吐，利胸膈，去痰 …… 98
 扶老强中圆　磨脾进食，养胃气 …… 98
 碧霞丹　治寒疟神效。朱子新方 …… 98
 施疟丹　谢直阁知四明传方 …… 98
 尊贵[3]食药　进食快气，去积消胀 …… 99
 阿魏圆　治一切寒疟，不问年深 …… 99
 生熟饮子　治寒疟疾，升降阴阳 …… 99
 独胜散　治脾寒气滞，呕逆恶心 …… 99

---

[1] 门：原脱。据正文补。
[2] 米：原作"廪"。据正文改。
[3] 贵：原作"重"。据正文改。

大安散　治疟寒热，久成劳瘵疾 …………………… 100
黑虎散　治一切寒疟，极有神效 …………………… 100
混元丹　治久年寒疟，只一服愈 …………………… 100
人参散　治五般寒疟，不吐不泻 …………………… 100
辰砂圆　治疟寒热神验，不吐痰 …………………… 101

卷之八

水肿门[1]　水气　浮肿　水蛊附 …………………… 102
　神功圆　治十种水气。出神仙秘方[2] …………… 102
　次用此补方　忌[3]房室并盐毒 …………………… 102
　海上方　治水肿气虚，浮胀发喘 ………………… 103
　双和散　治水蛊腹胀一切等疾 …………………… 103
　五皮散　治脾虚受湿，面目浮肿 ………………… 103
　枳壳茯苓散　治浮肿、水气等疾 ………………… 104
　木香饼子　治水气，面目四肢虚肿 ……………… 104
　补方[4]　忌甘草、盐、醋物[5] …………………… 104
　枳壳散　治水蛊，腹胀如鼓，喘息 ……………… 104
　治浮肿议论[6] ……………………………………… 105
　神助散　治十种水气，浮肿喘息 ………………… 105
　神仙万金圆　治水肿，气上喘满 ………………… 105
　雄黄汤　治腹中坚痞如石，下蛊 ………………… 106
　雄黄解毒圆　下蛇蛊毒物，杀虫 ………………… 106
　冬瓜散　治十种水气大有神效 …………………… 106

---

[1] 门：原脱。据正文补。
[2] 神仙秘方：正文作"神仙秘藏经"，云"人间无本"，故并非书名。
[3] 忌：此前原衍"用"字。据正文删。
[4] 补方：原作"次用此补方"。正文作"补药"，结合二者之义，删改。
[5] 忌甘草盐醋物：此前原有"用"字，据正文删。另，据正文此乃前方木香饼子之食忌，而非补方之禁忌。
[6] 治浮肿议论：原脱。据正文补。

治浮肿　俞少卿家传得效甚多 …… 107
桃仁散　治脾虚气秘，水道不利 …… 107
木通散　治膨胀，大小便秘作肿 …… 107
附子茯苓散　治水肿退后调补 …… 107
麝香绵灰散　治腹肿，四肢不肿 …… 107
茯苓汤　治脾气不实，手足浮肿 …… 108
十水圆　治十种水气，四肢肿满 …… 108

卷之九

泻痢门[1] …… 109

论痢疾有阴阳证，不可一概用药 …… 109
服驻车圆法　用多服食见功效 …… 109
虞丞相梦壁间韵方　治痢取效 …… 109
观音应梦方　治久年患痢不瘥 …… 109
荜拔散　治气痢。唐太宗得效方 …… 110
百灵散　治赤白痢及血痢频并 …… 110
治赤白痢及禁口[2]　日夜无度 …… 110
肉豆蔻散　治一切痢，上吐下泻 …… 110
地榆圆　治泻痢、血痢，一切恶痢 …… 110
木香散　治血痢。佛智和尚传此 …… 111
平胃续断散　治血痢。张秘书方 …… 111
四物驻车圆　专治赤痢，甚有效 …… 111
三将军方　治赤白痢，累用有效 …… 111
治[3]禁口痢　不可投凉药损胃 …… 111
山药饮　治禁口痢不止，饮食不进 …… 112

---

[1]门：原脱。据正文补。
[2]治赤白痢及禁口：原作"治禁口痢及赤白痢"。据正文改。
[3]治：原前有"论"字。据正文删。

仓廪汤　治禁口痢疾，日夜无度 ………………… 112
石莲散　治禁口，恶心呕吐，不食 ……………… 112
如[1]神圣散子　治泻痢等疾 ……………………… 112
蔻香圆　止泻痢，和脾气，治脏寒 ……………… 113
断下圆　治脏寒泄泻，日夜无度 ………………… 113
敛肠圆　治久泻滑泄，脏腑不固 ………………… 113
木香白术散　治水泻，肠滑不禁 ………………… 113
大防风汤　治痢风，足肿成鹤膝 ………………… 113
神仙阿胶汤　治五色恶痢不止 …………………… 114
乌豆饮子　治赤白痢，状如鱼脑 ………………… 114
御米饮子　治赤白痢，日夜无度 ………………… 114
参香散　治腹痛下痢，日夜频并 ………………… 114
抵圣散　治脾胃虚弱，泄泻不止 ………………… 114
香粟饮　治下痢赤白，无问寒热 ………………… 115
开胃汤　治禁口不食，命危笃者 ………………… 115
木香煮散　治久痢，经年不瘥者 ………………… 115

卷之十

喘嗽门[2] ……………………………………………… 116
　治嗽[3] …………………………………………… 116
　青州白[4]圆子真方　治风痰壅滞 ……………… 116
　知母散　治远年日近诸般嗽疾 ………………… 117
　鲫鱼圆　治肺经久受寒邪，气喘 ……………… 117
　贝母汤　治诸嗽久不瘥者，一服愈 …………… 118

---

[1] 如：原前有"应梦"二字。据正文删。
[2] 门：原脱。据正文补。
[3] 治嗽：原脱。据正文补。
[4] 白：原作"治"。据正文改。

五味子汤　治肺受寒邪喘嗽疾 …………………… 118
观音人参胡桃汤　治痰嗽喘急 …………………… 118
七七散　治喘嗽。江西李道人传 ………………… 118
立安散　治暴嗽，痰涎壅盛不止 ………………… 118
茯苓散　治痰饮捷径，无出此方 ………………… 119
温肺汤　治肺寒咳嗽，声重时行 ………………… 119
人参饮子　治寒热壅嗽，亦去痰 ………………… 119
神效化痰丹　兼治小儿急惊风 …………………… 119
岳阳仙翁方　治喘急，止痰嗽疾 ………………… 120
阿胶散　治暴嗽。庐山寺老子方 ………………… 120
钟乳汤　治肺经虚冷，咳嗽痰盛 ………………… 120
二贤散　治风痰壅盛，食物不下 ………………… 120
银液散　治伤风咳嗽，涕唾稠黏 ………………… 120
神效散　治肺干咳嗽，声音不出 ………………… 121
玉芝圆　化痰涎，利胸膈，清头目 ……………… 121
半夏散[1]　治伤风恶心，吐痰吐食 ……………… 121
养肺汤[2]　治肺经感寒，喉中有声 ……………… 121
阿胶圆　治肺受风寒，痰嗽不止 ………………… 121
泻白散　治肺气上奔，胸膈喘满 ………………… 121
香苏饮子　治咳嗽声重，气喘急 ………………… 122
八味香苏饮　治肺感风寒，痰涎喘满 …………… 122
平喘汤　治喘嗽气急，睡卧不得 ………………… 122
立[3]安散　治一切痰喘，坐卧不宁 ……………… 122
葶苈散　治咳嗽痰盛，喘满气短 ………………… 123
杏参散　治上气喘满，倚息不卧 ………………… 123

[1]散：原作"圆"。据正文改。
[2]汤：原作"散"。据正文改。
[3]立：原作"即"。据正文改。

卷之十一

小肠气门[1] 疝气 偏坠 膀胱 …… 124
 治小肠寒疝 膀胱伏梁，奔肫气 …… 124
 固真丹 治元脏久冷，小肠疝气 …… 124
 香苓散 治小肠疝气，偏坠疾痛 …… 125
 夺命丹 治小肠疝气，攻刺腹痛 …… 125
 一捻金 治奔独小肠诸气刺痛 …… 125
 星斗圆 治小肠疝气，偏坠[2]撮痛 …… 125
 如圣丸[3] 治小肠疝气，发作疼痛 …… 126
 治小肠气 郭知县方，累有取验 …… 126
 荆芥散 治阴肾肿大如斗不散 …… 126
 导利散 治小肠气疾，服此立效 …… 126
 寸金丹 治元阳虚冷，发肿作痛 …… 126
 断弦散 治小肠偏坠，腰伸不得 …… 127
 徐都承方 治疝气肿硬，发作痛 …… 127
 三茱圆 治小肠气，外肾肿吊痛 …… 127
 治寒湿气 小腹撮痛，外肾偏大 …… 127
 茱萸圆 治肠气等疾，发作痛 …… 127
 茴香金铃圆 治奔豚、疝气等疾 …… 128
 五苓散 治膀胱气痛不可忍者 …… 128
 硇砂圆 治小肠气吊，腰伸不得 …… 128
 金铃子散 治丈夫肾脏虚，气吊 …… 128
 三增茴香圆 治肾虚遂成寒疝 …… 129
 茴香三棱散 专治小肠气发痛 …… 129

[1] 门：原脱。据正文补。
[2] 偏坠：原脱。据正文补。
[3] 丸：原作"圆"。据正文改。

沉香圆　治膀胱久冷，壮补元气 …………………… 130
巴戟圆　补益下元，疗小肠气疾 …………………… 130
七疝汤　治男子七种疝气攻疰 …………………… 130
气宝圆　治一切气滞，膀胱寒疝 …………………… 130
香橘散　治小肠气作，攻筑疼痛 …………………… 130
香壳散　治小肠疝气，偏坠刺痛 …………………… 131

卷之十二

脚气门[1] …………………………………………… 132

治脚气[2]椒囊法　治脚气寒湿，果是奇绝　132
换腿圆　治一切脚气，不拘年深　132
活络丹　治寒湿，脚筋骨手足痛　132
铁脚圆　治脚气，膝胫、脚心肿痛 …………… 133
补泻圆　治干脚气及腿膝无力 …………… 133
右[3]经汤　治风湿寒毒，流疰疼痛 …………… 133
龙蝎圆　治干湿脚气，骨里作疼 …………… 134
木瓜圆　治脚气神妙。金山寺方 …………… 134
小续命汤　治干湿脚气作肿痛 …………… 135
紫苏子汤　治脚气弱，气不升降 …………… 135
甘遂散　治脚气上攻，流注作肿 …………… 135
治脚弱无力　去杖行。胡景遂方 …………… 135
治干脚气　杨监晚年苦此，取效 …………… 135
治湿脚气　脚上生疮，出汗不止 …………… 136
槟榔汤　治脚气，手足不举似风 …………… 136
立效丹　治脚气膝肿，缓弱无力 …………… 136

---

[1] 门：原脱。据正文补。
[2] 治脚气：原脱。据正文补。
[3] 右：原作"左"。据正文改。

仙术木瓜圆　治一切干湿脚气 ……………………… 136
舒筋散　治血脉凝滞，筋络拘挛 ………………… 136
增爱圆　治男子妇人干湿脚气 …………………… 137
八味圆　治脚气上入小腹不仁 …………………… 137
乌药降气汤　治气上攻喘满 ……………………… 137
乳香宣经圆[1]　治风湿脚气筋痛 ………………… 137
续骨丹　治两脚[2]软弱，虚羸无力 ……………… 138
茵芋圆　治风气积滞，遂成脚气 ………………… 138
薏苡人圆　治腰脚走疰疼痛 ……………………… 138
轻脚圆　逐风去湿，消肿行血 …………………… 138

卷之十三

头风门[3] 头风[4]　眼目　口齿　咽喉附入 …… 139
　黄连羊肝圆　治眼目诸疾，障翳 ……………… 139
　羊肝圆　治内障，去膜，镇肝明目 …………… 139
　又方　治内障，去眼中翳膜、涩痒 …………… 140
　治眼[5]地黄圆　治肝虚眼生黑花，视物恍惚[6]
　　……………………………………………………… 140
　蛴螬　治久年患瞖目，视物不见 ……………… 140
　金水膏　治眼上翳膜，点去如神 ……………… 141
　退瞖散　治内障眼生瞖膜不见 ………………… 141
　覆盆子汤　治烂[7]眩风眼久不瘥者 …………… 141
　黛青散　治风热攻眼，赤肿泪痛 ……………… 142

---

[1] 圆：原作"汤"。据正文改。
[2] 脚：原作"骨"。据正文改。
[3] 头风门：原作"头目"。据总目录与正文补改。
[4] 头风：原脱。据正文补。
[5] 治眼：原脱。据正文补。
[6] 惚：原作"忽"。据正文改。
[7] 烂：原作"蠟"。据正文改。后同此误者，径改，不另注。

光明膏　治内外障眼，不睹光明 …………………… 142

龙树镇肝圆　治肝肾俱虚眼暗 …………………… 143

洗眼珊瑚散　治风气内外瘴眼 …………………… 143

一抹膏　治烂眩风眼，不问新旧 …………………… 143

还睛菩萨水　点眼，去翳膜，止痛 …………………… 143

麝香散　治头风及偏正夹脑风 …………………… 144

卷帘膏　治内外障眼，赤目翳膜 …………………… 144

神妙[1]驱风散　治风毒上攻，目涩痒痛 …………………… 144

黄连汤　洗眼，治一切赤眼肿涩 …………………… 144

治烂眩风眼[2]　及眼赤肿疼痛眵泪 …………………… 145

防风羌活散　治风毒上攻眼痛 …………………… 145

川芎散　治头目昏眩，偏正头痛 …………………… 145

白芷圆　治气虚头晕，痰涎壅盛 …………………… 145

椒豆膏　治虫蛀牙痛不可忍者 …………………… 145

黄蘗散　治上膈有热，口舌生疮 …………………… 145

甘菊散　治头风，眼出冷泪，头痛 …………………… 146

桃红散　治耳中出脓，及治耳痛 …………………… 146

立安散　治心经积热，鼻衄不止 …………………… 146

帐带饮[3]　治喉闭喉风，以备缓急 …………………… 146

卷之十四

肠风痔漏门[4] ………………………………………… 147

《巢氏病源》论肠癖为痔下血证 …………………… 147

王翰林方　治五种肠风痔漏疾 …………………… 147

---

[1] 神妙：原脱。据正文补。
[2] 眼：原脱。据正文补。
[3] 饮：原作"散"。据正文改。
[4] 门：原脱。据正文补。

痔疾证候共二十一种 …………………………… 148
变漏[1]三种 ……………………………………… 148
取痔《千金》方[2]　曹五为高宗取痔，官至观察使
　………………………………………………… 148
玉屑圆　治肠风泻血过多不止 ………………… 149
抵圣散　治一切痔漏。刘御医方 ……………… 149
玉粉散　治一切痔漏。桂真官方 ……………… 149
人参散　治肠风脏毒。孙运使方 ……………… 149
葱蜜膏　治外痔热痛。唐仲举方 ……………… 149
椿皮圆　治痔疾肠风，大便下血 ……………… 149
莲子散　治肠风，久年下血不止 ……………… 150
翻花痔　大肠翻下，形如羊肠 ………………… 150
脱肛痔　下血既尽，肠滑突出 ………………… 150
内肠痔　形如槟榔，登厕即下 ………………… 150
内热痔　谷道秘涩，大便不通 ………………… 150
莲子痔　生数十枚，出清白脓 ………………… 150
鼠奶痔　状如梅核，间下鲜血 ………………… 151
鸡冠痔　时时出汗，泻血不止 ………………… 151
外肠痔　形如槟榔，不治成漏 ………………… 151
樱桃痔　生五六枚，头出汁臭 ………………… 151
风痔　　肠头[3]生疮，痛如针刺 ……………… 151
气痔　　其形如橘，漏下清水 ………………… 151
食痔　　形如虾尾，大便痒痛 ………………… 151
雀舌痔　时时滴脓，或出鲜血 ………………… 151
盘蛇痔　大肠发肿，四边突起 ………………… 152
蜂窠痔　大肠头有孔百十个 …………………… 152

[1] 漏：原作"满"。据正文改。
[2] 取痔千金方：原脱。据正文补。
[3] 头：原作"肠"。据正文改。

小桃痔　形如鸡卵，塞谷道死了 ················· 152

穿肠痔　粪门一窍如盏口大 ····················· 152

冷漏　血漏　瘀脓漏　一冷二血三瘀 ············· 152

苦参散 ······································· 152

宽肠圆 ······································· 152

黄耆圆 ······································· 153

川乌圆　此四药治翻花、脱肛、内肠热痔 ········· 153

猬皮圆 ······································· 153

大黄圆 ······································· 153

如圣散 ······································· 154

龙骨散　此四药治莲子、鼠奶、鸡冠、外肠 ······· 154

卷之十五

痈疽论[1] ··································· 155

论痈疽发背虚实补泻针灸法 ····················· 155

化毒排脓内补散　治痈疽疮疖。此方活人甚众，
　　具载病证于后 ····························· 156

梦授吕真人灵宝丹　治痈背恶疮 ················· 157

五香连翘散　治痈疽疮疖恶证 ··················· 157

菩萨散　治奶痈肿痛，时发盗汗 ················· 158

胜金膏　治一切痈疽疖疬恶疮 ··················· 158

夺命膏　治肿毒发背，一切痈疽 ················· 159

瓜蒌散　治痈疽疖肿，急用此药 ················· 159

治妇人奶痈吹奶　作肿寒热痛 ··················· 159

十奇散　治痈疽神效，妙不可测 ················· 160

血竭膏　治痈疽发背。耿师道方 ················· 160

---

[1] 论：原脱。据正文补。

治背疽糁药[1]　疮口不收欲死者 ……………… 160
经验方[2]　治肿毒发背，一切痈疽 …………… 160
神应膏　治诸般肿毒，痈背恶疮[3] …………… 160
复元通气散　治疮疖痈疽肿痛 ………………… 161
瓜蒌酒方　治一切痈疽发背毒 ………………… 161
拔毒黄耆散　治发背，大便秘涩 ……………… 161
消毒散　治一切恶毒，赤肿疼痛 ……………… 162
黄耆膏　治头面生疖，其痛彻脑 ……………… 162
龙葵[4]散　治痈疽疮背，发作赤肿 …………… 162
神圣方　治五毒发背，作肿赤痛 ……………… 162
漏芦汤　治痈疽发背，丹疹毒疮 ……………… 162

卷之十六

疮疡门[5] …………………………………………… 164

治膊上生疮　如人面口鼻皆具 ………………… 164
梦授金虎丹　赵先生至孝感梦 ………………… 164
斑蝥[6]散　治一切顽癣。金山寺方 …………… 165
神效散　治瘰疬久年不瘥，即愈 ……………… 165
黄金膏　治诸般恶疮。天庆观方 ……………… 165
治久年患癣不差[7]　开封赵怡夫方 …………… 165
消赤散　治一时赤肿，作㷉[8]疮毒 …………… 166
麝香散　治漏疮恶疮，止痛生肌 ……………… 166

---

[1] 糁药：原作"已溃"。据正文改。
[2] 方：原作"散"，据正文改。下不另注。
[3] 痈背恶疮：正文作"痈疽发背"。
[4] 葵：原作"须"。据正文改。
[5] 门：原脱。据正文补。
[6] 斑蝥：原作"斑猫"。乃"斑蝥"之俗名，改用正名。后同径改。
[7] 治久年患癣不差：原作"治久年患顽癣"，据正文改。
[8] 㷉：原作"掀"。当为"㷉"字形误。正文无此句，据文义改。

治延皮里外臁恶疮　王尚书方 …… 166
治久年恶漏疮　臭秽汁出不止 …… 166
治缠腰瘴毒[1]　赤肿作痛不可忍者 …… 166
集珍膏[2]　治诸恶疮 …… 166
拔毒膏　治臁疮漏疮，一切恶疮 …… 166
乌龙膏　治小儿头生恶疮不差 …… 167
治臁疮[3]　治里外疮久年不差。詹武子方 …… 167
如圣膏　治一切恶疮。郑都承方 …… 167
大[4]一膏　治一切恶疮。李侍郎方 …… 167
治足疮[5]　治足上一切恶疮毒。胡上舍方 …… 168
治臁疮[6]　治足上一切恶臁疮毒。丁受给方 …… 168
治阴囊生湿疮　黄水流注疼痛 …… 168
治阴疮痒痛　出黄水，久年不差 …… 168

卷之十七

补损门[7] …… 169

灵龟告梦方　治伤筋闪骨疼痛 …… 169
神授散　治伤折内外，补损止痛 …… 169
刘寄奴散[8]　敛金疮口，亦治汤火 …… 170
妙应散　治闪肭，动筋骨，作肿痛 …… 170
治打扑伤损　筋骨断折欲死者 …… 170

---

[1] 毒：原脱。据正文补。
[2] 集珍膏：原脱。据正文补。
[3] 治臁疮：原脱。据正文补。
[4] 大：原作"太"。据正文改。
[5] 治足疮：原脱。据正文补。
[6] 治臁疮：原脱。据正文补。
[7] 门：原脱。据正文补。
[8] 散：原脱。据正文补。

玉真散　治破伤风肿及疗金刀伤[1] ·················· 170
接骨散　治打扑伤损。翟守元方 ·················· 170
接骨散[2]　治伤重，微有气者亦可治 ·················· 171
救急散　治坠马落车，打扑伤损 ·················· 171
一字散　治一切打扑伤损骨折 ·················· 171
神授折伤方　长安石史君传服 ·················· 172
佛手膏　筋骨皮肉损者，只一服 ·················· 172
黄金散　治伤肢折骨，极有神效 ·················· 172
胡孙姜　治打扑伤损，皮破骨折 ·················· 172
取箭镞方　淮西总管赵领卫传 ·················· 173
桃红散　治金疮并一切恶疮毒 ·················· 173
内消膏　治打扑伤损，痈肿未破 ·················· 173
白膏子　专治接骨伤损神妙方 ·················· 173
治打扑伤损　折足者，月[3]余能行 ·················· 173
备急散　治打扑伤损，脚手断者 ·················· 173

卷 之 十 八

小儿门[4] ·················· 174
　治小儿用药不[5]识证　下药当辨虚实 ·················· 174
　白术散　治脾不和，补虚，调荣卫 ·················· 174
　香瓜圆　治久积疳热，面黄肌瘦 ·················· 174
　五福圆　治急惊风证，最救小儿 ·················· 175

[1] 伤：原脱。据正文补。
[2] 接骨散：原作"又方"。据正文改。
[3] 月：原作"目"。据正文改。
[4] 门：原脱，据总目录补。
[5] 药不：原脱。据正文补。

加减四君子汤[1]　治众疾，医者多用 …………… 175

大青膏　治小儿发搐，频者宜服 …………………… 177

肥儿圆　治小儿疳瘦，极下疳虫 …………………… 177

千金圆　治小儿五种疳气面黄 ……………………… 177

保生丹　治小儿急慢惊风发搐 ……………………… 177

五倍子末　治小儿脱肛，久不收不入 ……………… 178

木香散　治小儿脾胃虚弱，泄泻 …………………… 178

双金饮　治小儿吐泻，补脾进食 …………………… 178

雷丸散　治小儿诸疳，杀虫消胀 …………………… 178

升麻饮子[2]　治小儿积热，面赤烦渴 ……………… 178

紫草散　治疮疹已出，色不红润[3] ………………… 178

活血散　治小儿疮疹，已出不快 …………………… 178

黄连圆　小[4]小儿五疳，黄瘦不食 ………………… 179

消积圆　治小儿食伤，消磨积气 …………………… 179

夺命散　治小儿急慢惊风抽掣 ……………………… 179

抱龙圆　治小儿一切惊风等疾 ……………………… 179

和解汤[5]　治小儿四时感冒寒邪 …………………… 179

立消散　治小儿阴囊肿，腹胀痛 …………………… 179

莲心散　治小儿吐奶，屡试屡验 …………………… 180

使君子圆　治小儿五疳黄瘦疾 ……………………… 180

七宝睡惊圆　治小儿急慢惊风 ……………………… 180

肉豆蔻膏　治小儿夹惊伤寒候 ……………………… 180

神功散　治小儿病后，肠滑不收 …………………… 180

[1] 汤：原脱。据正文补。
[2] 饮子：原作"散"。据正文改。
[3] 润：原作"澜"。据正文改。
[4] 小：据正文当作"治"。
[5] 汤：原作"散"。据正文改。

卷之十九

消渴门[1] ··· 181

    消渴论[2]　《录验方》具载消渴有三种证候 ······ 181

    消渴论[3]　《千金方》论消渴所当慎者有三 ······ 181

    麝香圆　治酒过度，热在脾作渴 ···················· 181

    治[4]伤败消渴诗　治消渴、消中、消肾 ············ 182

    治消渴诸方　议论金石药性热 ······················ 182

    治消渴[5] ·· 183

    郭都巡方 ··· 183

    罂粟汤 ·· 183

    菟丝子圆[6] ··· 183

    马通[7]散 ·· 183

    栝蒌根[8]散 ··· 183

    草节散 ·· 183

    黄连圆 ·· 183

    神授圆　治消渴。沈德和尚书方 ···················· 184

    参梅汤　治消渴。钱有文知府方 ···················· 184

    治消渴方[9]　治一切消渴等疾 ······················· 184

    神效散　治消渴，日夜饮水不止 ···················· 184

    八味肾气圆　治心火上薰作渴 ······················· 184

---

[1] 门：原脱。据正文补。
[2] 消渴论：原脱。据正文补。
[3] 消渴论：原脱。据正文补。
[4] 治：原脱。据正文补。
[5] 治消渴：此前原有"诸方"二字，据正文删。
[6] 圆：原作"员"。据正文改。
[7] 通：原作"气"。据正文改。
[8] 根：原脱。据正文补。
[9] 治消渴方：原作"麝香浮石散"。据正文改。

鹿茸圆　治渴后虚乏，小便数 …………………………… 185
黄耆散　治小便白浊，心烦躁渴 ………………………… 185
麦门冬散　治渴日夜饮水不止 …………………………… 185
人参散　理消中。庐山寺老子方 ………………………… 185
龙脑饮子　治消渴，频饮水不辍 ………………………… 185
人参洗心散　治心火上升烦渴 …………………………… 185
牡蛎散　治男子虚败，烦渴不止 ………………………… 185
麦门冬圆　除烦渴，解心火热毒 ………………………… 186
神功散　治白浊虚败，消渴不止 ………………………… 186

卷之二十

通类 ……………………………………………………… 187

神仙解毒万病丸[1]圆　为济世卫家之宝 ………………… 187
解毒饮　解一切药毒，最解砒霜 ………………………… 188
治五淋髓汤　治血淋，茎中不利 ………………………… 188
治小便出血[2]　陈总领方载 ……………………………… 189
缩砂散　治骨鲠。滁州蒋教授方 ………………………… 189
治骨鲠[3]　治小儿误吞钱　又治骨鲠，神妙 …………… 189
石榴根汤　治寸白虫。遇海上方 ………………………… 189
解毒无忧散　治中毒。江道人方 ………………………… 190
蒲黄散　治舌肿满口，不能出声 ………………………… 190
神授大黄散　治一切汤火疮毒 …………………………… 190
立圣散　变白发成黑。曾南仲传 ………………………… 190
治蚊蚋诸方　翼日挂帐无蚊子 …………………………… 190
染髭发方　嘉禾四五公传之 ……………………………… 191

---

[1] 神仙解毒万病丸：原作"神仙解毒圆"。据正文改。
[2] 治小便出血：原作"治小便后出鲜血"。据正文改。
[3] 治骨鲠：原脱。据正文补。

去漆污衣服方　孙盈仲曾试验 …………………… 191

误服风药　遍身顽麻，吐泻不止 ………………… 191

雄黄散　治一切恶虫[1]咬着成疮 ………………… 191

解菌毒　掘地浆。出《石林避暑录》 …………… 191

解斑蝥毒　以泽兰挼汁饮之 ……………………… 192

解砒霜毒　治大渴，腹胀欲裂 …………………… 192

服椒法[2]　青城山老人服椒法并歌诗诀 ……… 192

服苍术方[3]　大能壮气，注颜辟邪 …………… 192

妙香丸[4]圆　休粮绝食方，身轻力健 ………… 193

避难歇食方[5]　轻身壮气不饥 ………………… 193

胜金散　解河独鱼毒。钱通判方 ………………… 193

绛雪散　治一切汤火所伤起泡[6] ……………… 193

如神散　治一切汤火所伤。陈待制方 …………… 193

神仙无瑕散　去油污，颜色衣服 ………………… 194

洗油法　去油污，绣作书尽衣服 ………………… 194

贯众散[7]　此二方治一切诸骨鲠 ……………… 194

治误吞铁、石、骨刺等[8] ……………………… 194

误吞钱[9] …………………………………………… 194

跋 …………………………………………………………… 195

---

［1］虫：原作"蛊"。据正文改。
［2］服椒法：原脱。据正文补。
［3］方：原作"法"。据正文改。
［4］丸：原脱。据正文补。
［5］避难歇食方：原作"避难休粮歇食"。据正文改。
［6］泡：原作"治"。据正文改。
［7］贯众散：正文无此方名，有两个"治骨鲠方"。其中一方，以贯众研末吞服。
［8］治误吞铁石骨刺等：原作"治误吞钱、铁石、骨刺等不下者"。据正文改。
［9］误吞钱：原脱。据正文补。

桃溪刘居士《活人事证方》

药性相反歌

贝母半夏并瓜蒌,白蔹白及反乌头;
细辛狼毒五参辈,偏与藜芦结冤仇。
大戟芫花兼海藻,甘遂以上反甘草;
记取歌中十八反,莫使同行真个好。

药性相妨歌

古典先贤说药方,先须知取性平刚;
不晓只便相同使,令人服了便乖张。

六陈歌

陈皮还须要百年,麻黄千载始堪怜;
地黄数载横叉者,不过三年力不全。
医家只用新荆芥,木贼从来皆用鲜;
芫花本是阴家药,不怕如尘黑似烟。
此是六陈君记取,会者人间作地仙;

后章别有十八反，一一分明说与贤。

十八反歌

硫黄本是火之精，朴硝一见便伶俜；
水银不是逢砒药，狼毒莫遇密陀僧；
巴豆性气最为上，爱苦牵牛不顺情；
丁香莫共郁金用，牙硝不与京三棱；
川乌草乌休用犀，人参不得见灵脂；
官桂善能调理气，若逢石脂便相欺；
大凡修合看逆顺，炮炙辛勤要细微。

草木部

甘草　味甘，无毒。安和七十二种石，一千二百种草，通九窍，利百脉。恶远志，反大戟、芫花、甘遂、海藻，解百药毒。出汾州河东。

人参　味甘，平，无毒。安神定魄，解热止惊，治喘。出潞州河北新罗者，不及上党者佳。反藜芦。

茯苓　味甘，平，无毒。补虚开胃，通小便，止渴。畏地榆、雄黄、秦艽、鳖甲。赤茯苓破结气，退水肿。出华山。

当归　味甘、辛，大温，无毒。主妇人胎前产后，虚劳寒热。大者补血，须尾破血。

附子　味辛、甘，大热，有毒。主风寒湿气，治腰脚冷痛，补虚劳，霍乱吐泻，腹痛阴证，伤寒腹痛下利，手足冷，破癥堕胎。

川芎　味辛，平，无毒。主中风入脑，头痛，风痹，治虚劳，补血止痛，妇人产后诸疾。

川乌　味辛、甘，大热，有毒。主中风，除寒湿痹。治诸风手足不遂，言语蹇涩，口眼㖞斜，堕胎。

草乌　与川乌一同。反半夏、瓜蒌、贝母、白蔹、白及。

天雄　味辛、甘，大温，有毒。主一切风气，补虚损，益精。治湿痹，排脓止痛。干姜能制其毒。

沉香　味热，无毒。升降水火。破癥癖，去邪气，暖腰膝，调中补五脏，益精，止吐泻，冷气腹痛。

檀香　味温，无毒。治心痛，肾气，腹痛腰痛，霍乱。

乳香　味辛，热，微毒。下气，益精，止痛，妇人产难，久泻痢。煎膏长肌肉。

木香　味辛，温，无毒。治一切气，妇人血痛心痛，冷气痛，癖块胀痛，止泻痢，宽中进食。

丁香　味辛，温，无毒。主温脾胃，止霍乱，冷气心腹痛，消酒毒，定呕吐，快膈。

白术　味苦、甘，温，无毒。主风寒湿痹，消痰水。治水肿，消谷开胃，除心下急满，霍乱吐泻。

半夏　味平，微寒，有毒。消痰涎，开胃进食，止吐下气。治嗽，伤寒热，心下痞坚。

南星　味甘、辛，有毒。主中风，化痰涎，治麻痹，下气，消痈肿，利胸膈。治小儿急慢惊风，治急中牙噤。

橘皮　味苦、辛，温，无毒。主胸中瘕热逆气，利水谷，下气，止呕逆，开胃宽膈，消痰止嗽。

枳实　味苦、酸，微寒，无毒。主风痒麻痹，除痰饮。治大便秘结，心腹结气，胁胀。性酷而速。

芍药　味苦，无毒。主邪气腹痛，除血痹，遂败血，利膀胱，消痈肿。除寒热及脚气，去风。白补赤[1]泻。

苍术　味苦、甘，无毒。主风寒湿痹，温中，去痰饮。治一切风疾，五劳七伤，开胃进食，发散瘟疫时气。

---

[1] 赤：原为一字阙。《证类本草》卷一《序例上》："芍药，补药须白者，泻药惟赤者。"据补。

厚朴　味苦，温，无毒。主中风伤寒，温中益气，厚肠胃。治腹中胀痛，健[1]脾开胃，通水经。

藿香　味甘，微温，无毒。主脾胃呕逆。治霍乱心痛，温中快气，发散寒邪。疗风水毒肿，去恶气。

桔梗　味平，有小毒。温中消痰，下蛊毒，排脓，补内漏。治胸胁腹胀，咽喉痛，喉痹，用甘草同煎服。

柴胡　味苦，平，微寒，无毒。主伤寒烦热，五劳七伤，发热及治时气内外作热不解。治胃中结气积聚，治喘。

前胡　味苦，微寒，无毒。主疗痰[2]满，胸胁中痞，气不升降，开胃下食，去热。

麻黄　味苦，微温，无毒。主中风伤寒，发表出汗，通九窍，调血脉。治喘急咳嗽。根节止汗。

黄芩　味苦，寒，无毒。主诸热黄疸。治痰热，关节烦闷，女子血闭，疗五淋。

香附子　味苦，平，无毒。理气宽中，心腹刺痛，脾湿润泄，脚气上冲，妇人一切血气。

草果　味辛，温，无毒。治疟疾，止呕吐，定霍乱，消酒毒，快脾暖胃，温中，去恶气。

官桂　味甘、辛，大热，有小毒。治心腹胁痛，伤风自汗，寒嗽喘满，霍乱转筋，产后腹痛，通血脉，能堕胎。

干姜　味辛，温，大热，无毒。逐寒湿，止汗，霍乱下痢，止泻定吐。治鼻衄血，止唾血，去肾冷。

茴香　味辛，平，无毒。治膀胱肾冷气及疝气，调中止呕吐，开胃。治干湿脚气，诸痿霍乱。

罂粟壳　味甘，平，无毒。治赤白痢，肺胃受寒喘嗽不已，痰多胸

---

[1] 健：原作"建"。据文义改。
[2] 痰：原作"疾"。《证类本草·前胡》："主疗痰满，胸胁中痞。"据改。

满,语声不出。润肺开胃,治泄泻。

香薷　味辛,温。治霍乱,中暑呕逆,去热下气,止腹痛。

杏仁　味甘、苦,温,有毒。主咳痰上逆。治痰定喘,润肺,分水道,发汗,除心腹烦闷。恶黄芩、黄耆、葛根。解锡毒。

桃仁　味甘、苦,平,无毒。主瘀血血闭,破癥瘕,通月水,小肠气。

胡椒　味辛,大温,无毒。主下气,温中,止霍乱心腹冷痛,壮肾气,理脾疼。

巴豆　味辛,寒,有大毒。破癥瘕积块,停饮痰癖,水肿,宣一切病。疗女人血闭,落胎,主伤寒温疟。黄连、大豆汁解毒。

芫荑　味辛,无毒。杀三虫,逐寸白虫。治肠风痔瘘,恶疮。

槟榔　味辛,温,无毒。除一切风,下一[1]切气,逐水,除痰癖,杀三虫伏尸,疗寸白,通关窍,宣利壅滞,下水肿。

猪苓　味甘,平,无毒。利水道,退肿消胀,解伤寒温热,发汗。久服必损肾气,昏人目。

杜仲　味辛,平,无毒。去风,治腰膝痛,补益精气,除阴湿,治肾冷。恶蛇皮、玄[2]参。

白附子　无毒。主心痛,血痹。治中风失音,治小儿慢惊,痰涎风。

连翘　味苦,平,无毒。主寒热,鼠瘘,瘰疬痈肿,恶疮结热,虫毒,去白虫,通五淋,除心热,排脓止痛。

常山　味甘、辛,微寒,有毒。治诸疟,吐痰,去寒热,主伤寒。

芫花　味辛、苦,温,有毒。主咳逆上气,积滞,去水气,利五脏寒痰,涕唾如胶者。反甘草,不可近眼[3]。

葶苈　味辛、苦,寒,无毒。主癥积结气,通水道,去面目浮肿。

---

[1] 一:原脱。《证类本草·槟榔》引《日华子》:"槟榔,味涩。除一切风,下一切气。"据改。
[2] 玄:原作"去"。《证类本草·杜仲》:"恶蛇蜕皮、玄参。"据改。
[3] 眼:原作"服"。《证类本草·芫花》引"陶隐居":"不可近眼。"据改。

治肺壅上气，咳嗽定喘，除痰，下膀胱水。

大黄　味苦，大寒，无毒。破癥积宿食，荡涤肠胃，推陈致新，下气除痰，宣导一切气。治女子血闭及大便秘结。

京三棱　味苦，无毒。主癥积气块。治妇人血脉不调及心腹痛，落胎，消恶血，通月经。疗气胀，散瘀血。

蓬莪茂　味苦、辛，温，无毒。主一切气，开胃消食。治妇人血气，月经不通，消瘀血，止扑损痛，下血，奔豚气。

玄胡索　味辛，温，无毒。主破血，月经不调，腹中结块疼痛，产后血晕，破癥瘕瘀血，落胎。

阿魏　味辛，平，无毒。主杀诸小虫，去臭气，除邪鬼虫毒。治心腹痛，辟温气。治疟。此物极臭，而能止臭。

缩砂　味辛、苦，温，无毒。主宿食不下，温脾胃。治一切气，赤白痢，腹中虚痛，霍乱转筋，安胎，久服顺气易产。

牡丹　味辛、苦，微寒，无毒。治寒热，中风瘀血，妇人经脉不通，落胎下胞，产后一切血气。畏菟丝子。白者补，赤者利[1]。

泽兰　味苦、甘，微温，无毒。养血，消瘀血，主产后腹痛，气血衰败成劳，中风水肿，身面四肢浮肿。

黄耆　味甘，微温，无毒。补虚劳，止盗汗，痰嗽发热。主痈疽败疮[2]，排脓止痛。治妇人血崩带下疾。恶白鲜皮。

蒲黄　味甘，平，无毒。治一切血。生用，破血消肿；炒，补血止血。

防风　味甘，平，无毒。主大风。治三十六般风，头昏目暗，骨节疼痹，四肢挛急。治男子虚劳盗汗。解附子、川乌毒。

菟丝子　味辛、甘，平，无毒。补虚伤不足，养肌强阴，添精益髓。治五劳七伤。

---

[1] 者利：原作"痢"。《证类本草·牡丹》引"萧炳"："白者补，赤者利。"据改。
[2] 败疮：原作"发"。《证类本草·黄耆》"主痈疽久败疮"。据改。

牛膝　味苦、酸，平，无毒。主寒湿痹，腰膝软，筋挛。补肾填精，逐恶血，及妇人月水[1]不通。忌牛肉。

贝母　味甘，微寒，无毒。主伤寒烦热，消痰润肺，止嗽。反草乌。

汉防己　味辛，平温，无毒。通腠理，利九窍，主肺气喘嗽。治水肿风肿，去膀胱热。解天雄毒，恶细辛，畏草薢。

海藻　味甘、咸，无毒。主瘿瘤结气，下十二种水肿。治疝气下坠疼痛。

天麻　味甘，平，无毒。主诸风湿痹，跤脚拘挛，小儿风痫，通血脉，利关窍，利腰膝，强筋力，补五劳七伤。

藜芦　味辛、苦，微寒，有毒。主虫毒疮疥。反细辛、芍药。

郁李人　味酸，平，无毒。主水肿，利水道，润肠治秘。治通泄五脏，消宿食，下气。

山豆根　味甘，寒，无毒。主解诸药毒，止痛，消疮肿。

槐花　味苦，平，无毒。治肠风泻血，赤痢，咯血。

黄柏　味苦，无毒。治五劳七伤，补益脾胃，耐寒暑。

紫草　味苦，无毒。主心腹邪气，利九窍，通水道。治腹胀满。治小儿疮疹已出不透，热毒黑陷。

使君子　味甘，温，无毒。主小儿五疳，白浊，杀虫，止泻痢。

夏枯草　味苦、辛，寒，无毒。治眼赤肿痛痒，冷泪羞明。又疗瘰疬鼠瘘疮，散瘿结。

木通　味甘，平，无毒。治五淋，利小便。疗水肿，退热止渴，催生下胎，女人血闭不通。

甘遂　味苦，寒，有毒。治疝瘕，心腹胀满，面目浮肿，留饮[2]，利水道，下五水，散膀胱热。恶远志，反甘草。

---

[1] 月水：原作"水经"。据《证类本草·牛膝》"妇人月水不通"改。
[2] 饮：原脱。据《证类本草·甘遂》"主大腹疝腹满，面目浮肿，留饮"补。

山栀子　味苦，寒，无毒。治胃中热，疗目赤疼痛，大小肠瘀热，心中烦热，黄疸，消渴，利五淋，通小便。

蓖麻子　味辛，有小毒。治大小便不通及难产。细研七个，涂脚心，产下即去之。

金石部

金薄　凉，无毒。镇心，去烦热，益五脏，补骨髓。主小儿惊痫，安魂定魄，止躁渴。

银薄　凉。定志，去惊痫，小儿癫疾狂走之病，安五脏，镇心，口舌生疮。

水银　味辛，寒，有大毒。堕胎，除热，下死胎，杀皮肤中虱。炼成粉，下涎。不可多服。畏磁石。

朱砂　味甘，微寒，无毒。养精神，定魂魄，镇心，久服通明。畏磁石。出辰州。

磁石　味辛、咸，寒，无毒。主身痹风湿，支节中痛，除大热烦满及耳聋。杀铁毒，能吸针。恶牡丹、莽草，畏黄石脂。

雄黄　味甘、苦，平，有[1]毒。治疥癣风邪，癫痫，杀一切虫蛇兽咬毒，辟百鬼[2]。解藜芦毒。生武都山。

硫黄　大热，有毒。壮阳，治腰肾久冷，补虚损泄精。杀疮癣疥虫。畏细辛。

钟乳石　味甘，温，无毒。主咳逆上气，明目益精，利九窍，补虚损。治五劳七伤，寒嗽，壮元阳，久服有子。畏紫石英。

硼砂[3]　味苦、辛，无毒。消痰止嗽。治喉痹。及焊金银器使。

---

[1] 有：此前原有"无"字。据《证类本草·雄黄》"味苦甘平寒大温有毒"删。
[2] 鬼：此前原有"部"字。据《证类本草·雄黄》引《药性论》"辟百邪鬼魅"删。
[3] 硼砂：原作"鹏砂"。此乃俗名，改用正名。后同径改。

硇[1]砂　味咸、苦、辛，温，有毒。主积聚，消癥癖气块，瘀血痰饮。畏浆水，忌羊血。如牙硝光净者良。

黄丹　味辛，寒。主吐逆，惊痫，除热下气，止小便利，止吐血及嗽。傅金疮，止痛生肌。

石膏　味辛、甘，大寒，无毒。止消渴，去烦躁，治时气头痛身热，解肌发汗，下气喘壅，坠痰。畏铁。

朴消　味苦、辛，大寒，无毒。除寒热邪气，逐六腑积聚结块，停痰痞满，推陈致新，消肿退热。畏白姜。

白矾　味酸，寒，无毒。主泄痢，恶疮，消痰止渴。治急喉闭。久服伤人骨。恶牡蛎。

滑石　味甘，大寒，无毒。主身热，利小便，荡胃中积聚，通九窍六腑津液，去留结。

胆矾　味涩，寒，无毒。治喉痹、口疮及诸恶疮。治肠风泻血。透明者好。

石灰　味温。治金疮止血，止水泻。理酸酒。

花蕊石　味涩，平。治金疮止血，疗产后血晕，撷扑伤损，瘀血作疼，涂疮即合。

赤石脂　酸辛，大温，无毒。补五脏虚乏，止泻痢，女子崩中漏下。治汤火伤。水调涂妙。畏芫花、松脂。

禹余粮　味甘，平，无毒。主咳逆烦满，下痢赤白。疗小腹痛，治崩中及骨节疼。畏贝母、菖蒲。

阳起石　味咸，微温，无毒。主崩中漏[2]下，破癥瘕，结气肠痛。补血不足，五劳七伤，令人有子。畏菟丝子。

代赭石　味甘，平，无毒。主鬼疰虫毒，止吐血鼻衄，肠风痔瘘，女子月经不止，带下，小儿惊痫、疳疾。畏天雄、附子。

---

[1] 硇：原作"硇"。同"硇"，据改。后同径改。
[2] 漏：原作"满"。据《证类本草·阳起石》"主崩中漏下"改。

炉甘石　味平，无毒。治大人小儿风毒赤眼，或痒或痛，渐生翳膜。下部生疮，津唾涂之，极妙。

玄精石　味咸，温，无毒。治风冷邪气，湿痹，益精气，止久痢，肠风痔疾，妇人癥冷漏下。

禽兽部

麝香　味辛，温，无毒。主辟恶气，堕胎，去瘴毒。治气厥不省人事，中风痰涎潮塞，心腹暴痛。

牛黄　味苦，平，有小毒。主小儿惊痫中风，妇人血噤惊悸，阳毒发热，安魂定魄，堕胎。恶龙骨，畏牛膝、干漆。

龙齿　涩，凉。主小儿惊痫身热，镇心安神。治烦闷，骨间寒热[1]，涩精止白浊，妇人漏下。锦纹色，粘舌者好。

犀角　味苦、酸，微寒，无毒。主伤寒温疫，头痛，解大热，散风毒，安心消疼，镇肺明目。生者为佳。

鹿茸　味甘、酸，微温，无毒。疗虚劳羸瘦，补腰肾。主漏下崩血，安胎下气。久服滋养荣卫。

虎骨　味辛，微热，无毒。主除邪恶气，杀鬼毒，止惊。治湿气足疾，筋骨风挛急痛。虎睛定魄。

阿胶　味甘，平，无毒。主心腹内崩，下血，养肺气。治咳嗽喘急，安胎，益气，止泄痢。

羚羊角　味咸，无毒。主明目，益气。疗伤寒时气，治一切热毒风，中风筋挛。此羊夜宿挂树上，不着地。

牛酥　微寒。补五脏，利大肠，止渴，治嗽，除肺痿吐血。

石燕　暖，无毒。壮阳，添精补髓，益气，御风寒[2]、瘴气、温

---

[1] 间寒热：原脱。据《证类本草·龙骨》"齿……大人骨间寒热"补。
[2] 风寒：原作"出风"。据《本草纲目·石燕》引《日华子》"御风寒岚瘴温疫气"改。

疫。主淋。治妇人难产，两手各把一枚[1]，便生。

牡蛎　味咸，平，无毒。主盗汗，止渴，涩大小肠，疗精泄，喉痹。调中解[2]丹毒。左顾者好。恶麻黄、吴茱萸。

蛤蚧　味咸，平，有小毒。治肺气上喘咳嗽，虚劳肺痿声哑，下淋沥，通水道。一雌一雄，头尾全者佳。

五灵脂　味甘，无毒。疗心腹冷气，小儿五疳，辟疫。治肠风，妇人崩血，通利气脉。此是寒号虫屎也。

晚蚕沙　温，无毒。主肠鸣泄泻，风痹瘾疹。浸酒去风痹，炒热熨之。主风，偏风瘫缓及腰膝皮肤顽麻。

白僵蚕　味咸、辛，平，无毒。主一切风疾及中风。治男子阴疡[3]，女子崩中。恶桑螵蛸、茯苓、桔梗。

桑螵蛸　味咸、甘，平，无毒。疗男子虚损，肾经一切虚冷，通小便，治五淋，利水道，益精。主女人血闭腰痛。

真珠母　味寒，无毒。镇心坠痰，去目中翳障。绵包塞耳治耳聋，入肝经为第一药。

鳖甲　味咸，无毒。主心腹癥瘕，积块血瘕，劳瘦，下气，除骨热，血气堕胎。

黄牛角䚡　味苦，无毒。烧灰止妇人血崩不止，带下赤白，冷痢泻血，闭血瘀血等疾。

乌雄鸡　温，无毒。止肚痛，除风湿麻痹，补虚安胎。治妇人一切带下，诸药不效者，以艾叶醋煮，焙干为末，圆如梧桐子大，百圆米饮下，其效如神。

兔头骨　平，无毒。催生落胞，并产后余血不下。治风疰。肝治目

---

[1] 两手各把一枚：原作"两手各便一枚"。据《证类本草·石燕》"妇人难产两手各把一枚立验"改。然而，石燕有两种，有壮阳等功效的是禽部药，而治难产的是石部药，此处混为一谈。
[2] 中解：原脱。据《本草纲目·牡蛎》引"陈藏器"："调中解丹毒"补。
[3] 疡：原作"阳"。据《证类本草·白僵蚕》"主……男子阴疡"改。

暗头旋，眼疼，视物不见。孕妇不可食。

水蛭　味咸、苦，平，有毒。主逐恶血瘀血，月闭成劳，破血瘕积聚，利水道，堕胎。

斑蝥　味辛，寒，有毒。治寒热鬼疰，虫毒鼠瘘，恶疮石癃[1]，破血堕胎，疗瘰疬。

---

[1] 癃：原作"瘾"。据《证类本草·斑猫》"破石癃"改。

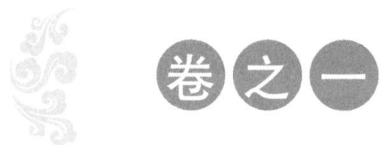

诸风门

论中风有阴阳证用药不一

苏合香圆[1]　大凡中风,切不可作一概用药。有因喜乐而中者,伤于阳;有忧戚而中者,伤于阴。多因喜怒中得此疾,便觉涎多昏愦,牙关紧急,若作中风用药,非止不瘥,亦多杀人。有一妇人因丧子,忧恼过多,忽一日气晕,涎壅牙噤。请一里医,便作中风用药,连投至宝丹二服,大下数行,一夕而卒。此证只可用苏合香圆四五粒,此化[2]开灌之即醒,然后随虚实调理。

苏合香一两　薰陆香一两,别研　青木香剉　白术剉　丁香　白檀香剉　朱砂研　沉香剉　香附子炒,去毛　乌犀香　荜拔　安息香用无[3]灰酒一升熬膏　麝香　诃黎勒煨,取皮,已上各[4]二两　龙脑一两,研

右为细末,入研药匀,用安息香膏,并炼白蜜和剂,每服旋[5]圆如梧桐子大。

五积散　治卒急中风,不得令病人倒卧,须用两人扶坐。急煎五积散半贴,入麝香半钱,同煎令熟,乘热服,汗透便觉轻快。如目前未即见效,却别下药,终易为力,不为废人。每见人中风,便进灵宝丹,无

---

[1]苏合香圆:原脱。据目录补。
[2]化:原脱。据《和剂局方》卷三《治一切气》"苏合香圆"补。
[3]无:原脱。据补同上。
[4]各:原脱。据补同上。
[5]旋:原脱。据补同上。

不死者。唯是先进此药，后却依虚实加减。

陈橘皮去白　麻黄去根节，已上各六两　枳壳去瓤，麸炒，六两　芍药　川芎　当归洗去芦[1]头　甘草炙剉　茯苓　半夏汤洗七次　肉桂去粗皮　白芷已上各三两　厚朴去粗皮，姜制　干姜炮，已上各四两　桔梗去芦头，十二两　苍术净洗去皮，二十四两

右除桂、枳壳二味别为粗末外，一十三味同为粗末，慢火炒令色转，摊冷，次入桂、枳壳末令匀。每服三钱，水一盏半，入生姜三片，煎至中盏，去滓，稍热服之。

经进地仙圆　陶隐居以此方编入《道藏经》，云是时有人母，幼年得风气攻击，发结挛痹，久不能起，屡治不差，卧床五十余年，肌肉消尽，仅存筋骨。乃于隐士处此方，修合进二服，半年是母所病顿愈，发白返黑，齿落再生，至八十岁颜色如少年人，血气筋力倍壮，耳目聪明。时家有三老婢，年皆五旬已上，悉有娠，乃鞫问之，云偷药与奴，因而有私。其奴已七十余岁，遇严冬御缔葛，履霜雪，无寒色。有别业去家七十里，每使老奴往返不移时，又且皆负重，非昔时比。未几，老婢又孕，疑其为鬼物所凭，遂打杀埋于水旁沙中，久后为怪，遂复掘出，折其胫，见其髓尽实如黄金色，折其臂亦然。灵效频异，隐居曰：此奴向若不打杀，必成地仙矣。此药不一，凡丈夫妇人五劳七伤，肾气衰败，精神耗散，行步艰辛，饮食无味，耳焦眼昏，皮肤枯燥，妇人脏冷无子，下部秽恶，肠风痔漏，吐血泻血，诸风诸气，并皆治疗，真神仙药也。

川牛膝酒浸一宿，切焙　肉苁蓉酒浸一宿，切焙　川椒去目　附子炮，已上各四两　木鳖子去壳　地龙去土，已上各三两　覆盆子　附子　菟丝子酒浸，研　赤小豆　天南星　防风去芦　骨碎补去毛　何首乌　萆薢　川羌活　金毛狗脊去毛　乌药已上各二两　绵黄耆　人参各一两　川乌炮　白茯苓　白术　甘草各一两

---

[1]芦：原作"炉"。据《普济方》卷一百四十七《伤寒门》引此方改。

右为细末,酒煮面糊为圆,如梧桐子大。每服三四十圆,温酒空心下。

去风丹 治中风,兼疗脚气,擿扑伤损,及胎伤。服过百粒,即为全人。世传东京开河掘得石碑,梵书无人晓。有林灵素者,逐字解辨,乃是治中风方,韵语乃是浮萍也。

天生灵草无根干,不在山间不在岸。

始因飞絮逐东风,泛梗青青浮水面。

神仙一味去沉疴,采时须是七月半。

先是瘫风与大风,铁幞头上也出汗。

右取紫色者为上,摊于竹籧上,下着水盆,晒方得干,碾为细末,炼蜜为圆如弹子大。每服一粒,豆淋酒化下。

本草具载高拱奉采萍时日歌:

不在山兮不在岸,采我之时七月半。

先甚瘫风与瘊风,些小微风都不算。

豆淋酒内下三粒,铁幞头上也出汗。

右黑豆半升,拣净炒令烟出,以酒三升浸一伏时,去豆取酒饮亦得。

乌犀圆 治左瘫右痪,口目㖞斜,头眼旋晕,手足顽麻,浑身疼痛,治一切风疾。此药福州何家一铺远近服食,遂置温燠,余二亲在日,乡里常寄来,时时服之。后来乡人林用卿常从其家子弟学,因得。

草乌六两,生 川乌三两半,炮去尖 甘草三两 甘松一两半 麻黄一两半,去节 白芷一两 熟地黄一两半 干姜一两 当归半两 羌活半两,炒 藿香一两,去梗 藁本一两,去芦 赤小豆半两 京墨半两,煨去胶 川芎一两半[1]

右为细末,别将黄秫米一十五两,捣粉,捏作饼子,煮熟,旋于钵

---

[1] 一两半:原脱。《普济方》卷九十三《诸风门》有"黑神丸(一名乌犀丸)"其方川芎剂量与麻黄、熟地黄相当,据补。

内入药末,捣匀,分作○[1]大,每服一圆,用生姜一片同嚼,食后茶酒任下。

草乌头圆 资福禅院文雅大师长老名知白,甲辰年在长芦寺僧堂挂搭宿。患癣遍身黑色,肌体麻木,皮肤粗涩,凡几十余年,为此疾所苦。有同堂僧传授一方,服之肌肤光滑如故。文雅今年六十五,身体轻健,颜色如三四十岁人。服药二十一年,并无下疰上攻之患。祥符张知县名亚之中风后,一身麻木,服之亦瘥。

草乌头一斤,入竹箩内水浸,用瓦砾同入箩内摇撼洗净,去乌皮及尖,控干,用麻油四两,盐四两。同入铫炒令黄色,至烟出为度,趁热细捣成末。

右醋煮面糊为圆,如梧桐子大。每日午食前空心,温酒吞下三十圆。如不饮酒,荆芥汤下。

仙方伏虎丹 专治左瘫右痪。此方系建康府乌衣巷,有一老人姓钟,平生好道,朝夕瞻仰茅山,缘多酒,偶患风疾,服诸药无效。忽遇一道人,言其因酒太过,传此方讫,道人遂不见。钟服此得效,乃知仙方。

草乌　天南星　踯躅花　白胶香各一两　五灵脂半两　蔓荆子去白
白僵蚕　生干地黄已上各一两

右为细末,用半夏末煮糊为圆如龙眼大。每服一圆,分作四服,酒化下,日进二服。

井金丹方 服之,令人髭发至老不白,见白者变白为黑,真神仙方也。兼治诸风,筋脉挛弱,腰膝沉重,干湿脚气,腰疼,服之累效。淳安主簿李渊云:乃祖通判公少服一井金丹,至老髭发不白,所服何药?答云:某未尝知。遂呼老药童扣之,云先和王常服一井金丹,后遇庐陵,见前郴守赵鼎八十余岁,髭发不白,众以谓润色者,令仆子细视之,非是染者,云自如此。继过豫章,其子作酒官,托丘倅叔献询之。

---

[1]○:此为原书表示药丸大小的示意。原大小约如干豌豆。

渠云大人平生只服一井金丹。始知此药之妙。皆得其方，但其间加减分两不同，并载于后：

何首乌_{水三碗、黑豆半碗煮，去皮} 黑附子_{炮，去皮} 肉苁蓉_{酒浸三日} 白附子 牛膝_{酒浸三日} 川椒_{去子} 木鳖_{炮，去皮。已上各三两} 舶上茴香 天南星_炮 草薢_{黑豆煮} 地龙_{瓦上焙，去土} 防风_{去芦} 羌活_炒 金毛狗脊_{炙去毛} 骨碎补_{炙去毛} 白蒺藜_{炒，去刺} 绵黄耆_{去芦，蜜炙} 赤小豆_{生用} 覆盆子_炮 全蝎 五味子_炒 青矾_{炮去青。已上各一两} 天台乌药_{二两}

右件为细末，以无灰酒煮糊，为圆如梧桐子大。每服五十圆，浸五味子汤，空心日午服。

一方减川椒一两，白附子一两，木鳖子一两，黑附子一两，何首乌一两。

一方黑豆半碗，水二碗，同羌活、草薢、何首乌同一处煮熟为度，去豆，只用此三味，其他方煎五味子酒下。

浸酒法 治男子、女人一切诸风，骨节酸疼，行步脚软，言语蹇涩，口眼㖞斜，中风半身不遂，悉皆治之。广州刘士彦知泗州日，中风，肩骨脱臼。吴总领杨介劝服此药大效，未几并起如常。观其药虽且平常，而有神效，乃知处方之善，其诸方远不及也。

白茯苓 续断 天麻_{已上各五两} 菊花 瓜蒌 防风 生干地黄 黄耆 菖蒲 菟丝子_{淘净} 肉苁蓉_{洗，去粗[1]皮} 牡丹皮 川草薢_{已上各二两} 晚蚕沙 牡蛎_{煅，各三两} 人参 白术 附子_{炮，去皮} 狗脊_{去毛} 苍耳_{取仁} 虎胫骨_{醋炙} 山茱萸_{已上各一两} 紫菀_{去苗} 桔梗 羌活_{已上各半两} 石斛_{五分} 芍药 杜仲_{去粗皮，炙} 远志_{去心} 干姜_炮 蛇床子_炒 牛蒡子_{炒，已上各三分} 牛蒡根_{细切} 枸杞子_{已上各半斤} 柏子仁_{大升} 牛膝_{三两}

右咬咀令细，用生绢袋盛，以三斗无灰酒，于干瓷[2]瓮内同浸，

---

[1] 粗：原作"麁"。同"粗"，据改。后同径改。
[2] 瓷：原作"磁"。同"瓷"，据改。后同径改。

以藤纸封头，满二七日开，每日平旦、晚食前各暖一盏服，常令酒气在，不得过令昏醉。久患经年，服一月愈，浅者一两见效。酒尽将药查[1]阴干，捣罗为末，炼蜜为圆如梧桐子大，每日空心温酒下三十圆。

《千金》续命煮散　治一切风疾，不问轻重，并宜服之。孙思邈自言：予尝中风，言语謇涩，四肢瘅曳，依此方修合，服十日内，日夜服不绝，立效。

麻黄去节　川芎　独活　防己　甘草炙　杏仁去皮、尖，麸炒，各一两半　防风　肉桂去皮　附子炮，去皮、尖　赤茯苓　川升麻　细辛　人参已上各一两　白术　石膏各二两半　生姜三两，细切

右细剉。用水一斗二升，煮取四升，澄清，分作八服，空心、食前稍热服。只为粗末，每服五钱，水二盏，入生姜四片，煎至一盏，去渣，空心稍热服，一日四五服妙。

天真圆　治男子、妇人半身不遂，手足顽麻，口眼㖞斜[2]，痰涎壅塞，及一切风气，他药不能疗者。小儿惊风，大人头风，妇人血风，并宜服之。长安路上有人患风瘫痪，手足不遂。遇一黄衣道士云，何不服青州白圆子加四肉药？患者云已服白圆子不效。何名四肉药？因告之曰：二花蛇、白僵蚕、全蝎。因与方得效。此方乃卢至道传。

青州白圆子　二花蛇　白僵蚕　全蝎

白散子　治风涎上厥，头痛旋晕，四肢逆冷，口眼㖞斜，语言不出，牙关紧急，如有风涎证，皆可服之。利州宪使刘和伯常施此药，极有力效。

大附子一个，去皮、脐，生用　桂府滑石各半两　半夏七钱半，汤洗二十一次

右为细末。每服二钱，水二盏，姜钱七片，蜜半匙，煎至七分，空腹冷服。心躁加辰砂，霍乱加藿香，小便不通加灯心、木通、茅根，同煎。

---

[1]查：通"渣"。
[2]斜：原作"邪"。通"斜"，据改。后同径改。

如圣膏 紫白癜风，如用药时，先浴，以生布擦患处令红，然后依方用药。辅汉卿方。

紫癜白癜两般风，附子硫黄偏有功；

姜汁调匀茄蒂蘸，擦来两度更无纵。

退风丹 治大风疾，无如此方妙也。华宫使方。

知母　贝母　乌梅肉　海桐皮　金毛狗脊

右各等分，为细末，炼蜜圆如梧桐子大。每日空腹日中、临睡各三十圆，又每夜第一次睡觉时，急于头边取三十圆便服，并用羊蹄根自然汁下。切忌酒及行房，一切发风之物，只食淡粥。百日皮肉渐复旧，半年后无取忌。服药时，每夜用人就病人边坐守候，睡觉即便扶起，服药一服。妙处在此，若不依此服食禁忌，恐无效验。

苦参散[1]　治大风。王统领方。

苦参　地龙

右等分，为细末。察病深浅，多少随意服，茶酒任下，不拘时候。皮肤裂处，用五灵脂细末，麻油调涂抹患处。

大圣一粒金丹　治男子妇人一切风疾，气血俱虚，阴阳偏废。卒暴中风，不省人事，口眼㖞斜，半身不遂，屈伸不得。此药不问省[2]旧，并能治之。又名保命丹。浙漕吕仲发传，大有神效，不可具述。

大附子一两，炮，去皮、脐　白附子一两，炮　川乌头一两，炮，去皮、脐　白矾半两，枯了秤　没药半两，研　白蒺藜半两，炒，去刺　五灵脂半两，去石　朱砂二两半，研　麝香二钱半，研　细墨二钱半，磨汁　白僵蚕半两，洗，去丝

右件为细末，拌匀。用前墨汁和药，每两分作六圆，窨干，用金箔为衣。每服一圆粒，用生姜半两和皮捣取自然汁，将药元于姜汁火化尽为度，用无灰酒半盏、暖热酒二升，投之以助药力，次用衣被盖汗出为效。轻者半圆，不拘时候。如有风疾，常服为佳。

---

[1] 苦参散：原脱。据目录补。

[2] 省：疑为"新"之声误。

龙虎丹 治二十年左瘫右痪，口眼㖞斜，五肿脚痛。又名火龙圆。郭医云，庐州李副将得此疾，以火龙元、四生元相间服，不一年病尽去矣。

地龙四两，去土　玄胡索四两，生　松节二两　草乌头四两，生，不去尖　核桃肉十五个　乳香三钱　蝼蛄十四个　蜈蚣二条　蝎十四个，蝼蛄、蜈蚣、蝎三味用好酒一升，同煎十数沸，取出焙干　没药三钱

右为细末，用煮肉药酒打糊，为圆如梧桐子大。每服十元，左瘫右痪麝香酒下，合时就地对南写火字一个，铺纸一张在上，朝东望太阳取气在药上，用盏盖，火龙真言三次，吹在药上。真言：唵敕老肥偃偃婆摩诃。

回阳丹 治丈夫妇人，无问老少，卒暴中风，左瘫右痪，手足不遂，言语蹇涩，口眼㖞斜，筋脉挛缩，不省人事。汉阳军章教授名揖传，屡用果有神效。

川乌三两，洗　草乌三两，各洗，去脐中黑　地龙一两，洗去土　五灵脂一两，汤洗　天南星一两，洗　脑、麝各少许

右日干，为细末，炼蜜为元如鸡头大。初服一半元，渐加小圆，至一大圆，用姜汁磨化，温酒，先嚼薄荷，日午、夜卧，瘫痪不能履地者，服三十元必愈。如中风不软，只口眼㖞斜，只服[1]三圆取效。

二生散 治体虚有风，外受寒湿，身如在空中。张医博子发方。

生附子去皮、脐　生天南星各等分

右二味，㕮咀，每服四大钱，水一盏半，姜十片，慢[2]煎至八分，去滓服。

救急稀涎散 治中风忽然昏若醉，形体昏闷，四肢不收，风涎潮于上膈，气闭不通。孙兆方。

猪牙皂角四挺，肥实不蛀者，去黑皮　晋矾光明者，一两

---

[1]服：此后原衍"人"字，据文义删。
[2]慢：原作"熳"。当为"慢"之声误，据文义改。

右为细末,研匀,轻者半钱,重者三字匕,温水调下,得吐涎一二升便为佳。

洗蘸方 治手足腕中风屈伸不得。

苍耳_{三斤,和子} 葪蘼_{三斤} 小豆_{一升} 盐_{四两}

右水十升,煮五升,入盆内,下盐浸手足倦,即更暖[1]换之。

活络汤 治风湿臂痛,诸药不效者,此方专主之。

白术_{一两,薄切} 羌活_{净洗,去芦,焙干秤} 当归_{净洗,薄切,干秤} 独活_{净洗} 甘草_炙 川芎_{各半两}

右㕮咀。每服三大钱,水一大盏半,生姜五片,慢火煎至一盏,去滓温服,滓并煎,不拘时候。

圣饼子 治风痰,清头目。

川芎_{一两} 防风_{一两} 白芷_{一两} 甘草_{一两} 半夏_{半两,面略炒} 天南星_炮 川乌头_{半两,炮,去皮、脐} 天麻_{一两} 干生姜_{半两}

右为细末,汤泡蒸饼,为元如梧桐子大,擀[2]作饼子。每服五七饼,茶清、荆芥汤任下,不计时候。梁李全总领方,云一服见效,此天下第一头风药。

五虎汤 治中风瘫曳,目睛上视,牙关紧急,涎盛昏塞,不省人事。

天南星 草乌头_{不去皮、尖} 川乌_{不去皮、尖} 半夏_{汤洗七遍} 皂角_{去皮弦子,已上等分,并生用}

右㕮咀。每服一钱,水二盏,生姜十片,同煎至半盏,去滓温服,不拘时候。

灵效圆 治男子妇人一切风痛。钱教授闻礼。

锡磷脂_{甘锅内煅通红} 白胶香_{好明净者,研} 五灵脂_{如[3]沥青成块者} 当归_{洗净,去芦} 白附子 没药 香白芷 草乌头_{去皮、尖} 糯米_{炒令黄色}

---

[1]暖:原作"煖"。当为"暖"之形误,据文义改。
[2]擀:原作"捍"。通"擀",改用正字。后同此者,径改。
[3]如:原作"加"。据《是斋百一选方》卷三"灵效元"(同方)改。

桑柴灰须是纯桑木烧，它木不可杂，各一两

右为细末，用糯米糊圆如梧桐子大。每服三四十圆，空心临卧温酒下。

神应圆 治风痫暗风。许家方。

好腊茶半两　白矾一两，生用

右为末，研细，蜜为圆如梧桐子大。每服三十圆，腊茶汤下，取涎自大便出。极妙。

三建汤 治中风风涎，不省人事。

附子　天雄　乌头

右件等分，生用，去皮、脐，薄切，每药一两，生姜一两，同水三大盏，煎至一盏半，去滓温服。

牛黄圆 大治风疾，左瘫右痪，手足麻木，风痹不仁，走疰腰脚。兼治妇人久患血风劳气，遍身疼痛，洗头风，破伤风，面浮口干，头昏脑闷，饱困多睡，并暗风偏正头风，风痰结实如饧，并皆治之。

雄黄研飞　白僵蚕炒　天麻　藿香叶　川芎已上各二两　红芍药半斤　川乌炮，去皮尖、脐　麻黄去节　防风　白芷各四两　白蒺藜去角，炒黄　细辛择净，各三两　干姜炮　甘草炙，各一两

右为细末，炼蜜为元如弹子大。每服一圆，细嚼茶酒任下，不计时候。

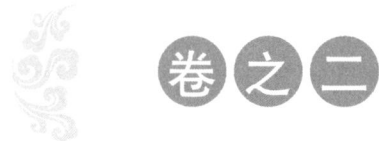

诸气门

陈橘皮煎 紫微山道士吕玄光（进臣），久居山薮，隐道岩间，学道求仙，飡霞服气，积有年矣。仙道未成，觉身染疾，渐渐羸瘦，命悬系发，耳聋眼暗，手足俱挛，发白如银，形体枯悴，夜卧多起，骨节疼痛，夜梦鬼交，上气咳嗽，饮食不进，腹胀膨闷，坚硬如石，若坐，须两手扶物方始起得。初服神方，由未少损，臣重寻方录披，览丹经检，寻名方一千余卷，惟有陈橘皮煎方功之极妙，都使八味，以酒煎成。初服一剂，颜如童子，色如莲花。又再服之，发白重黑若云奔，四肢轻健，五脏安和，万病俱捐。有此神效，不敢隐秘。用药如后：

陈橘皮_{水浸软，刀子动词瓤，日干，别为末，秤半斤}　当归_{酒洗焙干}　厚朴_{姜汁涂炙}　桂心　川附子_{炮，去皮脐}　萆薢_{切焙}　干姜_炮　京三棱_{湿纸裹，火煨，切片子}

已上各四两。

可除陈橘皮末外，将余七味为细末，用清酒一升，于银锅内，先将陈橘皮末，共酒一处同熬，旋旋用柳枝子一向搅一千余遍，令药似（锡）[饧]汁模样，候冷，即入诸药拌搜匀，为丸如梧桐子大。每服三十五圆，用温酒或姜汤下，空心晚食前服。

_{敛心气}**十四友圆**　治一切虚疾，及诸血不足，心气不宁。胡总干言，予旧有心疾，怔忡健忘，梦遗，夜不得睡，千怪万状，无所不有。凡世所谓心药者，无不服之，皆无效验。忽遇一良医，用此方而愈。

当归_{去芦酒浸}　熟地黄_洗　人参　白茯苓　黄耆_{不炙}　阿胶_{用蚌粉炒}

酸枣仁新者，去皮炒香　柏子仁白者　紫石英研细水飞　远志去心　肉桂各一两，取辛辣者　龙齿二两，要极研细水飞　辰砂一分，研细水飞　茯神去木，一两

右辰砂、龙齿、紫石英别研毕，都和诸药匀，炼蜜圆如梧桐子大。每服三十圆，食后、临卧枣汤下。

抱胆圆　治男子、妇人一切癫痫风狂，惊气入心。并室女月脉通行，惊邪蕴结，此方累用有效。忠懿王之子有疾，忽得一僧授此，服之即效。本名灵妙观音丹。忠懿得之，未敢轻信。忽有一风犬饲以此药立效，即破犬腹而视之，其药乃抱犬胆，因易令名。

水银二两　朱砂一两，细研　黑铅一两半　滴乳香一两，细研

已上将黑铅入铫子内，下水银结成砂子，次下朱砂、滴乳香二味，乘热用柳木捶研匀，圆如鸡头大。每服一圆，空心用井花水吞下。病者得睡，切莫惊动，觉来即安。再进一圆，可除根本。

石莲圆　治心气不足，肺壅，紫癜，麻[1]，手痒，眉毛肢节生疮，面如虫行。又觉两腿麻，浑身麻，如数月，却无事。忽一日觉在脚袜内湿，视之见鲜血遍满，不知来处，旬月不已。一日去袜，但见一枚大脚指落在袜中，血亦如前，其血所来处，乃自脚板中心窍如针服也。见一僧云有此患，遂得此一方救愈。

防风　地骨皮　人参去芦　巨胜子亦名胡麻　甘草炮　血竭　安息香　荆芥　地丁花蒲公英草也　菩萨石　金牙石　川当归　犀角末已上各半两　天麻　白附子　全蝎炒　桑枝　苦参　没药　川茗[2]　川芎三分　琥珀半两，研

右为末。并用河水四升，银器内煎至一半，入好蜜一两半，黑鸡子清两个，再熬成膏，投入水中不散为度，圆如石莲子。日二服，每服一圆，麝香荆芥汤化下，早晚不见日服。

真珠母圆　治肝受风邪，福气不安，惊悸多魇，睡卧不得。绍熙

---

[1] 麻：下文有"头面麻""两腿麻，浑身麻"，此"麻"字疑衍。
[2] 此前四味均未载剂量。

间,董生者患神[1]气不宁,才睡魂飞扬多惊,通夕不寐。众医皆作心病,用药不效,再召一儒医诊视。予曰非心病也,是肝经因虚不能藏魂,所以卧则魂魄飞扬。持此议论,众医皆服。此证古今方书并无具载,予处此方,服之即愈。

真珠母_{三分,同研,入肝} 龙齿_{属木,能藏泥} 沉香 茯神 犀角_{各半两} 当归 熟干地黄_{各一两半} 人参 酸枣人 柏子仁_{各一两}

右为细末,炼蜜为圆如梧桐子大,辰砂为衣。每服四十圆,金银薄荷汤下,日午、夜卧服。

化滞圆 治脾气滞,水饮停积,膈痹中满,咳嗽涎壅,呕吐头昏,饮食不下。或痰气痞膈,阴阳不通,并厥、口噤,昏默不省事,状似风中。便以此药服之则苏。湖广总饷林礼云:此方乃其乡里名医常用取效,秘而不传,后董参预体仁,与减年而易得,林亦珍重,慨然传余,真有奇效矣。

京三棱 蓬莪术 桔梗 大黄 陈橘皮_{以上各一两,用温汤洗过} 半夏_{一个,破作两片} 白术_{一两,与前件并剉如皂子大} 旋覆花_{一两} 葶苈子_{一两半,淘净,生绢袋盛之} 鳖甲_{去裙,二两,作四片} 紫苏叶_{一两} 木香_{一分,怀干} 沉香_{半两,剉细,生} 麦蘖[2]_{一两,微炒} 舶上茴香_{半两,水淘去土,干秤} 槟榔_{半两,生} 硇砂_{一两半,细剉[3]研,用瓷[4]器内入煎药,内用米醋三升浸,重汤去二升半,取出剉,外鳖甲炙令焦脆,别入生药,除木香、沉香、麦蘖、茴香、槟榔不入醋煮}

右用煮药作一处焙干,捣罗为末,用煮药醋调面煮糊,搜和入石臼中多杵,圆如梧桐子。大人每服二十圆,温熟水下,茶酒亦得。小儿五七圆,熟水下。妇人血气心痛,炒姜醋汤下。

血竭圆 治一切气块刺痛,暮夜即作,至不可忍。多因气中伤冷所

---

[1] 神:原作"伸"。当为"神"之形误,据文义改。
[2] 麦蘖:"蘖"原作"蘖"。当为"蘖"之形误,据文义改。后同径改。
[3] 剉:原作"挫"。通"剉",据改。后同径改。
[4] 瓷:原作"瓮"。同"瓷",据改。后同径改。

致。右陈侍御宜人尝因不喜悦中食柑，自后遂苦心腹痛，久之腹中结块，遇痛作时，往往闷绝，移时方苏。是时侍御作辟痈，博士、京师医者皆不能治。有齐生蜀人史堪载之，处此二方，服一两月间，遂去其根。

鳖甲去裙并膜，醋炙，半两　当归去尾，一两　木香半两　青橘皮去白　枳实　人参　荆三棱各半两　没药研　血竭研　槟榔各一分　半夏二钱，生用

右为细末，研煮稀糊，圆如绿豆子大，不计时候白汤下十五粒。遇大府利且止，若大府不通，即加至五十粒，以通为度。此病须服此药，令气块消去，不可骤然多服，须待积久消磨，每日且只一二服，觉得气消不痛，却旋服后补气药。

补气散子

人参　黄耆　当归已上各半两　白术　木香　陈橘皮去白　青橘皮去白　沉香已上各一两　甘草一两，炙

右为细末。每服三四钱已，水一盏，姜钱三片，同煎取七八分，不计时。遇气痛时，每服添枳实末一二豆许。

惊气圆　治惊失神。戊申年，军中一人犯法，将受刃，忽遇赦恩得放，神失如痴。予与一粒，服讫而寐，及觉病已失。

附子　南木香　白僵蚕　花蛇　橘红　天麻　麻黄各半两　干蝎一分　紫苏子一两　天南星切，姜汁浸一夕，半两　朱砂一分，留少许作衣

右为末。入研脑、麝少许，同研极匀，炼蜜杵圆如龙眼大。每服一粒，金银薄荷汤化下，温酒亦得。

万安圆　许尧臣传旧日卢大寿太丞方。治一切风劳气冷，心腹胀满，脐下刺痛，口吐清水，痃癖气块，男子肾脏风毒，脚气冲心，四肢浮肿，头旋目晕，胸膈胀闷，痰涎并盛。临卧橘皮汤吞下三十圆。

木香半两　槟榔二两　人参半两　附子炮，一钱　陈皮半两　干姜二钱半　大黄半两，煨　厚朴制了，半两　荆三棱煨软，二钱半　川芎二钱半　独活二钱半　羌活二钱半　桂皮二钱半　赤芍药二钱半　肉豆蔻三个，生用　黑

牵牛一斤，生，晒焦[1]，碾取粉四两止，余不用，别一处末入众药

右为细末。众药末使一两，外秤牵牛末二两，入药末内，炼蜜为圆如梧桐子大。服食于后。

治心气不足**香参散** 导宁苏先生仁仲，戊子年心气大作，服此而愈。苏光韬传。

新罗参切作片，半两，湿纸煨熟 大北枣三个，用丁香纳其中，湿纸煨熟 生姜一大块，切作两片，以青盐少许纳其中，湿纸煨

右件咬咀，以水一升，于银石器内慢火熬成一盏以下，睡觉烦闷时顿服。若常服，则每粄[2]可作数剂。

牵牛圆 治肾气虚惫，流注，腰痛不能俯仰。尚知府知隆兴时，朔且与同官会集，正作揖中，忽腰伸不得，筋吊痛楚不禁。有胡太丞用此方修合，才进一服，如人割断绳索模样，腰即伸得。其速如此，不可作常药比之。

延胡索 破故纸炒，各一两 黑牵牛三两，炒 舶上茴香炒，一两

右为细末。煨大蒜研，圆如梧桐子大。每服三十圆，煎葱[3]须汤空心、食前吞下。

桂真官方 治心气不足，发狂。吕少张淳熙壬寅丁家难，积忧之后，遂成狂易之疾，服此剂即定，继之以蕤仁之类，七日而安瘳。硕夫知府云。

辰砂半两 麝香一钱

右为细末。好酒二升，用银瓷器内，慢火煮至半升，却入麝香，更煎数沸，取出，随意饮之，以尽为度。心神既定，却服降心气药。

青牛道士封君达传鲍陂山人方 治心气常忪悸，行险恐惧，忘前失后不定。

白檀十二分 甘草十分 石菖蒲 犀角 天竺黄 熟干地黄 苏合

---

[1] 焦：原作"蕉"。当为"燋"之形误。"燋"同"焦"，据改。
[2] 粄：bǎn，米粉或麦面做的饼。此处指药末做的剂子。
[3] 葱：原脱。据《杨氏家藏方》卷四"牵牛圆"补。

香各四分　桂心　茯苓各十二分　人参　远志　天门冬各六分

右为细末，炼蜜为圆如樱桃子大。食后含化一粒，米饮咽下。

丁香神曲散　石大夫方。健脾和胃，消酒进食，宽胸快气。

神曲五两，炒　麦蘖炒　甘草炙　陈皮　干姜炮　乌梅各二两，去核　茴香二两，炒　檀香一分，不见火

右为细末。入盐汤点服之，空心、食前。

橘红圆　消化滞气，进美饮食。石大夫方。

陈皮三两　巴豆四十九个，去皮，同橘皮炒黄色，去巴豆

右为细末，水浸蒸饼，为圆如梧桐子大。每服十圆，加至十五圆，食后淡姜汤吞下。

大效香橘散　治一切气痛，及欲[1]肠奔注，伏梁，筑心气痛，冷汗不止，脉欲绝者。妇人血气痛，并皆治之。

乌药酒浸一宿，炒　杜茴香炒　良姜炒　青橘去穰炒

右等分为末，二钱，男子温酒下，妇人以生姜煎童子小便调下。

枳壳散　治五种积气，三焦痞塞，胸膈满闷，背膂引疼，心腹膨胀，胁肋刺痛，食饮不下，噎塞不通，呕吐痰逆，口苦吞酸，羸瘦少力，短气烦闷。常服顺气宽中，消痃癖积聚，散惊忧恚气。

枳壳　荆三棱　橘皮　益智人　蓬莪术　槟榔　肉桂各一两　干姜　厚朴　甘草　青皮　肉豆蔻　木香各半两

右为细末。每服二钱，水一盏，生姜三片，枣子一个，同煎至七分，热服，盐点亦得，不拘时候。

膈气圆　治气食忧劳，思虑五噎。

半夏　桔梗各二两　肉桂　枳壳各一两半

右细末，姜汁糊圆如梧桐子大。姜汤下三十圆，食后临卧服。

大乌沉汤　和一切气，除一切冷，调中补五脏，益精壮阳道，暖腰膝，去邪气。治吐泻转筋，癥癖疼痛，风水毒肿，冷风麻痹。及主中恶

---

[1]欲：疑为"肓"字声误。"肓肠奔注"指肓肠气，即疝气。

心腹痛，蛊毒，疰忤鬼气，宿食不消，天行瘴疫，膀胱肾间冷气攻冲，背膂俯仰不利。及妇人血气攻击，心腹撮痛，并宜服之。东山寺吕医僧常用此方取效。

天台乌药 剉，一百两　沉香 五十两，剉　人参 去芦头，三两　甘草 细剉，燣，四两半

右为末。每服半钱，入生姜三片，盐末少许，沸汤点服，空心、食前。

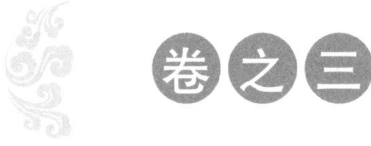

伤寒门伤暑附

伤寒赋 寒热之病当宗古法　咳嗽咳逆，恶寒身痛咽痛。肉瞤筋惕，无汗自汗，口燥咽干。寒热往来似疟，发狂喘渴，霍乱吐泻，谵语，下利，黄斑。至如痞满结胸，烦躁呕哕，头汗出，饮[1]水漱水；背恶寒，吐血衄血。多眠、不眠固有差殊，潮热、发热亦分优劣。不可汗，汗后恶寒；不可下，下后有热。热多寒少，干呕，不得汗，头疼，百脉一宗。腹胀，小便难，脏[2]结。观夫伤寒脉紧，伤风脉迟。既有伤寒，见风之候也。又立伤风，见寒以别之。风湿中湿兮，大小便则秘，利可见；风温湿温兮，发正汗则危，恶难医。温毒则发斑，有准；中暍则自汗，无疑。夏病曰热，春病曰温，晚发在于三月。风病曰痉，坏病曰疟，疫疠行乎四时。因知两感病曰双传，类伤寒有四证三阴，无头疼，无身热。三阳有合病，有并病。四肢逆冷谓之厥，指头微寒谓之清[3]。舌滑曰胎，声重曰郑。有表寒，有里寒，有阴盛，有阳盛。顶天履地，人为物之最灵，剖腹易心，医者人之司命。岂不闻：无求子真一世之雄；长沙公乃百川之宗。喜壮热，止其利曰断下；厥而利，反能食曰除中。当下而汗为亡阳，为厥竭，为谵语；当汗而下为痞气，为懊憹，为结胸。服麻黄汤烦躁者，必衄血；服桂枝汤呕逆者，必吐脓。战掉谓之

---

[1] 饮：原作"可"。据《普济方》卷一百二十二《伤寒门》引"伤寒赋"改。
[2] 脏：原作"藏"。此乃五脏之"脏"的古字，现用今字。后同径改。
[3] 清：原作"情"。据改同上。

振慄[1]，动悸一曰怔忪。唇上生疮，狐惑[2]便成湿䘌。饥不能食，蛔[3]厥即吐长虫。大抵医有贤愚，疾无今古。阴受之则入于五脏；阳受之则入于六府。无汗而烦躁者，可服青龙；无汗而喜渴者，勿投白虎。阳明自汗而引饮者，五苓散甚非所宜；太阳自汗而溲数者，桂枝汤不可妄与。发散属以辛甘；涌泄系乎酸苦。姜专主呕，尝稽思邈[4]之书；桂不堕胎，请验安常[5]之语。抑又闻：脾受贼邪者，大势已去；脉见离经者，其锋莫当。阳毒发狂，则逾垣上屋；日晡潮热，或循衣摸床。口噤咬齿者，大承气；干呕胁痛者，十枣汤。动气，理中去白术；腹痛，桂枝加大黄。桂枝下咽，阳盛则毙；承气入胃，阴盛乃亡。阴脉沉细而缓；阳脉浮弦而长。伤食、伤寒，须辨人迎气口；有根、有本，必诊太溪冲阳。断之曰：二痉必咬颊车；二厥须看爪甲。恊热而利者，其肠必垢；恊寒而利者，其溏似鸭。误服汤元者，食不及新；特犯禁戒者，死必不腊。宜乎，古人之所以云，治伤寒则有法。

伤寒诗

凡论伤寒者，先须有定名。阳经多体热，阴证少头疼。

了了心中印，摇摇指下明。补阳须是熟，利药不嫌生。

百问真条贯，千金作典刑。前贤思济世，著论列仙[6]经。

张仲景载伤寒[7]**阴阳用药活法**　大凡阳病当投酸苦之药，微则用苦，甚则兼用之。阴病当投[8]辛甘之药，微则用辛苦，甚则专用辛。古人云辛甘发散为阳，酸苦涌泄为阴。辛甘者，桂枝、甘草、干姜、附

---

[1] 慄：原作"慓"。据改同上。此当为"慄"之形误。后同径改。
[2] 惑：原作"感"。据改同上。
[3] 蛔：原作"虬"。同"蛔"，据改。后同径改。
[4] 思邈：即唐代名医孙思邈，其书有《千金要方》《千金翼方》。
[5] 安常：即北宋名医庞安时，字安常。著有《伤寒总病论》。
[6] 仙：原作"亻"，右半阙，不完整。据《普济方》卷一百二十二《伤寒门》引"伤寒诗"补正。
[7] 张仲景载伤寒：原脱。据目录补。
[8] 当投：原作两字阙。据《普济方》卷一百二十二《伤寒门》"伤寒总论"所引改。

子之类，谓能复其阳气也。酸苦谓苦参、大[1]青、葶苈、苦酒之类，能复其阴气也。

伤寒十劝　一、头痛又身热，便是阳证，不可服热药。

伤寒传三阴三阳，共六经内。太阴病头不疼，身不热。少阴病有反热，而无头疼。其阴病有头疼而无发热，故知头疼又身热即是阳证。若医者妄热药，决然致死。

二、当直攻毒气，不可补益。

邪气在经络中，若随证早攻之，只三四日痊安。医者妄谓先须正气，却行补气，流炽多致杀人。

三、不思饮食，不可服温脾胃药。

伤寒不思饮食，自是常事，终无饿死之理。如理中圆之类，亦不可轻服。若阳病服之，致热气增重，或至不救。

四、腹痛亦有热证，不可轻服温暖药。

《难经》云：痛为实。故仲景论腹满时痛之证，有曰痛甚者，加大黄。夫痛甚而反加大黄，意可以见也。唯身冷厥逆腹痛者，方是阴证，须消息之。每见医者多缘腹痛，便投热药而杀人。

五、自利当看阴阳证，不可例服补暖及止泄泻药。

自利，唯身不热，手足温者属太阴，身冷四逆者属少阴、厥阴外，其余身热下利，皆是阳证，当随证依仲景法治之。每见医者多缘下利，便投暖药及止泻药而杀人。

六、胸胁痛及腹胀满，不可妄用艾灸。

常见村落间有此证，无药便用艾灸，多致毒气随火而盛，膨胀发喘以死。不知胸胁痛自属少阳，腹胀满自属太阴也。此外唯阴证可灸。

七、手足厥冷，当看阴阳，不可作阴证治。

有阳厥，有阴厥，医者少能分辨。阳厥而投热药，杀人速于用刃。盖阳病不至于极热，不能发厥，仲景所谓热深厥深也是也。热深

---

[1]　大：原作"苦"。据《普济方》卷一百二十二《伤寒门》"伤寒总论"所引改。

而更与热药,岂复有活之理。但看初得病而身热,至三四日后,热气已深,大便秘,小便赤,或语言昏愦,及别有热证而反发厥者,必是阳厥也,宜急用承气汤下之。若初得病,身不热,大便不秘,自引衣盖身,或下利,或小便数,不见热证而厥逆者,即是阴厥也,方可用四逆汤之类。二厥所使人疑者,缘为脉皆沉,然阳厥脉沉而滑,阴厥脉沉而弱。又阳厥时,复指爪却温,阴厥当冷,此为可别也。

八、病已在里,即不可用药发汗。

伤寒证须看表里。如发热恶寒,则是在表,正宜发汗。如不恶寒,反恶热,即是里证。若医者一例发汗,则出之汗,不是邪气,皆是真气。邪气未除,而真气先涸,死者多矣。又别有半在表、半在里之证,及无表里之证,不唯终不可下,仍亦皆不可汗,但随证治之。

九、饮水为欲愈,不可令病人恣饮过度。

病人大渴,当与[1]之水以消热气,故仲景以饮水为欲愈。人见此说,遂令病者纵饮酒,为呕为逆,为喘咳,为下利,为肿,为悸,为水结,为小便不利者多矣。且如病人欲饮一碗,可与半碗之类,常令不足为佳。

十、病初瘥,不可过饱及劳动,食羊肉,行房事,与食诸骨汁并酒、面。

脾胃尚弱,饮食过饱则不能消化,恐病再来,谓之食复。病方愈,气血尚虚,劳动太早,病若再来,谓之劳复。伤寒不忌食羊肉。行此十劝,乃陈漕在鄂渚刊于宣风堂,所以济人。

辨沙病论 江南旧无,今东西皆有之,原其证医家不载。大凡才觉寒慄,似伤寒而状似疟,但觉头痛,浑身壮热,手足厥冷,乡落间多用艾灸,以得沙为良。有因灸脓血迸流,移时而死者,诚可怜也。有雍承节印行此方云,初得病时,以饮艾汤试,吐即是其证。急用五月蚕退纸

---

[1]与:原脱。据《普济方》卷一百二十二《伤寒门》引"伤寒十劝"补。

一片，碎剪，安碗[1]中，以碟[2]盖密，以汤泡半碗许。仍以纸封碟缝，勿令透气。良久乘热饮之就卧，以厚衣被盖之，令汗透便愈。如此岂不胜如艾火枉害人命？敬之，信之。

伤寒不辨证候，妄投热药杀人 杨惟忠病时面赤如火，众医不能疗，子埍陈栖忱之，以问胡翛然，有蕲州谢与权，世为儒医，翛然引之视疾。既入，诊脉证已可见，杨公妻益国夫人滕氏令与众医议论。有虞、张二医曰：已下正阳丹、白泽圆加钟乳、附子矣。谢曰：此伏暑证也，宜服大黄、黄蘗等药。因示一方。众议不合。时杨公年六十余，新纳妻妾甚美，虞、张二医意谓此得疾，不用谢药。谢辞谓翛然曰：公往听诸人所议，才及门，众口诋谢曰，此乃一治暑方，岂可疗贵人疾耶。翛然告谢，谢曰：吾药本以治暑，今杨公病甚矣，若果服前二药，明日午时当燥渴，至晚必死。明日杨公卒，果如谢言。夫医者，意也，此古语也。若不推本病证，而妄投热药，此杨公所以死于庸医之手也。出《夷坚志》。

华佗辨伤寒虚实二证，当汗下[3] 治伤寒当辨内外虚实，用药常读《华佗传》。有府吏倪寻、李延，共止二人俱头痛身热，所病一同也。他曰：寻当下之，延当汗之。或难其异。他曰：寻外实，延内虚，故治之异。于医者，不可不审也。

发汗**麻黄汤**

麻黄三两　桂二两　甘草一两　杏仁二百一十枚

每服五钱，水一小盏半，煎至一盏，去滓服，覆取微汗。

下利**小承气汤**

大黄四两　厚朴二两　枳实大者十八片

每服四五钱，水一小盏半，煎至一盏，去滓，量病轻重虚实服之，得下勿再服。

---

[1] 碗：原作"挽"。据《普济方》卷一百二十二《伤寒门》引"痧证"改。后同径改。
[2] 碟：原作"揲"。据改同上。后同径改。
[3] 华佗辨伤寒虚实二证，当汗下：原脱。据目录补。

伤寒劫汗，速于取效，后果作卒 范云初为陈武帝属官，武帝有九锡之命，在旦夕矣。云忽感伤寒之疾，恐不得预庆事，召医者徐文伯诊视。以实告之，曰：可便得愈乎？文伯曰：便差甚易，但恐二年后不复起耳。云曰：朝闻道，夕死可矣，何况二年乎？文伯以火烧地，布桃叶，设席，置云于上，顷刻汗解里温，次日遂愈。云甚喜。文伯曰：不足喜也。后二年果卒。夫取汗，先以死为期，况不顾表里，不待时日，便欲速效乎。每见病家不耐病，未三四日，昼夜促汗，医者随情顺意，鲜不败事。故书此为医者之戒。出《南史记》。

桂枝加厚朴杏子汤 治伤寒发喘。戊申正月，有一武臣为寇所执，置舡中艎板下。数日得脱，乘饥恣食，良久解衣扪虱，次日遂作伤寒。自汗，胸膈不利。一医作伤食下之，一医作解衣中邪汗之。杂治数日，渐觉病甚，气上喘急。医者仓惶失措。予用此方，一啜喘定，再啜蛰蛰微汗，至晚身凉，而脉已下静。仲景之方，不知其如是之神。

桂枝去皮　芍药各一两　甘草六钱三字　厚朴六钱三字　杏仁去皮、尖，十七个

右剉如豆大。抄五大钱，水一盏半，生姜五片，肥枣二个擘开，同煎至八分，温服，覆取微汗。

中和散 解利伤寒，治寒暖不节，将理失宜，乍暖脱衣，或盛热饮水，或坐卧当风，或暴露风雨，或冲冒霜雪，呼吸冷气，致生阴湿。如此之候，皆为邪厉侵伤肌肤，入于腠理，令人身体沉重，肢节疼痛，项背拘急，头目不清，鼻塞声重，伸欠泪出，气壅上盛，咽渴不利，胸膈凝滞，饮食不下。凡此证，若不解利，伏留经络，传变不已。

苍术六两　荆芥三两　甘草二两

右为粗末。每服三钱，水一盏半，煎至八分，去滓热服，不计时候。滓再煎。应是感冒，悉皆治之。

圣散子 苏内翰云：昔尝览《千金》三卷散方，于病无所不治。而孙思邈特为著论，以谓此方用药节度不近人情，至于救急，其验特异，乃知神物效灵，不拘常制，至理开感智，不能知令。予所谓圣散

子者，此类也。自古论病，惟伤寒为至危急，表里虚实，日数证候，应汗下之类，差之毫厘，辄至不救。若时毒流行，用圣散子者，一切不问，阴阳之感，连服取差，盖不可与伤寒比也。若疾疫之行，平旦辄煮一釜，不问老少良贱，各一大盏，即时气不入。其间平居无病，能空腹一服，则饮食快气，百病不生，济世卫家之宝也。其方不知其所从出，而故人巢居世宝之，以治温疫，百不失一。予既得之，谪居黄州，连年大疫，所全活者不可胜数。巢君初甚惜此方，指江水为盟，约不传人，余切隘之，以传蕲水道人庞安常，庞以医闻于世，又善著书，故以授之，且使巢君之名与此方，闻之不朽。东坡居士序。

草豆蔻十个，去皮，面裹煨令熟　木猪苓去皮　石菖蒲　茯苓　高良姜　独活去芦　附子炮，去皮、脐　麻黄去根　厚朴姜制　藁本　芍药　枳壳麸炒，去瓤　柴胡　泽泻　细辛　防风去芦　白术　藿香　半夏姜汁制，已上各半两　甘草一两，炙

右剉如麻豆大。每服五钱，水一盏半，煮取八分，去滓热服，二滓并煎，空心服之。

神授香苏散　治四时伤寒、瘟疫等疾。有一白发老人授此方与富者家，云：此方治瘟疫时气，可依此修合救人，大有阴德。是时，城中瘟疫大发，其家合施，举城瘟者皆愈。其后瘟鬼问富者，以实告之曰，此老已教三人矣。瘟鬼稽颡而退。

香附子炒去毛，四两　紫苏叶（各）四两　甘草一两，炙　陈橘皮二两，去白

右为粗末，每服三钱，水一盏，煎至七分，去滓热服，不拘时候。

保真汤　治伤寒疫气，不拘阴阳证，但初觉不快，速进三服立效。此方系葛丞相镂板印施。

苍术制，一斤　藁本四两　川芎四两　甘草二两

右为粗末。每服三大钱，水一盏半，生姜三片，煎至八分，去滓温服。

神术散 治四时瘟疫，头痛项强，发热憎[1]寒，身体疼痛，及伤风鼻塞声重，咳嗽头昏，并皆治之。

苍术五两，米泔浸一宿　藁本去土　白芷　羌活去芦　细辛去叶、土　甘草炙　川芎各一两

右为细末。每服三钱，水一盏，生姜三片，葱白三寸，同煎至七分，温服，不拘时候。或作粗末，煎服尤快。微觉伤风鼻塞，只用葱茶调下。

老君神白散 治阴证伤寒。

白术　附子各二两　桔梗　细辛　甘草各一两[2]

右为细末，白汤点服，不拘时候服之。

桂枝附子汤 治伤寒发汗不止，恶风，小便涩，足挛曲而不伸。予诊其脉浮而大，浮为风，大为虚，遂用此方，三啜而汗止。佐以甘草芍药汤，足便得伸。

桂枝　芍药各一两半　甘草一两，炙　附子炮，半两

右为粗末。每服五钱，水一盏半，生姜三片，枣子一个，同煎至八分，去渣温服。

僧伽应梦人参散 治伤寒体疼痛，及风壅痰嗽，咯血等疾[3]。

人参　白芷　干姜　桔梗　白术　青橘皮去穰，各等分

右为细末。每服二钱，水一盏，生姜三片，枣子二个，煎至七分，通口进[4]。如伤寒，入豆豉同煎，热服，大有神效，不计时候。

神授太乙散 治四时气候不正，瘟疫妄行，人多疾病。此药不问阴阳，两感风寒，湿痹并皆治之。

川升麻　白芍药　紫苏叶　香附子　干葛　香白芷　川芎　陈皮　青皮　甘草

---

[1]憎：原作"增"。通"憎"，据改。后同径改。
[2]各一两：原脱，据《普济方》卷一百二十二《伤寒门》引"老君神白散"补。
[3]疾：原作"痰"。据《和剂局方》卷二《治伤寒》"僧伽应梦人参散"改。
[4]进：原脱。据补同上。

右等分，为粗末。每服三大钱，水一盏半，生姜三片，煎至八分，去滓通口服，不计时候，连进二服。

滑石汤 治伤寒衄血。汤晦叔云：鼻衄者，当汗不汗所致。其血青黑时，不以多少乃得止，且服温和药，以调荣卫。才见血鲜急，经此药止之。

滑石_{不拘多少}

右为末，以饭圆如梧桐子大。每服十圆，微嚼破，新水咽下立止。只用药末一大钱，饭少许同嚼下亦得，老幼皆可服之。

姜橘饮 治身热头痛昏重，未辨阴阳，夹食伤寒、暑疾宜服。吕侍讲希哲居和州，岁疫，服者多安。

陈橘皮_{二两，水洗，不去白} 生姜_{捶碎，不去皮，四两}

右以水四碗，煎至一碗半，每服一盏，通口并服。

两感方 主伤寒传诸脏表里[1]。

木猪苓 干地黄 地骨皮 茯苓 麦门冬 人参_{各二[2]两} 小麦_{一升} 桑白皮_{二两}

右六味，剉分六贴，以水三升，葱头七个，小麦、桑白皮，煎减半，内一贴煎减一升，分二服。口苦面肿，夜睡狂语，并宜服之。

白虎加人参汤 治暑湿证。王彦龙作毗陵仓官，季夏得疾，胸项多汗，两足逆冷。医者不晓，服药不效，已经旬日。予诊其脉关前濡，关后数，当作暑温治。盖先受暑，后受湿，暑湿相搏，是名湿温。先以白虎加人参汤，次以白虎加苍术汤，头痛渐退，足渐温，汗渐止，三日而愈。此病名贼邪，误用药即死。

知母_{六两} 甘草_{炙，六两} 石膏_{一斤} 人参_{三两} 粳米_{三两}

右剉如麻豆大。每服四大钱，水一盏半，煎至八分，去滓，取六分清汁，温服。

---

[1] 里：原脱。据《普济方》卷一百四十一《伤寒门·伤寒两感》引"两感方"补。

[2] 二：原脱。据补同上。

龙须散 翟参政改名濯热散。治中暑迷闷，不省人事，及泄泻霍乱作渴，一服即愈。亦能解诸物毒。

白矾半两，细研，水飞过　乌梅一两，去仁，瓦上焙干　五倍子一两，生用　甘草一两半，炙微赤，一方生用

右为细末，入罗面四两拌匀，每服二钱，新汲水调下服之。

胃苓散 治伏暑水泻。向敬子一秋水泻，百药不效。初时先头痛，似觉肢体作寒热。扣之名医，云：公是伏暑，常服此药，两日而止。

平胃散[1]一贴　五苓散[2]一贴

右二药拌匀，每服二大钱，水一盏，枣子二个，姜三片，煎至七分，温服，少顷再服。

甘草散 治冒暑伏热，心膈燥闷，饮水过度。

甘草一两半，炙　五倍子二两　飞罗面二两　乌梅二两，去仁不去核　白矾一两，火枯

右五味并为细末。每服二大钱，新汲水调下。

却暑饮 治暑渴，逡巡闷绝不救者。《石林避暑录》云：亲治一御马之仆立苏。且云沈存中尝著其说，此方在徐州沛县城门上板书揭之，不知何人所施。

道上热土　大蒜

右等件[3]多少，烂研，冷水和，去滓脚，饮之即差。

夺命丹 治伤寒阴阳二证不明，困重垂死者，七日已后皆可服食，万不失一。

人参一两，去芦，薄切

右水一大升，煎至一大盏，以新汲水沉冷服，妙甚。

香芎散 治伤风感冒寒邪，解表发散。庐州郭医士方，屡用得效。

香附子炒，去毛，六两　藁本去芦，四两　川芎二两　橘皮一两　甘草一

---

[1] 平胃散：见本书《后集》卷八。
[2] 五苓散：见本书卷十一。
[3] 件：疑为"分"之误。

两半，炙

右为细末。每服三钱，水一盏，生姜三片，煎至七分，去滓温服，不拘时候。

万金散 截四时伤寒，不问阴阳二证，和表顺里，服之百发百中，其效如神。陈漕常合此施病者，无不效验。

桔梗十二两　川芎十二两　前胡十二两　枳壳半斤，炒，去穰　甘草六两，炙　独活六两　苍术十二两，米泔制

右为散。每服三大钱，水一盏半，生姜五片，同煎至八分，去滓热服。连进三服，汗出即愈。

顺解散 治乍暴伤寒，阴阳二证表里未分，皆可服之。福堂陈寺正宅常合此奉施，服者皆效。

苍术　藁本　桔梗　甘草　防风　独活已上各四两　厚朴姜制　陈皮各二两

右为细末。每服二钱，生姜七片，水一盏半，煎至八分，去滓温服。

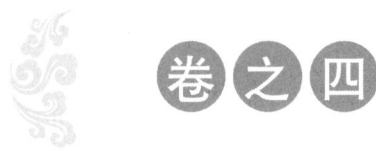

虚劳门 遗精[1] 白浊 盗汗 嗽血

治传尸方 袁州寄居武节郎李应先儿女三人，长子因以买宅，入看空屋无人，忽觉心动，背起寒毛，遂成劳瘵之疾，因而致死，传之次女也。女既病笃，又继之第三子，证候一同。应大恐，即祷于城隍，每日设供以斋去水愿，遇异人出万钱酬其医者。应因往市中开元寺前，遇一人自称贫道，踵足呼曰：团练宅中有患传尸劳者，贫道有方奉赠。同入寺内，问其道人名姓，竟不答。口授一方，遂假笔录之。道人言欲往湖南，相留一饭云，已吃[2]了。赠之以金，称自有裹足。道人遂作揖而别。敬依此方修合，如法服食，须臾脏腑忽动，遂下虫七枚，色如红熻肉，腹白，约长一寸，阔七八分，前锐后方，腹下近前有口，身之四围有足，若鱼骨细如针尖，以火焚之，铁箸扎刺不能入。其病顿减，后再服一剂，又得小虫四枚，自后遂安，今已十年，肌体悦泽，不复有疾。遇神仙方也。

天灵盖三钱，酥炙黄色，为末　虎粪内[3]骨一钱，就杀虎肠内取者可用，同青蛇脑如酥涂炙色转为度，无蛇脑只使酥炙亦得　鳖甲九肋者为妙，醋炙黄色，为末秤，一两　安息香半两　桃仁一分，去皮、尖，别研　槟榔一分，别为细末　青蒿取近梢三四寸，细剉，六两　麝香一钱，别研　豉三百粒　葱根二十一枚，

---

[1] 遗精：此前原有"虚劳"二字，据目录删。精：原作"相"。病名无"遗相"者，据文义改。
[2] 吃：原作"喫"。同"吃"，据改。后同径改。
[3] 内：原作"肉"。据《百一选方》卷四"尸劳神授方（同方）"改。

拍破　枫叶二十一片　桃、柳枝　李、桑枝此四味用取向东者，各七茎如箸大，各长七寸，剉，童子小便半盏浸

右先将青蒿、桃柳李桑枝、枫叶、葱豉，以官省升水三升，煎至半升，去渣，入安息香、天灵盖、虎粪骨、鳖甲、桃仁，与童子小便同煎，取汁去渣，有四五合，将槟榔、麝香同碾匀，调作一服。早晨温服，以被盖出汗。恐汗内有细虫，以帛子试之，即焚此帛。必泻下虫，如未死，用火焚之，并弃长流水中。所用药，切不可令病人知，候十日后，气体平复，再进一服。此方传之枢密孙史君希道。

剪草膏　治久年劳嗽，肺损及血妄行。久病只一服愈，寻常咳嗽咯血，每服一匙可也。江夏黄生患劳嗽数年，肌肉销尽，其病甚笃。是夕劳嗽发作，睡卧不得，令其妻取药服食，误投疮疥药一贴煎服，其嗽顿愈。次日遇里医，以此意闻之，医者云剪草本杀虫药，劳嗽日久，岂得无虫。因授此一方，修合服食，嗽不复发。

剪草一斤，用婺州者，其状如茜草，又如细辛

右净洗，为末，入生蜜一斤和为膏，以磁器盛之，不得犯铁，九蒸九曝，日一蒸曝，病人五更起，面东坐，不得语，用匙挑药如粥服，每服四匙，良久用稀粟米饮压下药，冷服粥饮，亦不得热，或吐或泻不妨。

槟榔圆　治劳瘵诸虫方。

白芜荑　槟榔各一两

右细末，蒸饼圆如梧子大。每服十五圆至二十圆，温汤下。

制虫解劳　悦泽肌肤，去劳热。

槟榔一两半　龙胆一两　干漆半两

右为细末，炼蜜圆如梧子大。每服十圆至十五圆，熟水下。

明月丹　治劳瘵。孙威敏公方，其曾孙盈仲传，《名方[1]》与《良方》少异。

---

[1]方：原作"萬"。据《百一选方》卷四"明月丹"改。

硇砂　硼砂　雄兔粪

右三味各等分，为末，用蜜圆如梧桐子大。每服七圆，生甘草一分，捶破，新水半盏，揉甘草浓汁吞下。每服日须初一日以后，十五日以前，五更时令病人起坐，须预戒令不得作声，息气服之，作声即不效。或饮水冷、微温无妨，每合药时，必于八月十五日三更前合。如急要服，则就每月十五日以前月明夜合，勿令妇人、杂人、鸡犬、猫畜见。合时与服药时供[1]过，人并不得作声，切记切记。

柴胡散　治骨蒸劳，肺痿咳嗽唾涎，心神烦热，不欲饮食，宜服此方。

柴胡一两，去苗　麦门冬二两，去心，焙　黄芩一两　陈皮三分，汤浸，去白，焙　人参一两，去芦　甘草二分，炙微赤，剉　半夏半两，汤浸七遍，去滑　桔梗半两，去芦　白茯苓三分

右件捣罗为散。每服三钱，水一中盏，生姜半分，同煎至六分，去滓，不计时候温服。治骨蒸，小柴胡汤极佳。

黄耆建中汤　治虚劳有热，胸中烦，手足热，心怔忡，口苦咽干，咳嗽潮热等疾，服之能美饮食。陆彦安方。唐仲举家屡效。

黄耆去芦　白术　枳壳汤浸，去穰　前胡各三分　杏仁去皮、尖　柴胡银州者　人参　白茯苓　甘草　当归　川芎　半夏汤洗七遍　黄芩　白芍药　羚羊角　生干地黄　麦门冬去心，各二分

右十七味为粗末。每服四钱，水一大盏半，生姜四片，煎至八分，去滓服，食后日进三服。

蒲术圆　治心肾气不足，漏精遗沥。

白术六两　石菖蒲一寸九节者，去毛，四两　破故纸入少酒炒，三两

右为细末，炼蜜元如梧桐子大。每服五十元，空心温酒、盐汤任下。或加舶上茴香二两炒用。

人参紫菀散　治虚劳唾血，痰涎上盛，咳嗽喘重，寒热往来，肩背

---

[1] 时供：原作"拱"。据补改同上。

拘急，劳倦少力，盗汗发渴，面目浮肿。

人参去芦头　紫菀洗，去芦头　陈皮去白，各一两　桑白皮　五味子　贝母去心，已上各二两　紫苏叶四两　白茯苓去皮　杏仁去皮、尖，麸炒　甘草炙，已上各半两

右为细末。每服三钱，水一盏，生姜五片，煎至七分，温服，不拘时候。

秦艽扶羸汤　治肺痿，骨蒸劳嗽，或寒或热，声嘎羸瘦，自汗，四肢怠惰[1]，不思饮食。

柴胡去苗，二两　人参去芦头　鳖甲米醋炙　秦艽　地骨皮已上各一两半　半夏汤泡浸洗七次　紫菀茸　甘草炙，已上各一两　当归洗，一两一分

右㕮咀。每服五钱，水一盏半，入生姜五片，乌梅一个，大枣一枚，同煎至八分，去滓，通口服，食后。

青蒿散　治虚劳骨蒸，咳嗽胸满，皮毛干枯，四肢怠惰，骨节疼痛，心中惊悸，咽燥唇焦。颊赤烦躁，涕唾腥臭，困倦少力，夜多盗汗，肌体潮热，饮食减少，日渐瘦弱。

天仙藤　鳖甲醋炙　香附子炒，去毛　桔梗去芦头　柴胡去苗　秦艽　青蒿已上各一两　乌药半两　甘草炙，一两半　川芎二钱半

右为细末。每服二钱，水一盏，生姜三片，同煎至七分，温服，不拘时候。小儿骨蒸劳热，肌瘦减食者，每服一钱，水半盏，入小麦三十粒，同煎至三分，温服。

菟丝子圆　治妇人本虚经弱，阴阳不升降，小便泔白，便溺无度，男子精滑不固，并宜服之。

鹿角霜四两　牡蛎煅，四两　菟丝子二两，淘净酒煮，研焙　川姜六钱，炮

右为细末，酒煮面糊为圆如梧桐子大。每服二十圆，空心、食前，醋汤或温酒送下，渐加至三四十圆。

---

[1]惰：原作"堕"。通"惰"，据改。后同径改。

孙好古方 治遗精白浊。寻常医者只治心肾，未见效者，《黄帝素问》云：当先治脾。此方屡效。

羊胫火煅[1]过通红，取出窨杀，别研如粉，一两　厚朴去皮用肉，略使姜汁制，为细末，二两

右二件水调面糊，为圆如梧桐子大。每服百圆，米汤下，加[2]至三百圆。

固真丹　葛丞相传。治遗泄不禁之疾。昔刘处厚服之得效，辛亥[3]年以传胡参政留丞相。

禹余粮　石中黄　赤石脂　紫石英　石燕子五件各一两，炭火煅[4]通红，用米醋三升淬尽为度　龙骨瓦上火煅　牡蛎盐泥固济，火煅令白，一两

右同研为细末。以白茯苓四两，人参二两，青盐一两，为末，入无灰酒约度多少，打糊拌和众药为圆，朱砂为衣，如鸡头大。每服二圆，止三圆，盐酒食前空心临卧下。

金锁丹　治小便白浊。华宫使方。

真正山茱萸红肥者，不以多少

右以大萝卜切下青蒂，剜作瓮儿，以茱萸盛，却用蒂盖，竹丁签定，就饭上蒸令萝卜软烂为度，取出，不用萝卜，以茱萸晒干，为末，面糊为圆如梧桐子大。每服三四十圆，空心、食前，温酒、盐汤送下。

术苓散[5]　治脾虚盗汗，华宫使方。

白术三两　白茯苓二两

右为粗末。每服五钱，水一盏半，生姜三片，枣子二个，煎至八分，去渣空心、食前服。

椒麸散[6]　又方，治盗汗。

---

[1] 火煅：原作"炭再炟"。据《百一选方》卷十五"治遗泄"方改。
[2] 加：原作"如"。同上作"一百至三百圆"。"如"当为"加"之形误，据改。
[3] 辛亥：原脱。据《百一选方》卷十五"神仙固真丹"方补。
[4] 煅：原作"炟"。此字稀见，据改同上。后同径改。
[5] 术苓散：原脱。据目录补。
[6] 椒麸散：原脱。据目录补。

椒目　麸皮

右等分，同炒令香熟，为末。白炙猪肝掺药食之。

天门冬圆　润肺安血，止嗽，治吐血咯血。

天门冬一两　甘草　杏仁炒　贝母　白茯苓　阿胶各半两

右细末，炼蜜圆如弹子大。咽津含化一圆，日夜可十圆，不拘时候。

黄芪散　因嗽血成劳，眼睛疼，四肢倦，脚无力。

黄芪　麦门冬　熟地黄　桔梗各半两　甘草一分　白芍药半两

右粗末。每服四钱，水一盏半，姜三片，煎七分，去滓温服，日三。

扁豆散　治久嗽咯血成肺痿，多吐白涎，胸膈满闷不食。

白扁豆　生姜各半两　枇杷叶去毛　半夏　人参　白术各一分　白茅根三分

右细剉，水三升，煎至一升，去滓，下槟榔末一钱，和匀，分四服，不拘时候。

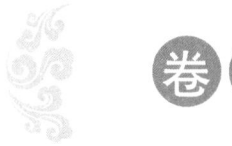

补益门

青娥圆 治肾气虚弱，腰痛，俯仰不利，秘精，大益阳事。老人服此颜色还童，少年服此行步如飞。此方乃赵进道于广州太守于番人处得之，久服大有神效，遂作诗一绝，以纪[1]其功。

十年辛苦走边隅，造化工夫信不虚。

夺得风光归掌内，青娥不笑白髭须。

破故纸十两，以水淘过，用麻油炒，如脏腑虚弱[2]以麦麸炒　杜仲五两，须是六两方得五两，剉如骰子大，麦麸炒黄色　胡桃仁五十个，以糯米粥相拌，臼内捣五六百下，只用此粥为圆

右圆如梧桐子大。每服三十圆，空心盐酒下。

琼玉膏　铁瓮先生神仙秘法。此膏填精补髓，肠化为筋，万神具足，五脏盈溢，髓实血满，发白变黑[3]，返老还童，行如奔马。日进数服，或终日不食亦不饥。关通强记，日诵万言，神识高迈，夜无梦想。人年二十七岁以前服此一料[4]，可寿三百六十岁；四十五岁以前服者，可寿二百四十岁。以上服之可寿至百岁。服之十剂，绝嗜欲，修阴功，成地仙矣。一料分五处，可救五人痈疾；分十处，可救十人劳瘵。修合之时，沐浴志诚，勿轻示人。陈晦叔服此，果有大效。

---

[1] 纪：疑作"记"。
[2] 虚弱：原脱。他书同名方均无此句。据文义补。
[3] 黑：原脱。据《普济方》卷二百二十三《诸虚门》引"琼玉膏"补。
[4] 料：原作"科"。据改同上。

新罗人参二十四两，木舂一千下，为末　　生地黄一秤六十斤，九月采搞　　雪白茯苓四十九两，木白杵一千下，为末　　白沙蜜十斤

右件人参、茯苓为细末，蜜用生绢滤过，地黄取自然汁，捣时不得用铁器，取汁尽，去滓，用药一处拌和匀，入银石器或好瓷器内封用，如器物小，分两处物盛，用净纸二三十重封闭，入汤内以桑木柴火煮六日，如连夜火即三日夜，取出用蜡纸数重包瓶口，入井内去火毒一伏时，取出再入旧汤内煮一日，出水气，取出开封。取三匙作三盏，祭天地百神，焚香设拜，至诚端心。每晨朝以二匙，温酒化服[1]。不饮者白汤化之。

二黄圆　生精补血。黄德延传。论曰：夫人心生血，血生气，气生精，精盛则须发不白，颜貌不衰，可以延年益算[2]。其夭阏多由服热药性燥，不能滋生精血，可不悲乎。余深烛此理，以谓药之滋补，无出生熟二地黄[3]、天麦二门冬。世人徒知服二地黄，而不知以门冬为引导，则服二地黄者，徒过去尔。生地黄生精血，用天门冬引入所生之地；熟地黄补血，用麦门冬引入所补之地。四味互[4]相。该说载于本草，可考而知。而又以人参为通气之主，使五味并归于心药之滋补，无出于此。

生地黄　　熟[5]地黄　　天门冬去皮　　麦门冬去心，已上各一两　　人参一两

右五味为末，炼蜜圆如梧桐子大。空心温酒、盐汤任下三十圆，至五十圆。十日明目，又十日不渴。自此以往可致长生，予登真人之位，此药之功也。

还少丹　西川罗赤脚方[6]。大补心肾，治一切虚败，心神耗散，筋力顿衰，腰脚沉重，肢体倦怠，血气羸乏，小便昏[7]浊。服药一日，

---

[1] 服：此后原衍"者"字。据删同上。
[2] 算：原作"筭"。同"算"，据改。后同径改。
[3] 黄：此后原有"矣"字。据《寿亲养老书》卷四"二黄丸"删。
[4] 互：原作"无"，据改同上。
[5] 熟：原脱。据文义补。
[6] 方：原作"才"。据《寿亲养老书》卷四"还少丹"改。
[7] 昏：当为"浑"字声误。

颇觉有力，十日精神爽健，半月气稍壮，二十日耳目聪明，一月夜思饮食，久服令人身体轻健，筋骨壮盛，怡悦颜色。妇人服之，姿容悦泽，大暖子宫，去一切等疾。

山药　牛膝_{酒浸一宿，焙干，已上各二两}　山茱萸　白茯苓　五味子　肉苁蓉_{酒浸一宿，切，焙干}　石菖蒲　巴戟_{去心}　楮实子　杜仲_{去粗皮，姜汁并酒涂}　茴香_{已上各一两}　枸杞子　熟干地黄_{各半两}

右为细末，炼蜜入枣肉为圆如梧桐子大。每服三十圆，温酒、盐汤下，日进三服，食前空心服。

看证候加减用药：

身热，加山栀子一两；心气不宁，加麦门子一两；精液少，加五味子一两；阳气弱，加续断一两。

不老汤　刘君锡遇刘仲达先生授此方，仲达是时已百余岁，君锡服此方，寿亦至九十。昔闻仲达说侵早盥节讫，未饮食前先服此汤，可保一日无事，常服终身无病。

香附_{四两，去尽黑皮}　姜黄_{二两，汤浸一宿，焙干}　甘草_{一两，炙}

右为细末。每服一大钱，入盐点，空心服。

龙珠丹　林怀叔方。补益精气，服之返老还童。乾祐间，药市间有漆发朱颜道士，醉饮高歌曰：尾闾不禁沧海[1]竭，九转灵丹都谩说。惟有骊龙顶上珠，能补玉堂关下血。有隐士丁元和异之，再拜求其诀，即此方也。

鹿茸_{去毛，酥炙}　鹿角霜　鹿角胶_{炒，已上各二两}　熟干地黄_{洗焙}　柏子仁_{别研，已上各五两}　附子_{炮，去皮、脐}　菟丝子_{酒浸，各三两}

右合为细末，炼蜜为丸如梧桐子大。每服三十圆。温酒空心、食前吞下。湖州真济大师方，去鹿茸、附子二味。

神仙换骨丹　刘郎中方。此药禀天地，按五行，顺阴阳，通日月之精气，安和五脏，调畅三焦。治五劳七伤，补养真气，聪明耳目，活血

---

[1] 海：原作"溟"。据《仁斋直指方》卷九《虚劳》"仙传斑龙丸"改。

脉，注筋骨，添精髓，祛风邪，黑髭发，延年益寿。

枸杞子天之精，拣去梗　熟干地黄地之精，洗净焙　柏子仁阴阳之精，拣净研　甘菊花日月之精，拣去梗　菟丝子金之精，酒浸　桂心木之精，不见火　肉苁蓉水之精，酒浸，焙　山茱萸土之精，去核焙　白茯苓玉之精，去黑皮　汉椒火之精，去合口者

右各四两，拣择好者，为细末，酒糊为圆如梧桐子大。每服五十圆，温酒、盐汤空心下。

双补圆　治下部虚冷，平补不热不燥。刘上舍之祖，在京师辟雍[1]，得史载之家传方。服此四十载，享年八十七。

熟地黄半斤，补血　菟丝子半斤，补精

右为细末，酒糊为圆如梧桐子大。每服五十圆，人参汤下。气不顺，沉香汤下。心气虚，茯苓汤下。心经烦躁[2]，酸枣仁汤下。小便少，车前子汤下。小便多[3]，益智汤下。

刘子寿**十精圆**　治下虚上盛，平补心肾，升降阴阳，既济水火，安神定志，无不效验。

菟丝子二两，酒浸　破故纸一两，炒　青盐一两，炒，别研　远志一两，去心　白茯苓一两　当归二两，酒浸一宿　牛膝二两　山茱萸半两　益智一两，炒　石菖蒲半两，九节者

右为细末，用猯猪腰子一只，去膜，和酒研细，煮面糊为圆如梧桐子大。每服十五圆，食前盐酒任下。小便赤少，煎车前子汤下。心气盛，麦门冬子汤下；心虚，精神不定，茯苓汤下；烦躁不得睡，酸枣仁末调汤下。

一方去菖蒲，加熟地黄二两，用羊腰圆。

补益双芝圆　吴兴沈待制元鼎，与其子运使德器，平日专服此药，至老不衰。自非有力者，又不能常服也。

---

[1] 雍：原作"瘫"。据《寿亲养老书》卷四"双补圆"改。
[2] 躁：原作"燥"，据文义改，后同。
[3] 多：原脱。据补同上。

麋茸十两　鹿茸十两　附子三两　沉香一两

右麋、鹿各燖,去茸三寸作一段,劈开酒浸,夏月一宿,春秋二宿,冬三宿,取出慢火炙微焦,剉细焙干,为细末,入炮去皮脐附子肉二个[1],沉香一两,并剉细,却以二茸末三分之一,和沉香、附子一处碾为细末。以鹿角胶六两,先一宿以浸茸酒浸一宿,次日慢火熬开,绵滤去滓渍。和药末入石臼舂数千下,如觉干,添浸药酒,圆如梧桐子大。每服七十圆,或至百圆,盐酒或盐汤空心、食前,日一服,或二服亦得。

神仙法炼金液丹　陈莹中得此方,言范忠宣公家法也。无问老幼,有病无病,常常服之。硫黄虽热,被猪脂所制,不留脏腑间,壮气养真,莫妙于此,真神仙方也。

透明硫黄四两　猪肪脂半斤

右先将硫黄碎为小块,用沙石铫子炼猪脂为汁,去筋膜,却下硫黄,急用柳枝子搅,候消,不可炼过,便下火,先用汤一盏,以新绵罩其上,将所熬硫黄以皂角汤洗十余遍,候不黏腻,以柳木捶碎极细如粉,水浸,蒸饼为圆如梧桐子大,每服三五十圆,米饮空心下。

养肾散　治腰脚筋骨疼痛,其效如神。太字陈逢原知防州时,因暑中取凉食瓜,至秋忽然腰腿间疼痛,不能伸屈,艰于举动。凡治腰脚药服之无效。儿子就商助教处得此,服之才一服,移刻腰脚麻痹,不数刻间,脚遂可伸屈,再服即瘥。此方传之数人,个个取效。

苍术去皮,一两　全蝎半两　天麻三钱　草乌头去尖,二钱　黑附子炮,去皮、脐,二钱

右为细末,拌匀。每服一钱,淋黑豆调下。骨髓痛,胡桃酒嚼下。药性略麻痹,少时其痛随即散去。

六逸圆　张天师留传方。老换少壮,轻身强记,驻颜悦色,发白变黑,开心中迷忘,聪明耳目。服至一百日,老换少容;服至半年,发黑

---

[1] 个:原脱。据《普济方》卷二百二十三《诸虚门》引"双芝丸"补。

如漆；服过二年，颜如童子；服过三年，骨髓生实；服过四年，鬼神自散。合药并服时，忌鸡犬见。

石菖蒲九节者，能开心孔，聪明耳目，益智不忘，出声音，治耳聋，高志不忘

菟丝子补不足，益气力，坚筋骨，主虚劳燥渴，久服轻身延年

地骨皮主五脏邪气，燥热消渴，补益真气，久服轻身，坚筋骨，不老，耐寒暑

远志补不足，除邪气，益精神，聪明耳目，去皮肤中热，久服轻身难老

生干地黄填骨髓，长肌肉，去胃中宿食，补五脏，通血脉，益气力，利耳目

牛膝壮筋骨，发白变黑，治腰疼，益真气，久服轻身不老

右各用二两，并剉碎，用好酒浸，春夏五日，秋冬七日，慢火焙干。捣罗为末，炼蜜为圆如梧桐子大。每服三十圆，温酒下，渐加至五十圆。

神仙不老圆　书林陈氏秘传，金华山张先生乌须发方。服至百日，白者亦黄，黄者返黑。又且大能温养荣卫，补益五脏，调和六府，滋充百脉，润泽三焦，活血助气，添精实髓，大有神效。歌曰：

不老仙方功效殊，驻颜全不费工夫。

人参牛膝川巴戟，蜀地当归杜仲俱。

一味地黄生熟用，菟丝柏子石菖蒲。

更添枸杞皮兼子，细末蜜圆梧子如。

早午临眠三次服，盐汤温酒任君须。

忌食三白并诸血，能使须乌发亦乌。

新罗参二两　川牛膝一两半,酒[1]浸一宿　川巴戟二两,酒浸一宿　川当归二两,酒浸一宿　杜仲一两半,炒黑色,去麸　地黄生熟各一两,酒浸一宿　菟丝子二两,洗,酒浸一宿　柏子仁一两,去壳取[2]仁　石菖蒲一两,米泔浸一宿,切焙　枸杞子一两,酒浸一宿,焙　地骨皮一两

右十二味，用慢火焙干，磨为细散，炼白蜜为圆如梧桐子大。每日

---

[1] 酒：原脱。据《寿亲养老书》卷四"神仙不老圆"补。

[2] 取：原作"去"。据改同上。

空心、午间、临卧三次服，每服七十圆，盐汤、盐酒任下。服后忌葱白、薤白、芦菔、豆粥[1]及藕、诸般血。盖藕能破血，能解药力。合时惟忌秽浊并妇人、孝子、鸡、犬等见。药性温补，见卷首。

三仙丹 又名长寿圆。

一乌二术三茴香，久服令人寿命长。

善治耳聋并眼暗，尤能补肾与膀胱。

顺气搜风轻腰膝，驻颜活血鬓难苍。

空心温酒盐汤下，谁知凡世有仙方。

川乌头一两，去皮、尖，剉作骰子块，用盐半两，炒黄　苍术二两，米泔浸一宿，去粗皮，切作片子，用葱白一握，共炒黄　茴香三两

右为细末，酒糊为圆如梧桐子大。每服五十圆，空心、食前温盐酒，或盐汤下，一日两服。忌诸血。

杨太尉进**十精圆** 奉圣旨敕赐神仙应效丹，治男子元脏久冷，虚损遗精，脾胃不和，心腹刺痛，阴阳两感，寒热往来，五劳七伤，膀胱偏坠，久年劳嗽，累岁脾疼。妇人血海虚损，子宫久冷，血淋血沥，血蛊血崩，胎前产后月脉不调，赤白带下，到养死胎[2]，室女、小儿无病不治。医风不过三服；疗劳多是五圆。食癥气块之坚，如霜见日；积岁久年之苦，似雪逢汤。治病之功，说之罔既具。

硫黄太阳之精　水银太阴之精　雄黄石中之精　石胆铜中之精　硇砂地中之精　茯苓木中之精　鹿茸血中之精，已上七味各一分，净洗去土　苁蓉骨中之精　附子草中之精　何首乌山中之精

右件为末，依性制度，炼蜜为浓膏，以新瓷瓶收贮，逐旋为圆。每服十五圆，各依病证，汤使服食。

心气刺痛，木香汤下；伤寒等病，葱白汤下；赤眼肿痛，清米泔下。

---

[1]粥：同上作"粉"。
[2]到养死胎：此句文义不通，存疑。

妇人血气，月脉不通，红花酒下；妇人赤白带，瓜蒌汤下。

小儿五疳，麝香汤下；小儿急慢惊风，薄荷汤下。

小儿疳，鸡肝汤下；恶心呕逆，吐酸，丁香汤下。

妇人血气块，当归汤下；偏气疝气，天雄汤下。

肾虚耳聋，附子汤下；口舌生疮，大黄汤下。

四肢无力，腰疼，牛膝汤下；咳嗽痰涎多，生姜汤下。

头风，绵黄耆汤下；痛风，乌豆淋酒下。

热毒风，苦参汤下；浑身疼痛，荜拔汤下。

急喉风热，酒下；水气浮肿，郁李仁汤下。

心腹刺痛，桂心汤下；大小便秘结，通草汤下。

饮食所伤，姜皮汤下；气晕心闷，金银汤下。

胎衣不下，苦荠汤下；喉风，白矾汤下。

妇人血虚，牙齿痛，薄荷汤下。

交感丹 此方乃俞居易之祖，通奉遗训。云：予年五十一岁，遇铁瓮申先生授此秘术，确志行持，服食一年，大有补益。平日所服药一切屏尽，而饮食嗜好不减，壮岁此药力之功大矣。今年八十有五，享天然之寿，瞑目无恍。此药传之，理当普愿群生，同登道果。后有牙药可同用之。

茯神四两　香附子一斤，用新水浸一宿，日内插去毛，炒令黄色

右为细末，炼蜜圆如弹子大。每服早晨一丸，细嚼，用降气汤下。

降气汤

茯神二两　香附半两，制法如前　甘草一两半，炙黄

右为细末。每服二钱，沸汤点，送下前药。

揩牙法

香附子五两，修治如前法，捣生姜四两，同淹一宿，炒令焦黄　青盐二两，研细，拌匀，同上药收

右每夜临卧，以少许揩牙如常法。

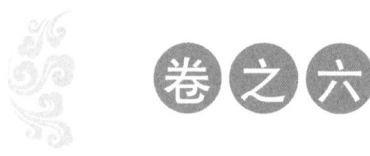

卷之六

妇人诸疾门

论妇人证候[1]

夫妇人之疾，多因于血。盖以肾脏而系胞，盛五脏之精化为血而包藏之，故每月一至，谓之经候。不然则凝而为孕，此乃调变之常也。若不因妊孕而经血不至，必结为癥瘕，凝为块癖，膨亨鼓胀，若怀胎之状，饮食虽无碍，而手足尪羸。或经候及期，先作搅痛，恍惚狂乱，头眩目昏，呕逆痰涎，四肢厥冷，经候既通，随即平复。或经候不至，先后爽期，虽通而多寡不匀，或黄白瘀黑异状，遂致艰于子息，妊孕不牢，倒产横生，残害性命。此盖妇人禀受阴性，以血为本。血生于肝，流注子脏。肝神好怒而喜泣，夺甘而嗜酸，木盛土衰，脾为所克，故五脏之精不顺，化为恶血，以伤海血。疾病所生，盖本于此。

孕妇药忌歌[2]

蚖斑水蛭地胆虫[3]，乌头附子配天雄。

踯躅野葛螺蛄类，乌喙侧子及虻虫。

牛黄水银并巴豆，大戟蛇退共蜈蚣。

牛膝藜芦加薏苡，金石锡粉及[4]雌雄。

---

[1] 论妇人证候：原作"妇人病证"。据目录乙正。
[2] 孕妇药忌歌：原脱。目录作"孕妇食药禁忌"。据《妇人大全良方》卷十一"孕妇药忌歌"补正。
[3] 虫：原作"蛊"。据改同上。
[4] 及：原作"对"。据改同上。

牙朴芒硝牡丹桂，蜥蜴飞生更䗪虫。
代赭蚱蝉胡脑麝，芫花蛴螬和茅根。
檿根硇砂与干漆，亭长溲流菌草中。
瞿麦茼茹蟹爪甲，猬皮鬼箭赤头红。
马刀石蚕衣鱼等，半夏天南通草同。
干姜蒜鸡及鸭子，驴马兔肉不须供。
切忌妇人产前用，此歌宜记在胸中。

孕妇食物禁忌法 按胎教论云：不得食鸡子、鲤鱼鲙、兔、犬、驴、骡、山羊肉、鱼子、鳖卵、雉雀、桑椹等物。令常居静室，多听美言，听人教论诗书，陈说礼乐，耳不听非言，目不视恶事，心不起邪念，令生男女庞厚福寿，忠孝自全。乃圣人所留教论，故随方状以录之。

食犬肉令子患失音，食鸡子令子患疮痍。
食兔肉令子患缺唇，食鳖肉令子患项短。
食鸭子令子患倒生，食鳝鱼令子患胎疾。
食螃蟹令子患横生，食田鸡令子患夭寿。
食羊肝令子患反厄，食雀肉令子多淫欲。

紫苏饮 治肺气不和，怀胎近上，胀满腹痛，谓之子悬。又治临产惊恐气结，连日不下。曾有一妇人累日产不下，服遍催生药不效，必是坐草太早，心下惊惧，气结而然，非顺不顺也。《素问》云：恐则气下。盖恐则精却，却则上焦闭，闭则气还，还则下[1]焦胀，气乃不行矣。得此药一服便产。及妇人六七月子悬者，不过十服便下。

紫苏并枝叶，一两　大腹皮　人参　川芎　陈橘皮　白芍药各半两
川当归三钱　甘草一分

右㕮咀。分作三服，每服用水一盏半，生姜四片，葱白七寸，煎至七分，去滓空心服。

---

[1] 下：原脱。据《妇人大全良方》卷十二"紫苏饮"补。

诜诜圆 治妇人子宫久冷，胎孕不成，累有所损。或多漏下，皆由子脏虚弱，风冷乘之。常服养血无病，补一切虚损。周士言自异人见传，如都水鲁荣伯、御史孙君孚、少监韩致之，皆获其效也。服此药得效后，须广传布，异人所说如是。刘郎中传于王云泽。

当归_{大者，洗净，去芦，用酒浸一宿，焙，一两} 熟干地黄_{净洗，焙，二两} 川芎_{大者，一两} 牡丹皮_{一两，去心} 赤芍药_{一两} 桂_{去皮，不见火，一两} 金钗石斛_{去根，一两} 川白姜_{一两，焙}

右为细末，用醋面糊为圆，如梧桐子大。每服三十圆至四十圆，用醋汤下，温酒更妙，空心、晚食前，日可二服。欧阳庆方加玄胡索、泽兰叶各一两，尤妙。孕妇服食药饵最难禁，其间或有破血，适月经，坠胎换胎，动胎气等药，令将卢医周鼎集歌，附子卷首，庶得便于服食。

佛手散 治妇人妊孕五七月日，因病损胎，或因筑磕着，或子死腹中，恶露下不已，疑二之间，用此药探之，若不损，则痛即止，子母俱安；若胎损，立便遂下。又治胎伤去血，崩中去血，金疮去血，拔牙去血，昏运欲死。此方奇妙，不可具述。

当归_{六两} 川芎_{四两}

右为粗末。每服三钱，水一盏，煎欲干，却投酒一大盏，再煎一沸，去滓温服。如人行五七里，再进，不过三服即效。

黄芪劫劳散 治心肾俱虚，劳嗽时复三两声，无疾遇夜发热，热过即冷，时有盗汗，四肢倦怠，体劣黄瘦，饮食减少，夜卧恍惚，神气不宁，睡多异梦，此药能治。微嗽有唾，唾中有红线，名曰肺痿。若上件疾不治，即便成羸劣之疾。乡人杨元鼎女及笄，病证甚危，一岁之间，百药俱试，无有效者，亦尝从余求治法，无有应之。偶遇名医得此方，只服一料遂除根，专录此方传示。

白芍药_{六两} 绵黄芪_{去根，蜜炙秤，二两} 甘草_{炙秤，二两} 人参_{新罗者，去芦头，二两} 白茯苓_{去皮秤，二两} 熟干地黄_{洗净，焙干，二两} 当归_{去芦，洗净秤，一两} 五味子_{拣去枝杖净秤，二两} 半夏_{拣大者，汤洗七遍，焙干秤，二两，碾为末，以生姜自然汁和饼子，焙干} 阿胶_{二两，拣明净好者，剉成小块子，以}

蛤粉先炒热，下阿胶，急以物搅，候皆成珠[1]子，却倾出，筛去粉不用

右件药须是先制度了，焙干方秤，恐分两有走作。并为粗末。每服三大钱，水一盏半，生姜十二片，枣三枚，出核，同煎至九分，去渣[2]温服，不拘时候，日进三服。

积德丹 治妇人一切病，服之令人有子。许尧臣方。

熟干地黄四两，洗，焙 牡丹皮二两，去骨 官桂一两二钱，去粗皮，不见火 白芍药二两

右为细末，炼蜜为元如梧桐子大。每服三十圆，温酒或米饮空心、食前，日可三服。

地黄圆 治妇人月经不调，才通又数日不止，或下白带，渐渐瘦悴，饮食减少，一生不产育。此庞老方，专治妇人白带，此第一方也。

熟干地黄一两一分 山茱萸 白芜荑 干姜 白芍药微炒 代赭石醋淬，各一两 厚朴一两 白僵蚕一两

右细末，炼蜜圆如梧桐子大。每服四五十圆，空心温酒下，日三服。

香附散 治下血不止，或成五色崩漏。徐朝奉内人有此疾，试遍诸方不效，后得方服之遂愈，久服为佳。亦治产后肠[3]痛。此乃妇人中神仙药也。

香附子不拘多少

右为细末，捣去皮毛，略炒，为细末。每服二钱，清米饮调下。

君臣散 治妇人室女心腹疼痛，月脉不调，胎孕不安，产难，倒生横生，子死腹中，产后恶血上心，迷闷喘急，产后头痛，兼治脏毒下血。

当归 川芎各等分

右二味同碾为细末，每服二钱，水一盏，煎至七分，食前服。产后

---

[1] 珠：原作"朱"。通"珠"，据改。
[2] 渣：原作"查"。通"渣"，据改。后同径改。
[3] 肠：《类证普济本事方》卷十"治下血不止"方（同此方），作"腹"。

诸疾，温酒调下。产难倒横，子死腹中，黑豆一大盒[1]，炒热，水一盏，入童子小便一盏，药末四钱，煎至一盏服。脏毒下血，入槐花末半钱同煎服。产后血迷闷喘急，加荆芥煎。

六合散 治经脉凝滞，腹内积块，疠刺疼痛。

当归_{去芦，切，焙} 川芎 熟干地黄 白芍药 蓬莪术 官桂_{去粗皮}，各一两

右为粗末，每服四钱，水一盏，煎至八分，去渣[2]带热服食，一日三四服。

抽刀散 治妇人血风、血气等疾。武兴戎司机宜候恺云：见一道人用此方疗病，不一而足，遂以为献，真是奇妙。

五灵脂_{一两，炒} 蓬莪术_{半两，碎剉微爁} 芸薹子_{半两，爁} 官桂_{半两，生用}

右并为细末。每服二大钱，酒半盏，水半盏，同煎至八分，疾作时热服。

小柴胡加地黄汤 治妇人室女伤寒发热，经水适断，昼则明了，夜则谵语，如见鬼状。亦治产后恶露，方来忽尔断绝。

柴胡_{一两一分} 人参 半夏_{汤洗七次}[3] 黄芩 甘草 生干地黄_{各半两}

右粗末。每用五钱，水二盏，生姜五片，枣二枚，同煎八分，去渣温服。

_{孙真人}**滑胎枳壳散** 此药抑扬降气，为众方之冠。昔胡阳公主频有产难，每产则经旬痛不安，艰难惧产，遍寻异术，遂传此方。滑胎易产，初生胎小微黑，百日以后渐能亦白。若临月之时，不得上高厕，恐儿堕也。

商州枳壳_{二两，去穰，剉，麸炒} 甘草_{一两，炙}

---

[1] 盒：原作"合"。通"盒"，据改。
[2] 渣：原作"滞"。据文义改。
[3] 次：原作"分"。据《普济方》卷三百十八引"小柴胡加地黄汤"改。

右为细末。每服二钱,百沸汤点,空心、食前,日三服。六七月已后常服之,如神。

朴消散 下死胎。知洪州进贤曾通仕,昔为丰城尉时,有产妇子死腹中,号哭不已,令用此药灌之,即下。后用此方以救人,无不验也。

朴消二钱

右为细末。温暖童子小便调服,死胎随即下。

催生如意散 鄂倅施汉卿方,屡使屡[1]见功效。

人参　乳香末各一两　朱砂末

右并研极细,三味一处和匀,临产之时,急用鸡子清一个,调匀药末,再用生姜自然汁调开冷服。如横生倒生,即时端顺,子母平善。

八味散 滑胎易产,神效。太平州郭师显驻泊传。须用入月方得服。过三十日,动作宜谨,勿上高厕,不觉堕地,如此其易也。

黄芩　大豆黄卷　干姜　吴茱萸　麻子仁　大麦蘖炒,已上各四两　甘草三两,炒　桂心三钱,去粗皮

右为细末。酒服方寸匕,汤点亦得,空心、食前服。

五积散 治妇人产难,胎衣不下。或子死腹中,腹痛。永嘉陈无择用此方,累有神效,妙不可具述。

陈皮去白　麻黄去根节,已上各六两　枳壳去穰,麸炒,六两　芍药　川芎　当归　甘草炙　茯苓　半夏浸七次　肉桂　白芷已上各三两　厚朴姜制　干姜炮,已上各四两　桔梗十二两　苍术十四两

右为粗末,除桂、枳壳二味,余十三味慢火炒令色转,入先二味令匀。每服三钱,水一盏半,姜三片,煎至一盏,热服之。

一捻金 治妇人生产,数日不下,及胞衣或死胎不下。此方乃崔元亮海上传,人但未知耳。才一搽药,随即便下,自使常用极甚。

蓖麻子七粒

右去壳,研如泥烂,涂脚心,才下了急洗去药。

---

[1]屡:原作"娄"。据《妇人大全良方》卷十七"催生如意散"改。

七圣散 催生神妙。此方凤州河池县乔医家货，每服用钱引。一道偶一士友杨齐伯得此方，广试有效，其验如神。

延胡索　没药　白矾飞过　白芷焙　姜黄焙　当归焙　官桂不见火

右各等分，为末。临产阵痛时，烧铧刃铁通赤，焠酒，调三钱，服一二盏，立产。

水银圆[1]　治子死腹中不下。

水银一块如弹子大

右以枣肉研匀，圆如豆大，水吞下，立出。

半夏白蔹汤[2]　治子死腹中及胎衣不下。

半夏　白蔹

右各等分，为末，煎瞿麦汤调下。横生二服[3]，倒生三[4]服，儿死四服。

香附子汤　治血崩不止。永嘉陈无择用此方妙甚。勿谓药粗贱而轻之，合时当以斤计，大剂服之，方见奇效。

香附子不拘多少，去毛并黑皮，炒深黑色，焦不妨

右为细末，入盐少许，沸汤点服，不拘时候。

黑神散[5]　治产后一切证候危笃，无出此方要妙。子死腹中，或胎衣不下，横生逆生，并用乳香煎汤调下。产后胸膈不快，发渴，人参煎汤下。产后血晕，如风之状，或见鬼神，麝香汤调下。产后腹痛泻痢，肉豆蔻末一钱，米饮调下。产后憎寒发热，煎黄芪汤调下。产后小便出血，大便秘，灯心橘皮汤下。产后血崩，恶露未尽，腹痛，入大圣

---

[1] 水银圆：原脱。据目录补。
[2] 半夏白蔹汤：原脱。据目录补。
[3] 服：原作"寸已"。据《千金要方》卷二"治产难"方改。
[4] 三：原作"二"。据改同上。
[5] 黑神散：此方原脱方剂组成及用法。此方出《和剂局方》卷九"黑神散"："黑豆（炒半升，去皮）、熟干地黄（酒浸）、当归（去芦，酒制）、肉桂（去粗皮）、干姜（炮）、甘草（炙）、芍药、蒲黄（各四两）。右为细末。每服二钱，酒半盏，童子小便半盏，同煎调下，急患不拘时候，连进二服。"《三因极一病证方论》卷十七"黑神散"："桂心、当归、芍药、甘草（炙）、生干地黄、干姜（炮，各一两）、黑豆（炒，去皮，二两）、附子（炮去皮、脐，半两）。右为末。每服二钱，空心温酒调下。"略有不同。

散调酒下。产后心腹膨胀呕逆，煎南木香汤调下。

清魂散　治产后血运，急灌，下咽即开眼省人事。徐朝奉屡用有验。盖产后血运闷绝惊人，最为恶候，仓卒之间失于救疗致夭伤。

泽兰一分　人参一分　川芎半两　荆芥取穗，一两　甘草二钱，炙

右为细末。每服一钱匕，热汤、温酒各小盏，调匀，急灌下。

紫桂散　治产后恶露未尽，寒热无时，脐腹刺痛。逐恶血，养新血。石大夫方。

牡丹皮　赤芍药各三分　川芎　当归洗，焙　牛膝酒浸一宿，各半两　肉桂去粗皮　防风去芦头　蓬莪术煨香，乘热切　香白芷　大黄湿纸裹煨香　陈橘皮去白　桔梗去芦头　木通　前胡　京三棱煨香切，已上各一两

右为细末。每服三钱，水一盏，生姜三片，煎至七分，微热服，空心、食前。

蜜煎导法　出仲景伤寒方，产家不载。治产后大便秘结不通，多因下血过多，肠干燥，甚至旬日已上，腹胀急痛，气喘昏迷。若攻之则致危殆，不攻则无缘得通。郭医云：尝用此方，随即便通，并无所损，此乃真活法也。

蜜七合，一味内铜器中，微火煎之，稍凝似饴状，搅之勿令焦著，欲可圆，并手捻作挺，令头锐大如指，长二寸许，当热时急作，冷则硬，以内谷道中，以手急抱，欲大便时乃去之。

乌梅汤[1]　治产后血渴。烦热口干。此方出《圣惠方》，不可轻易。治渴甚奇，恐人不知，故录以示。

用乌梅三个，捶碎，水一盏，煎至七分，温服，不拘时候。

---

[1] 乌梅汤：原脱。据目录补。

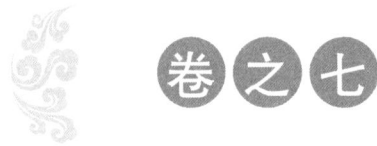

卷之七

脾胃门 霍乱 停痰 翻胃 疟疾

治翻胃 观音应梦散 专治翻胃，呕吐不止，饮食减少。常服快利胸膈，调养脾胃，忺[1]进饮食。常州一富人病翻胃，往京口甘露寺，设水陆泊舟岸下，梦一僧持汤一杯与之，饮罢犹记其香味，便觉胸膈少快。早入寺，知客供汤，乃是梦中所饮者，胸膈尤快，遂求其方。修制数十服，后疾遂瘥，名曰观音应梦散。

干饧糟头 酢头，六分　生姜 四分，洗净，和皮

右相拌捣烂，捏作饼子，或焙或晒令干，每十两用甘草二两，炙，同碾罗为末，每服二钱，入盐少许，沸汤调服，不拘时候。

神效安脾散 治翻胃吐食，咽酸吐黄水，服诸方不瘥者，服之神效。顷者甲申之春，以事至临安，寓止朱家桥詹翁店，詹翁年六十，苦翻胃危殆，已治棺木在床侧。适予有宣司之辟往别而去，其詹翁已不能言。及十一月自淮上归，过其门，意此翁已不存，为之惨然。方询问间，而此翁已出迎揖，见其颜色红润，甚惊异之。问其所以，乃云官人是是离去，即有川官人来歇，得药数贴，服之则愈。遂授此方，后用此方，无不效验。

高良姜 一两，以百年壁上土二三合，打碎，用水二碗煮干，切焙　草果[2] 面裹煨，去壳　南木香　胡椒　白术　白茯苓　丁香怀干　人参　陈皮 去白，

---

[1] 忺：xiān，高兴，适意。
[2] 果：原作"葉"。据《普济方》卷三十六《胃腑门》引"安脾散"改。

已上各半两　甘草一两半，炙

右同为末。每服二大钱，空心、食前米饮入盐点服，盐酒调亦得。

正胃散　大智禅师方。治翻胃吐逆，药食不进，结肠三五日至七八日，大便不通。如此者必死，无药可治。

甘草炒　白术各半两　茴香一两，炒　草果二个　陈皮二两

右为末。每服二钱，水一盏，姜钱三片，紫苏七叶，同煎至七分，入盐少许，空心、食前服。

八仙剉散　壮脾进食，令人饮酒不醉。昔宣和初，有华山贡士张老人，号铁翁居士，入山采药，遇道人在一石岩坐，共酌约有八人，手中各出一物，亦令张翁坐，与少酒饮，饮数杯[1]，各赐手中之物，张翁熟视之，乃八味药也。兼求其方，名曰八仙剉散。后亦经进药味下项：

干葛纹细嫩有粉者　白豆蔻去皮壳　缩砂仁实者　丁香大者，已上各半两
甘草粉者，一分　百药煎一分　木瓜盐窨，加倍用　烧盐一两

右件八味共细剉。人所不能饮酒者，只抄一钱细嚼，温酒下，即能饮酒，甚妙秘之。

六丁圆　治翻胃如神。沈存中《笔谈》言之甚详。

母丁香一两，不见火　生辰砂一钱重　五灵脂五钱重

右为末，入黄狗胆、粽子尖，为圆如鸡头大。姜汤、米饮任下，每服一圆，三十年病三两圆。

暖胃散　治心脾疼。史丞相奉内祠，偶苦此病不可忍，宣遍御医皆不效，得草泽此方，其病即愈。

苍术不拘多少，用黄泥和浆令透，净洗焙干，研为细末。每服二钱，米饮空心调下。或酒糊为丸，米饮吞下亦得。

草果散　专治脾痛。周维高侍郎少年随侍先人任青州，卒[2]日后

---

[1] 杯：原作"盃"。同"杯"，据改。后同径改。
[2] 卒：原作"倅"。同"卒"，据改。后同径改。

圃枣多且佳，日夜饫飧，遂成脾疾。十余年时时发不可忍。一日，因谒客，忽疾作，急辞起，下汤来，啜罢，疾止。后求得方，合服一料断根。

草果面裹煨香熟，去皮膜，取净肉三两　生姜半斤，洗净，不去皮，四两研烂，四两作片　甘草三两，有粉者，细剉　盐二两

右四味，一处拌和匀，将片子姜盖面，盦二宿，夏月一[1]宿。然后焙干为末，每服二钱[2]，沸汤点服。

治脾虚**麋脐圆**　王东卿运使出蜀过鄂，但饮酒而不能食，林总郎传此方，三服能啖。

麋茸　腽肭脐各等分

右为细末，用肉苁蓉打糊为圆。每服七十粒，温酒下。

姜术散　治脾胃虚弱，兼止妇人脾血，久冷痛。天台吕使君自来有腹痛疾，发即闷绝，连日不瘥。有一道士制此与饮，一服遂止，每发即煎服如失去。累与人服，无不神验。治冷泻尤妙。腹痛最难得药，此方只是温脾止痛。

高良姜炒令熟　草豆蔻去壳炒　缩砂去壳　厚朴去粗皮　甘草炙　白术已上各一两　青皮去白炒　诃子去核，各半两　肉桂半[3]两　生姜一两，切　枣肉一两，切，二味同厚朴一处用水一碗，煮令干，同杵为圆，焙干用

右为细末。每服二钱，入盐少许，沸汤点，空心服。此药偏治腹痛。

天下受拜平胃散　治脾胃不和，膈气噎塞，呕吐酸水，气刺气闷，胁肋虚胀，腹痛肠鸣，胸膈痞滞，不美饮食。常服温养脾元，平和胃气，宽中进食。此药人人常服，独此方煮透，滋味相和而美，与众不同，所以为佳也。

川厚朴去粗皮　陈橘皮汤洗，去穰　甘草各五两　南京小枣二百枚，去核

---

[1] 一：原脱。据《普济方》卷二十《脾脏门》引"草果饮"（同方）补。
[2] 二钱：原脱。据补同上。
[3] 半：此前原衍"各"字，据文义删。

茅山苍术五两，去皮，米泔浸一宿　　生姜和皮四两，薄切

右六味用水五升，慢火煮干，捣作饼子，日干，再焙，碾为细末。每服二钱，入盐少许点服。如泄泻，加三钱，生姜五片，乌梅二个，盐少许，水一盏半，煎至八分服之。

厚朴煎圆　孙兆尝云：补肾不若补脾。脾胃既壮，则能饮食；饮食既进，能生荣卫；荣卫既壮，滋养骨髓，补益精血。是以《素问》云：精不足补之以气，形不足补之以味。宜服此温中下气，去痰进食。

厚朴极厚者，去粗皮，剉如指面大片，秤一斤　　生姜一斤，不去皮，洗，切作片，二味入水五升，同煮水尽，去姜，只用厚朴，焙干　　干姜四两，剉如骰子大　　甘草二两，剉半寸长，同干姜入焙了厚朴一处，用水五升，同煮水尽，去甘草，只将干姜、厚朴焙　　舶上茴香四两，炒　　附子二两，炮，去皮、脐

右同为细末，生姜煮枣肉为圆如梧桐子大。每服三五十圆，空心米饮，或酒吞下。

手拈散　治脾疼神妙。叶石林游山，至一小寺，颇觉齐整，学徒亦众，问僧所以仰给者，答云：素无常住，亦不苦求于人，只货数药，以瞻其间，独脾疼药最行，求方遂授。一诗云：

草果玄胡索，灵脂并没药；

酒调三两钱，一似手拈却。

右四味等分，为细末。每服三钱，温酒调下。

乳蛎散　治心脾疼㿜[1]，人不可忍，服诸药不效者。江陵管戎司生药铺使臣久苦此疾，沙市蒋医一服千金即愈，数数厚赂求方而不可得。偶孙医辨其药味，试之果效，本草亦载此治心痛，或言古方有此。

牡蛎一两，黄泥固济，煅通红，取出研细　　乳香半两，默念延胡索，研之即细

右和匀。每服二大钱，沸汤调下，立效。

附子仓米汤　补虚，生胃气，逐冷痰，和脏，快胸膈，进饮食，止泄泻。

---

[1] 㿜：zuǒ，结。

附子八钱，重者一个，炮去皮　黄芪半两　甘草半两，微炒　人参半两　南木香一两半　白术半两　川姜二钱，微炒　半夏半两，汤浸七次，作片

右㕮咀。每服十大钱，水一盏半，入炒陈仓米半合，同煎八分，去滓，食前温服。

枇杷叶散　定呕吐，利胸膈。庞老方。

枇杷叶揩拭去毛令净　人参各一钱　茯苓　茅根切，各半两　半夏一分，汤泡七次，切

右细剉。每服四钱，水[1]一盏半，姜七片，慢火煎至七分，去滓，入槟榔末半钱，和匀服。

扶老强中圆　磨脾进食，养胃逐寒。叶景夏尝服有效。

神曲二十两，剉碎炒　大麦蘖十两，炒　干姜五两，炮　乌梅肉五两，剉，炒　陈皮五两，去白　吴茱萸五两，洗，炒

右六味为细末，面糊为圆如梧桐子大。每服一百粒，不拘时候，姜汤下。

碧霞丹　治疟神效。朱子新方。

巴豆东方甲乙木，取皮，去油，别研　官桂南方丙丁火，去粗皮，碾　硫黄中央戊己土，细研　白矾西方庚辛金，别研　青黛北方壬癸水，别研，已上各等分

右于五月初一日修合了，用纸[2]各包，以盘盛，依方位排定，勿令鸡、犬、猫儿、妇人见，安在佛前，至端午日午时，用五家粽子尖和研，为圆[3]如梧桐子大，用新绵裹，男左女右，塞于耳中。妇人患，男子与安之；男子患，妇人安之。一圆可治七人。未发前一日安之。如再用醋蘸过使，神效。

施疟丹　谢直阁知四明。

附子一个，炮，去皮、脐　朱砂半两

---

[1] 水：原脱。据《普济本事方》卷四《翻胃呕吐霍乱》"枇杷叶散"补。
[2] 纸：原作"帋"。同"纸"，据改。后同径改。
[3] 圆：原作"研"。《普济本事方》卷二百《诸疟门》"碧霞丹"作"丸"。据本书惯例，改作"圆"。

右为细末,和匀,以半夏曲末为圆如梧桐子大。发日面东,取一口气,以井花水吞下一丸,默想药至丹田。

尊贵食药 消食快气。广州市间道人货此药,日售数千,求得此方。

陈米半升,久深者好　大麦蘗一两　陈皮半两　青皮半两,去穰　缩砂仁一两　丁香皮半两　甘草一两,炙　香附子二两,去黑皮,生用　巴豆三十七粒,和陈米炒七分细,去巴不用

右八味为细末,水糊为圆如绿豆大。每服三十圆至五十圆,熟水吞下,嚼碎亦得。小儿有积,加添空心淡姜汤送下。

阿魏圆[1]　治寒疟疾。窦藏叟方。患疟之苦,异于诸疾,世人治之不过常山、砒霜之类,发吐取涎而已,虽得稍安,亦损和气。夔州谭逵病疟半年,前人方术用之已尽,皆不能效。偶邂逅故人窦先生,口授此方,服之遂安。

辰砂有墙壁光明者　阿魏真者,各一两

右研为末,稀糊圆如皂荚子大。空心,浓煎人参汤下一圆。

生熟饮子[2]　治疟疾,升降阴阳。徐叔虞传,屡试有验。若疾作,频频服之,无不随愈。

厚朴二方寸,生姜制　肉豆蔻二个　大枣二个　草果二个　大甘草二寸　生姜二块,指面大

右一半面裹煨熟,一半生用,㕮咀。每服四钱,水二盏,慢火煎一盏,未发前热服,移时再进。

独胜散　治脾寒气滞,疼痛不堪,胸膈痞闷,呕逆恶心,不[3]思饮食。封州谭守过曲江,传云得之于衡守王刚,夫简而妙。

用生姜不拘多少,和皮切作片子,拌生面令片上霈粘饱足,或晒或

---

[1] 阿魏圆:原脱。据目录补。
[2] 生熟饮子:《世医得效方》卷十四《产科兼妇人杂病科》"生熟饮子"尚有"陈皮、半夏"两味。
[3] 不:原作"可"。据《普济方》卷二十《脾脏门》引"独胜散"改。

焙令干，秤五两，炙甘草半两，和匀，碾为细末，白汤调下，不拘时候，频服有效。

大安散　治一切寒热，久而欲成劳瘵者。杲都正方。

草果子三个，去皮　乌梅七个　半夏一十四个，汤浸　枣子七个，去核　青皮一钱　陈皮一钱　大甘草三寸　生姜一两半　鳖甲半两，醋煮　川乌二钱半，去皮、脐

右㕮咀，作一服。用皮纸裹之凡四重，外再以湿纸裹，用慢灰火煨，闻药香取出。用水二碗，煎至一碗，热服。如病未久，可去鳖甲、川乌二味。

黑虎散　治疟。十一兄传，云极有效。

干姜一两　良姜一两　片子姜黄一两　巴豆[1]三十粒新者，用二十一粒，去壳

右将上三药剉如巴豆大，与巴豆[2]一处炒令焦黑色，去巴豆不用，将余药碾为细末。每服三钱，于发前一时辰，热酒调下。临发时再进一服，即愈。炒香须是焦黑，生即令人泻。

混元丹　治疟疾。窦签判名思文云甚有验，积年者不过两服，新者一服愈之纯。舍侄[3]方同。

常山不以多少，鸡骨者，为细末

右用鸡子清一个，入蜜一匙许，于饭甑上蒸熟，以搜和常山末，圆梧桐子大。每服十五圆，当发日空心冷酒吞下。忌热物一日，不吐不泻。窦签常自服取效。

人参散　治五般疟疾，服之不吐不泻，百发百中。

人参一分　陈橘皮真全者，五个　乌梅十个　大枣十个　甘草拇指大，五寸　草果七个　生姜拇指大，五寸

右洗剉，为五服。每以湿纸裹一分，入盐少许，煨令香熟，去纸，

---

[1] 豆：原作"子"。据《普济本事方》卷一百九十七《诸疟门》引"黑虎散"改，与下文合。
[2] 与巴豆：原脱。据补同上。
[3] 侄：原作"姪"。同"侄"，据改。后同径改。

入水一大碗，于瓷器内同煎至大盏，去滓，发日空心、食前温服。须发前服，俟不发，即住服。

辰砂圆[1]　疟之为苦，异于诸疾。世人治之不过用常山、砒霜之类，发吐取涎而已，虽安，所损和气多矣。夔州谭逵病疟半年，前人方术用之略尽，皆不能效。邂逅故人窦藏先生，口授此方遂愈。

辰砂 有墙壁光明者　　阿魏 真者，各一两

右研匀，和稀糊圆如皂荚子大，空心浓煎人参汤下一圆。

---

[1] 辰砂圆：此方与本卷上文"治寒疟疾"方相同，属重复。

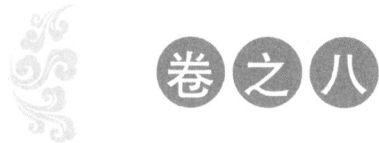

水肿门_{水气　浮肿　水蛊附}

治浮肿**神功圆**　十种水气，此方出《神仙秘藏经》，人间无本，因郑炼师在天台金坛上，传此方二十余年，得效者众。凡此病有十肿，此方俱治，一差已后，永不再发。若能断得盐味，无不验也。昔有人患脚气十余年，遍身肿满，腹硬如石，水饮难下，喘不能卧，头不着枕二百余日，羸弱异常。因服此药，当日气散，十日后肚硬消尽，二十日气力如旧。既获神效，誓传于世。

川朴消_{细研}　杏仁_{汤浸，去皮、尖，麸炒，各二两}　川乌_{去皮生用，为末}　椒目_{微炒，为末}　葶苈子_{淘去浮者，浸出芽，候干，慢火炒令黄色}　川芒[1]消_{细研}　甜葶苈_{纸上炒紫色，各一两}　马牙消_{一两}[2]

右件葶苈、葶苈子、杏仁等同和，先杵一千下。取大枣十枚，煮取肉，与上件药都研令匀，然后入炼蜜和杵一千下，却圆如梧桐子大。每服二圆，空心桑白汤吞下。

次用此补方[3]

磁石_{火煅赤，入醋淬十数次，研，水飞过，半两}　羌活　木香　泽泻　白术　诃子肉　肉桂　川乌_炮　草豆蔻　赤茯苓　黄耆　槟榔_{各半两}　厚朴_{姜汁炙}　桑白皮_{别碾末}　椒红　肉苁蓉_{酒浸，炙}　人参　附子_炮　陈皮_{去白，各三两}

---

[1] 芒：原作"芝"。据《太平圣惠方》卷六"朴消圆"（此多一味犀解屑，余均同）改。
[2] 一两：原脱。据补同上。
[3] 方：原作"药"。据目录改。

右捣罗为末，用羊石子或猕猪石子，去筋膜，生研细，和末杵数千下，为圆如硬，更少入酒，煮糊为圆如梧桐子大，焙干。一服二十圆至三十圆，用羊石子作酒下，或温酒亦得，午前再服。百二十日内忌[1]房室，并盐毒物等，立效。

海上方[2] 治水肿气虚浮胀。衢[3]州库子陈通患此一病垂死，医者并不敢下药。偶遇一妇人传此方，云是海上道人授此，已试有验。了病自小便而下数桶，其便似黄冻色，遂愈，实是奇妙。

大蒜不[4]研烂 真蛤粉各等分

右将蛤粉入蒜烂研，圆如梧桐子大。每服十圆，白汤下。若气不升降，用大蒜逐瓣入茴香七粒，湿纸煨熟，烂嚼，白汤送下。若脏腑不止，加丁香煨服。

治水蛊腹胀**双和散** 绍兴府朱襄方。葛丞相担服嘉禾散[5]亦取效。

嘉禾散 四柱散[6]

右二件药各等分，和匀，依法煎服。

治脾胃受湿，面目四肢虚肿**五皮散**。陈世德方。此药通利小便，切不可吃泻水药。或添五加皮亦得，盖欲肿从水道云也。渠云：大学同舍几人患此病，势甚笃，服此并安。

大腹皮 茯苓皮 陈橘皮 桑白皮取上下者 生姜皮各等分

右为粗末。每服三大钱，水一盏半，煎至七分，日进三四服，不计时候。忌油腻等物。

---

[1] 忌：此前原衍一"忌"字。据文义删。
[2] 海上方：原脱。据目录补。
[3] 衢：《是斋百一选方》卷十二"治气虚水肿浮胀"方作"滁"。
[4] 不：同上无此字。有无此字影响不大，最终还是要研烂的，区别在于入蛤粉之前或之后。
[5] 嘉和散：本书出现五次"嘉禾散"方名，但未收入此方。"嘉禾散"方见《和剂局方》卷三《治一切气》，由枇杷叶、薏苡仁、白茯苓、人参、缩砂仁、大腹子、随风子、杜仲、石斛、藿香叶、木香、沉香、陈皮、谷蘖、槟榔、丁香、五味子、白豆蔻、青皮、桑白皮、白术、神曲、半夏、甘草24味药组成。
[6] 四柱散：本书出现两次"四柱散"方名，但亦未收入此方。"四柱散"方见《和剂局方》卷三《治一切气》，由木香、茯苓、人参、附子4味药组成。

枳壳茯苓散[1]　治一切浮肿，及患水气等疾。钱昭远知县方。有一妇人患浮肿疾半载，服药无效，四肢头面悉肿，按之没指，兼以气喘，病势可畏。授此方修合服食，其肿遂退。用忌咸物。屡以此方治人有神验，不可轻忽也。

吴茱萸　枳壳各半两　赤茯苓　白术各一两

右为粗末。分作三服，每服水三大盏，生姜一两，切碎，同煎至一盏，去滓，作两次服，不拘时候，一日三服，尽此一料。

木香饼子 治水气四肢肿

黑牵牛一两　木香　郁李仁　大戟各半两　甘遂一分

右件为细末，用瞿面[2]一两，药一钱，和作饼子，煮熟[3]服。忌甘草、盐、醋，只得吃白粥一月日，立见效。

补方[4]

苍术四两　白术　白豆蔻　木香　人参各半两　山药二两　陈粟米二两

右为细末。每服一钱，生姜三片，枣子一枚，同煎至七分，温服立效。

枳壳散　治水蛊，腹胀如鼓，坐卧喘急不安。

枳壳四两，去穰，切作两指面大块，分四处。每将一两，用苍术一两同炒黄色，去苍术；一两用萝卜子一两，同炒黄色，去萝卜子；一两用干漆一两，同炒黄色，去干漆；一两用茴香一两，同炒黄色，去茴香。

右取枳壳为细末。却用元炒药苍术等四味，同水二碗，煎至一碗，去滓，用汁煮面糊，和枳壳末为圆如梧桐子大。每服三十圆至五十圆，

---

[1] 枳壳茯苓散：原脱。据目录补。
[2] 瞿面：该方主治水气四肢肿，大队的峻下逐水药，则此"瞿面"，当为"瞿麦面"的简称。《普济方》卷二百十四《小便淋秘门》"石韦散"就用了"瞿麦面"一药，此面的意思是粉末。因此，"瞿面"即瞿麦的果穗制成的粉末，既是赋形剂，也有利尿作用。
[3] 熟：原作"熱"。当为"熟"字形误，据文义改。
[4] 方：原作"药"。据目录改。

食后米饮下。

治浮肿议论 《经》云[1]：平治权衡，谓察脉浮沉也；去远陈旧，谓荡涤胃中腐败也；开鬼门，谓发汗也；洁净府，利小便也。脉浮如秤衡之在上，即发汗。鬼门，汗孔[2]也。脉沉如秤锤[3]之在下，则利小便。净府，小肠也。又腰以上肿宜发汗，以下肿宜利小便。《千金》《外台》并有正方，不过麻黄、防己、白术、猪苓之类。医世不知此，悉用水银之属改之，百无一生。水病易愈，难于将理，必须忌房室、喜怒之类。

仁宗皇帝赐名**神助散** 治十肿水气，四肢面目浮肿，喘息不得卧，小便涩，腹中气满，并皆治之。

葶苈子炒香，三两，研　黑牵牛微炒，取末，二两半　猪苓　泽泻各二两　椒目一两半

右为末。先以葱白三茎，浆水一盏，煎至半，却入酒半盏，调药末三钱，绝早面东服，如人行十里久，以浆水、葱白煮稀粥，至葱烂，入酒五合，热啜，量人多少，须啜得一升许，不得吃盐并面。自平旦至日午，当利小便三四升，或大便利，喘定，肿减七分。隔日再服。既平之后，必须大将息及断盐、房室三二年，其病永除。

神仙万金圆 专治十肿水气，逐阴固阳，扶危正命，妙不可言。凡足膝微肿，上气喘满，小便不利，便是水气证候，速合此药服之。仙居湛道传此方云，病者不能忌盐，勿服此药，徒劳无功。果欲救病，死中求生，即须依此忌盐，至诚服食，只于小便内漉去，并不动脏腑，病已且服此药，每日一两服，兼以温酒调补脾元，血气药将理，此神仙方也。

蛇[4]含石大而圆者，三两，以新甘锅子盛，用炭火一秤，煅通红，急倾入二升

---

[1] 经云：此下引文见于《素问·汤液醪醴论篇》，原文作："平治于权衡，去宛陈莝，微动四极，温衣，缪刺其处，以复其形。开鬼门，洁净府，精以时服。"
[2] 孔：原作"空"。通"孔"，据改。后同径改。
[3] 锤：原作"槌"。"槌"通"捶"；"捶"通"锤"。据改，与文义合。
[4] 蛇：原作"虵"。同"蛇"，据改。后同径改。

酽米醋内淬，候[1]冷取出，研至无声止　**针砂**真者，五两，精加拣择，水淘令净，控干　**禹余粮**三两，同针砂一处入生铁铫子内，用米醋二升，同煮醋干为度，并铫子以炭火一秤，煅通红，倾在净砖上候冷，一处研至无声如粉细

已上三味为主，其次量人虚实，入下项药。凡治水气，多是冷药，转下上件药，既非甘遂、葶苈、芫花之比，又有下项药辅佐，故老人、虚人皆可服。

羌活　**牛膝**酒浸一宿　**川芎**　**木香**炒　**白茯苓**　**肉豆蔻**炮　**官桂**去粗皮　**茴香**略炒　**蓬莪术**炮　**干姜**炮　**青皮**去白，炒　**附子**炮，去皮、脐　**荆三棱**炮　**当归**酒浸一宿　**白蒺藜**已上各半两，更量虚实老壮，斟酌多少入前味，虚人、老人全用，壮实者减半

右为细末，拌令匀，汤浸蒸饼，握去水，和药再捣匀，圆如梧桐子大。空心、食前温酒，或白汤下三五圆。忌盐三个月。水气去后口淡，且以醋少许调和饮食。

雄黄汤　治腹中坚痞如石，下龙蛊。有黄门奉使交广回，周顾谓曰，此人腹中有蛟龙。上惊问曰：卿有疾否？曰：臣驰马度大庾岭时，当热困且渴，遂饮水，觉腹中坚硬如铁石相似。周遂以此药服之，立吐一物，长数寸，大如指，视之鳞甲具全，投之水中，微顷长数尺，复以苦酒沃之如故，以器复之，明日又生[2]一龙矣。

雄黄透黄者　**消石**

右二味各等分，为末。每服一大钱，水一盏，煎服，立吐之。

雄黄解毒圆　下蛇蛊。唐甄立言仕为大常丞，有道人病腹痛懑，诊曰：腹有蛊，误食发而然。食饵雄黄一剂，少顷吐一蛇，乃拇指大，无目，烧之有发气，乃愈。此杀毒虫之效也。

冬瓜散[3]　治水气。极有神效。

右用着中冬瓜一枚，去穰，以肉桂十两，剉，内冬瓜中，盖口，湿

---

[1]候：此前原衍"针（大字）"。据《普济方》卷一百九十一《水病门》引"神仙万金丸"改。
[2]又生：此后原衍一"生"字。《肘后方》卷七无名方（同此方）作"已生"，据删。
[3]冬瓜散：原脱。据目录补。

纸裹数重，撅地坑，簇以炭火煅令存性，为细末，每服二钱，米饮调下，日二服，一料可绝根本。

治浮肿 俞子清少卿家传，云得效甚多。

红枣核捶破取仁 白茯苓等分

右为细末，米饮调下。

桃仁散 治脾弱下虚，气不升降，荣卫不调，水道不利，三焦不顺，面目浮虚，环脐胀肿，坐卧不安。

桃仁汤浸，去皮、尖，麸炒黄 大腹子面裹煨黄色 赤茯苓去皮 白术 紫苏叶已上各一两 木香 甘草炙，各半两

右为细末。每服二钱，煎紫苏汤调下，不计时候。

木通散 治胁肋刺痛，膨胀，小便赤涩，大便不利，或作浮肿。

紫苏不去梗 木通 陈皮去白，已上各二两 甘草一两，炙

右咬咀。每服三钱，水一盏，生姜钱三片，枣一枚，灯心[1]十茎，同煎至七分，去滓温服，不拘时候。

附子茯[2]苓散 治水肿退后，调补常服养脾圆，消余肿，进饮食。

附子炮，去皮脐 茯苓 川芎 人参 肉豆蔻面裹煨 槟榔 诃子炮，去核 丁香 木香 沉香 桑白皮炙 官桂去粗皮 苍术泔浸 蓬莪术炮 荆三棱炮

右等分，为细末。每服二钱，水一盏，姜三片，煎至七分，食前，日三服。或只肚肿，即入前药同煎服。

麝香绵灰散 治腹肿，四肢不肿，按之不没指，名鼓胀。

好绵不拘多少，瓷盒内按实，外以盐泥固济，用炭火三斤，烧通赤，俟冷取出，研为细末 麝香别研 干漆杵碎，炒令烟出，为细末

右各抄一钱，空心以无灰酒调下，更以清酒送下，半日来，浓煎薄荷汤热啜。投之气泄为度，未知再服。《千金》载鼓胀与肤胀相似，但

---

[1] 心：原脱。据文义加。
[2] 附子茯：三字原阙。据原目录补。

色苍黄，腹脉起为异。然《内经·腹中论[1]》云：腹满，旦食则不能暮食，名曰鼓胀。与此同，令服鸡矢醴。

茯苓汤 治脾气不实，手足浮肿，小便秘涩，气急喘满。

赤茯苓 去皮　香附子 去毛　泽泻　大腹皮　干生姜　橘红　桑白皮 细剉，炒，各等分

右㕮咀。每服五钱，水一盏半，煎至七分，去滓温服，不计时候。

十水圆 治十种水气，四肢肿满，面目虚浮，以手按之，少时起，喘急，不得安卧，小便赤涩。

远志 去心　石菖蒲　肉豆蔻 面裹煨香　羌活 去芦头　巴戟天 去心　椒目 炒，已上各一两　泽泻　木猪苓 去皮　甜葶苈 纸衬炒黄　白牵牛 炒黄，已上各半两

右为细末，面糊为圆如梧桐子大。每服二十圆，加至三十圆，温米饮下，空心、食前。

---

[1]《内经·腹中论》：指《素问·腹中论篇》。原文作："黄帝问曰，有病心腹满，旦食则不能暮食，此为何病？岐伯对曰，名为鼓胀。"

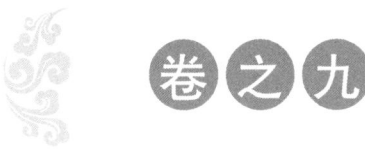

泻痢门

论痢疾有阴阳证,不可一概用药

林祭酒云:医人刘从周治痢甚有功,议论不凡。大抵痢疾有阴阳二证,不问赤白,若手足温热,则为阳证,宜先服感应圆,次服五苓散,粟米饮调下。若手足厥冷,则为阴证,当服暖药。如已寒,可服附子之类。如此则治痢无不效者。有人下痢,日夜六七十行,只用五苓散一服立止。

服驻车圆法

古方驻车圆,治痢人皆知之,须是一贴作一服,浓煎陈米饮下,一时一服,三服不愈,五服定愈,毋可疑者。

虞丞相梦壁间韵方[1]　虞丞相梦壁间韵语,读之数遍,其词曰:

暑毒在脾,湿气在脚。不泄即痢,不痢即疟;

独炼雄黄,蒸饼和药。甘草作汤,服之安乐。

别作治疗,医家大错。

遂依此方修合,服食即愈。出《夷坚志》甲集。

观音应梦方　治久年患痢不瘥。昔有妇人患痢,经年不瘥,祷于观音,夜梦传此,遂以为名。与前方木香散大盖相类。南木香[2]一大块,

---

[1] 虞丞相梦壁间韵方:原脱。据目录补。
[2] 香:原脱。据《十便良方》卷十六《痢》"观音散"补。

约半两，黄连半两，水半升，同煮至干。去黄连，取木香薄切，焙干为末。分作三服，第一服炙甘草汤下，第二服炙陈皮汤下，第三服浓煎陈米饮下。不拘时候，日进三服。大人添药末，赤痢倍黄连，白痢倍木香。

荜拔散[1] 治气痢。唐太宗得效方，出《太平广记》。乳煎荜拔。《沈存中方》云：用牛乳半升，荜拔末二钱，同煎至半，空心服。

百灵散 治赤白痢。温人郑元鼎云：近日女儿病血痢，一日不下十数次，窘不可言。有客惠药两服而止，遂求此方以广其传。

罂粟壳蜜炙，去蒂　陈皮去白　木通　乌梅　甘草炙　黄连去须

右六味等分，各剉如此口[2]大，每服三大钱，水一大汤盏，姜三片，枣子二个，慢火煎八分，去滓温服。

治赤白痢及禁口 日夜无度者，只两服。余丞相累用取效者。

黑豆　绿豆　甘草　橘皮　灯心　良姜已上各五文　糯米三文　紫苏三文　人参五十文　罂粟壳廿文，蜜炙

右为粗散。每服三大钱，水一盏半，熟蜜少许，去渣，通口服，不拘时候。

肉豆蔻散 治赤白痢，无药可治者，其效如神。上吐下泻痢者亦治。韩子温少卿传。

肉豆蔻切作片子，炒黄色　罂粟壳捣碎，用蜜搭拌匀，炒黑黄色　甘草切碎，炒黑黄色　干生姜切细，炒黑黄

右等分，捣罗为末。每服六钱。如赤痢，多加甘草一寸炙黄同煎；若白痢，多加炒生姜一块同煎。用水二大盏，煎至一盏半，通口服，不计时候，却将两服查再煎服。无不愈者。

地榆圆 治泻痢或血痢，陈总领父顷在括疮[3]患痢逾月，得此方而愈。有士人苏氏病此危甚，其归翁来告急，服此药痊安。

---

[1] 荜拔散：原脱。据目录补。
[2] 囗：原文也作此白丁，大小约如小豌豆。本义当为模拟药丸的大小。
[3] 括疮：此地名存疑。

地榆微炒　　当归微炒　　阿胶秫米炒　　黄连去须　　诃子炮，取肉　　木香怀干　　乌梅肉已上各半两

右等分为末，炼蜜为圆如梧桐子大。每服三五十粒，陈米饮吞下。

木香散　治血痢。佛智和尚传，与闽中一长者家合此济人，服之无不效验。

木香剉，炒　　黄连剉，炒　　罂粟[1]壳已上各半两　　生姜半两，剉拌罂粟壳[2]炒赤，去姜　　甘草一两，炙

右为细末，入麝香少许，研匀。每服二钱，陈米饮调下服。

平胃续断散　治血痢。张秘书字叔潜，知南剑州时，其阁中患血痢甚危。有医者用此方治之遂愈。绍熙壬子会稽时行痢疾，叔潜之子令服此亦验。后小儿病，服之亦效。

平胃散一两　　川续断末，二钱半

右拌匀。每服二钱，水一盏，煎至七分，服之屡效。

四物驻车圆　章教授传。专治赤痢神妙。煎四物汤[3]吞驻车圆[4]，甚者，驻车圆一贴只作一服。

三将军方　治赤白痢。

罂粟壳[5]十四个，半生半炙　　大甘草一尺，半生半炙　　乌豆一小合，半生半炒　　生姜二大块，半生半煨

右四味同水二升，煎至一升，温服。去渣，再以一升煎渣至半升。如服尽未效，别用煎药加大枣子五个，诃子二个，一生一煨，煎服。忌菘菜、鱼腥、一切毒物，食淡为上。

治禁口痢　旧见名医言痢疾本无禁口之名，止缘痢药性多凉，投之过多，胃气既冷，不进粥食，所以致死。莫如每日空心、食前，先进四君子汤数服，徐投痢药。此说屡用屡效。今或所多有病禁口痢死者，故

---

[1] 罂粟：原作"鶯粟"。乃"罂粟"之俗写，改为正名。后同径改。
[2] 壳：原脱。据上文补。
[3] 四物汤：见本书《后集》卷十三"益血四物汤"。
[4] 驻车圆：见本书本卷"服驻车圆法"。
[5] 壳：原脱。据《普济方》卷二百十一《泄痢门》引"三将军丸"补。

书以告人。乡村临时无四君子汤，用温胃药亦可。此说甚善，不可不知。出陈总领妙方。

山药饮[1] 治禁口痢。陈知县讳祖永守官于南康，其子年十岁，患禁口痢，数日不食，但能进药。时同官授之一方，服此遂思粥饮之属。

山药二两，一半炒黄，一半生用

右研为细末。米饮调下二钱，神妙。

治禁口痢，日夜无度，病势甚者，**仓廪汤**。

右以败毒散[2]，用陈米百粒，同姜汤煎服。出陈氏《日华》方。

孟公实侍郎传此方。专治禁口痢，恶心呕逆不食。此乃是毒气上冲华盖，心气不通，所以嫌食。服此药后，心气即通，便能思食，**石莲散**。

石莲不拘多少，去壳，取肉并心

右为细末。每服二钱，陈米饮调服。如痢未愈，更服痢药。

如神圣散子 止泻痢，应梦。治阴阳不和，冷热相干，腹痛泄泻，米谷不化，及荣卫虚弱，寒气内袭，下痢赤白，后重里急，并宜服之。近日李运干二女病痢几月，母梦老僧告曰：何不赎此药。既觉亟买服之，立愈。

绵黄耆炮　拣甘草炙　诃子炮，去核　白茯苓已上各一两　木香半两　陈橘皮一两半，去穰　御米壳二两，去须并子，蜜炙

右七味，㕮咀。每服四钱至五钱，水一盏半，枣子二枚，煎至七分，去滓温服，不计时候。腹痛，加乳香少许；血痢，加黄连、木香半钱；血多白少，加乌梅一个；白痢，加[3]干姜、大枣。两服滓，并作一服煎之。

---

[1] 山药饮：原脱。据目录补。
[2] 败毒散：本书未收败毒散。据《普济方》卷二百十一《泄痢门》载"治下痢发热口禁"的"败毒散"，由生姜、枣子、陈米三味组成。
[3] 加：原作"如"。据文义改。

蔻香圆 止泻痢。临汀黄掌书元善，三世医小儿，只有数十方，皆妙，此其一也。和脾气，止泻痢，治腹痛，及疗泄泻，并脏寒大便青色，腹肚虚鸣，频并不止。

木香　人参　甘草炙，各一两　罂粟壳去盖，炒赤黑色，二两　肉豆蔻十枚，醋面裹煨黄赤色，去面不用

右为细末，炼蜜为圆。随大小加减旋圆，清粥饮化下，无时服。及疗伤冷泄泻，惊风入脾，霍乱吐泻，不纳乳食，大便不消化，痢下赤白，石榴皮煎汤化下。

断下圆 治泄泻无度。鄂渚施淬子民传，服之屡效。得之都下贵人。

枯白矾　诃子　牡蛎煅通红　黑附子炮裂，去皮　石榴皮醋浸，软炒，已上各二两　华阴细辛一两半，去叶、土　川干姜三两，炒　赤石脂三两，煅　龙骨三两，粘舌者

右为细末，面糊为圆如梧桐子大。每服一百圆，食前浓煎陈米饮下。

敛肠圆 治久泻，滑泄不止，脏腑不固，日夜频并。姜侍郎方。

木香　丁香　附子炮，去皮脐　缩砂仁　诃子皮　罂粟壳炒，去穰、顶　梓州厚朴姜制　肉豆蔻面裹煨　川姜炮　没石子　白龙骨　赤石脂煅　禹余粮醋淬七遍，已上各一两

右为细末，面糊为圆如梧桐子大。每服七十圆，米饮下，空心、食前。

木香白术散 治水泻，肠滑不禁，脾气虚弱，不思饮食。徐元敏察院方。

南木香　缩砂仁　白术各一两　丁香半两

右剉如麻豆大。每服三四大钱，水一盏半，煎至七分，食前通口服，轻者三四服，甚者五六服。虚冷人加附子半两。

大防风汤 治痢风，足履瘫弱，遂成鹤膝，两膝肿大而痛，髀胫枯腊，但有皮骨而已，拘挛跧卧，不能屈伸，遂成废人。淮东赵参政甥李

念七官人方，医善法寺僧取效，此真奇方也。

防风去芦　白术　白芍药　川当归　杜仲去皮,炒　熟干地黄　黄耆微炒秤,二两　羌活去芦　牛膝去芦　甘草炒　人参各一两　附子炮,去皮、脐　川芎各一两半

右件为粗末，拌匀。每服五钱，水一盏半，入生姜七片，枣子一枚，同煎至八分，去滓，食前温服。

神仙阿胶汤　治五色恶痢，状如鱼肝，或似豆汁，移床就厕，日夜无度，诸药弗效。三服定差，或老或少，若实若虚，妇人产前产后，皆可服之。

御米壳一两,连盖者　阿胶一两,用蚌粉炒起炮　人参紫晕者　黄耆鼠尾者,已上各半两

右为粗末。每服三大钱，生姜三片，大枣二枚，水一盏半，煎至一盏，不计时候服，小儿一服分三服，并去滓温服。

乌豆饮子[1]　治赤白痢。

黑豆一百粒,半炒半生　御米壳一十四个,半炙半生　甘草半两,半炒半生

右为粗末。每服水一盏半，煎至八分服，小儿量加减与服，并去滓。

御米饮子　治赤白痢神效，不可具述。

御米壳去盖蒂秤,炙　白茯苓去黑皮　甘草炙,各半两　厚朴一两,去粗皮,剉,姜汁炒熟　人参去芦　干姜炮,各一分　乌梅三个,并核用

右为粗末。每用五钱匕，水一盏半，生姜三片，枣子一枚，同煎至一盏，去滓温服，小儿量大小加减与服。赤多者入黑豆三十粒同煎。

参香散　治腹痛下痢，日夜频并。

御米壳蜜炙,四两　木香二两　人参去芦,一两　乳香半两,别研

右三味为细末，入乳香和匀。每服二钱，米饮调下，空心、食前服。

抵圣散　治脾胃虚弱，泄泻不止，腹痛肠鸣，水谷不化，不[2]思饮食。

---

[1] 子：原脱。据目录补。
[2] 不：原作"可"。据《普济方》卷二百八《泄痢门》引"抵圣散"改。

肉豆蔻八枚，面裹煨香　人参去芦头　陈皮去白　白茯苓去皮　木香已上各半两　肉桂去粗皮　附子炮，去皮、脐，各一两　甘草七钱半，炙　诃子十六枚，煨，去核

右为细末。每服三钱，水一盏半，生姜三片，枣子一枚，煎至一盏，温服，空心、食前。

香粟饮　治下痢赤白，无问寒热风湿，并主之。

御米壳五个，去穰炙　丁香五枚　乳香一皂子大　白豆蔻一个，取仁　甘草寸半，炙

右㕮咀。只作一服，水一大碗，煎至七分盏，去滓温服，神效。

开胃汤　治禁口痢，数日不食，命危笃甚者，只两服见效。武陵刘处士家世儒医，用此方活人甚众，不欲秘藏，广传于世。

罂粟[1]　木香　槟榔　陈皮

右为粗散。每服二钱，水一盏，煎至七分，去渣，点四君子汤末二钱，通口服，不拘时候。

木香煮散[2]　治痢。昔有妇人病痢，经年不瘥。祷于观音，夜梦传此方。予长子在於潜病革，老妇亲往视之，投三服而愈。自后长少有疾，只两服便止。

南木香一大块，约半两，黄连半两，水半升，同煮至干，去黄连，取木香薄切片子，焙干为末，分作三服，第一服用炙甘草汤调下，第二服用炙陈橘皮汤调下，第三服用浓煎陈米饮调下，不拘时候，日进三服。若大人添药添水。赤痢倍黄连，白痢倍木香。

---

[1] 罂粟：此后疑脱"壳"字。
[2] 木香煮散：与本卷上文"观音应梦方"同方，属重复。

 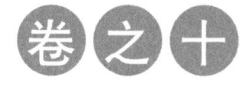

喘嗽门

治嗽

青州白圆子真方 国初青州谢家，有老人游山，见异人对弈，老人旁观。久之，弈者曰：汝饥否？曰：然。遂指桃树，汝食此。老人摘一颗，食已腹饱，少顷欲归。异人曰：汝家已更两世，今虽还家，子孙亦不能识汝，且为我守此门，若有变怪，切不可开。异人遽起不见。良久，但闻丝竹之声謦謦而来。老人开户视之，则异人已对坐于门外，曰：吾固戒汝不得开，不从吾言，是无分也。今有数方授汝，归使子孙售于世，可以致富。遂将老人推出，堕于老人[1]之宅。子孙惊怪，奔告邻里，里人曰汝家八十年前，大父入山寻不见，即此老人也。子孙方信。以方鬻之，果为润屋。至仁宗[2]时，有旨令其家上白圆子方，其家深恐其间药不便于至尊服食，遂易之以进。其后子孙有为房陵宰者，亲与番阳余童端学言其因，且传真方。

大半夏一两，汤浸七遍　白附子一两，洗，略炮　川乌头一两，略炮，去皮、尖　天南星一两，洗，略炮　天麻一两　全蝎一两[3]

右为细末，生姜自然汁煮糊为圆如梧桐子大。每服十圆至二十圆，食后、临睡茶清，或熟水下。如瘫痪风，温酒下。日进三服。常服永无

---

[1] 推出堕于老人：六字原脱。据《普济方》卷一百五十七《咳嗽门》引"青州白丸子"补。
[2] 宗：原作"廟"。据改同上。
[3] 一两：原脱。据补同上。

风痰膈壅之疾。小儿惊风，薄荷汤化下二圆。

知母散 治远年日近诸般嗽疾。昔年信州永丰岐路人，作真符结束，手持时辰牌[1]，前面写申时，背面写寅时，口道申时服了，寅时效[2]。日得千金，服者无不取效，宜其宝此而不传。忽因犯事到官有罪，寓客赵吉老提举挟取其方，恳代其罪。

知母　贝母各一两，为细末　巴豆二十粒，去油存性，细研

右取巴豆末，和前药末令匀。每服一字，用姜钱三片，两面蘸药末，卧地[3]细嚼，咽下便睡，寒痰自胸膈逐下至于脏腑，次早必利一次，以温粥补之。五七岁小儿加减药末一半，姜钱一片，其嗽即定，如神。

治大喘**鲫鱼圆** 治肺经久受寒邪，气满喘急。初发则寒从背起，冷如冰雪，渐渐喘促，气不相续，痰涎壅塞，咯吐不出，坐卧不得，莫可支吾[4]，两肩耸竖[5]，曲背弩目，困惫欲绝[6]，急宜服之。或未效，再服即愈，其效如神。何表幼苦此疾，屡濒于死，偶得江陵名医何璠用此药，一服今绝根数年矣。

大鲫鱼一个，重一斤以上者为佳，不去鳞，亦不去肠肚，只就肚上近头处剜一窍，入好明净白色微黄砒霜一块，重一钱许，入窍内令深，次以青蒿拌黄泥，捣和令匀，裹其鱼，用大竹筒[7]一枚，一头留节，一头入鲫鱼，尽处锯断。又以青蒿泥塞筒口，筒外又用青蒿泥薄裹定，入炭火内煅令竹筒通红，去火候冷，剥去泥，取鱼，去烧不过骨，入沙盆内烂研如泥。用真蛤粉三钱，别研细，入鱼和匀得所，圆如绿豆子大，朱砂为衣。每服四圆，甚者六圆，用沙糖水少许咽下。喘正急时宜

---

[1] 牌：原作"脾"。据《普济方》卷一百五十七《咳嗽门》引"一捻金（又名贝母散）"补。
[2] 效：原作"较"。据改同上。
[3] 卧地：同上作"静卧"，义长。
[4] 吾：原作"梧"。据《普济方》卷一百六十三《喘门》引"鲫鱼丸"改。
[5] 竖：原作"坚"。据改同上。
[6] 绝：原作"饱"。据改同上。
[7] 筒：原作"笛"。同"筒"，据改。后同径改。

服之。初切不可过多圆数。服毕一两时，勿吃热物。欲试此药，先用猪肺一枚，吹胀，入数圆于肺内，顷刻渐瘘，方表其效。

贝母汤 治诸嗽久不瘥。黄师文云：戊申冬，有姓蒋者，其妻积年嗽，制此方授之，一服取瘥。以此治诸嗽，悉皆愈之。

贝母去心，一两，姜汁制半日　黄芩生　干姜生　陈皮　五味子各一两　桑白皮　半夏　柴胡　桂心各半两　木香　甘草各一分

右为粗末。每服五钱，水一盏半，杏仁七枚，去皮尖，碎之，生姜七片，同煎至七分，去渣热服。

五味子汤 治寒嗽。侯博古方。滁阳高司法名申之，每苦喘疾，发甚时非此药不能治之。

真北五味子二两　麻黄四两，去节　杏仁二两，去皮、尖，麸炒　陈橘皮去白，三两　甘草一两半

右为粗末。每服二大钱，以水一盏半，煎至七分，去渣，通口服，不计时候。喘甚加药末，入马兜铃、桑白皮。夏月减麻黄一两。

观音人参胡桃汤 治痰喘。出《夷坚志》第三卷。有证说盖人参定喘，胡桃敛肺[1]也。

新罗参一寸许　胡桃肉去核，一枚，不去薄皮

右煎汤下，不拘时候服，即效。

七七散 治喘嗽。江西李道人传此方。

皂角三条，不蛀，长者，去黑皮，破开作两片，去子作三项入药　巴豆十粒，去皮，入皂角内缚定，蜜制[2]，火炙令黄色　半夏十个，入皂角内缚定，蜜制，火炙令黄色　杏仁十枚，入皂角内缚定，生姜汁制，火炙令黄色

右三味同碾为细末。每服用一字，安在手掌中，临睡用生姜汁调，舌点吃，立有神效。

立安散 治暴嗽神效。永嘉朱郎中方。

---

[1] 肺：此后原有"攻"字。据《医说》卷三《神方》"人参胡桃汤"删。
[2] 蜜制：《普济方》卷一百六十三《喘门》引"七七散"作"麻油制"。

皂角一条，不蛀者，去皮并子　　川江子三粒，去油壳　　半夏三个　　杏仁三个

右四味同炒焦黄色，为细末，每服半钱，生姜汁调，放手掌中舐[1]吃，立效。忌炙煿、油腻食物。

茯苓散　　治痰饮最捷径。赵从简方。

白茯苓　　半夏汤浸七次

右等分，各剉如小豆大。每服三钱，水一盏半，生姜十片，煎至七分，去渣服。

温肺汤　　治肺寒，咳嗽声重，时行嗽疾。姚知县传此方，甚者不过两服。

麻黄一两，不去节　　五味子半两[2]　　杏仁二两，去皮、尖，炒香　　甘草半两，炙　　桂心半两

右为粗末。每服四钱重，水[3]一盏半，姜钱五片，煎至七分，去滓热服。

人参饮子　　张寺薄方。治痰嗽，亦治寒热壅嗽。

人参去芦　　桔梗　　半夏汤洗七次　　五味子　　赤茯苓　　白术已上各一两　　枳壳半两　　甘草半两，炙

右㕮咀。每服三钱重，水一盏半，姜钱五片，煎至七分，去渣，空心、食前服。寒壅者加杏仁不去尖、紫苏各半两。

神效化痰丹　　张运幹方。

白矾二两，通明[4]者，枯过　　半夏一两，生姜制　　天南星一两，切作片子，用皂角水浸一宿，铫内熬去水为度　　白僵蚕一两，半两生，半两醋浸[5]一宿

右同为细末，姜汁糊为圆如梧桐子大，小圆亦得。每服十五圆至二十圆，生姜汤下。又治小儿急慢惊风，用皂角水调涂牙龈上，药入咽

---

[1] 舐：原作"咶"。同"舐"，据改。后同径改。
[2] 两：原脱。据《是斋百一选方》卷五"温肺汤"补。
[3] 水：原脱。据补同上。
[4] 明：原作"时"。据文义改。
[5] 浸：原作"臣"。据文义改。

即活。

治喘并痰嗽岳阳仙翁方

白矾飞过　五倍子

右各等分，为细末。每服一钱，以生猪肝火上炙熟蘸药，食后、临卧服。

阿胶散　治暴嗽，一服效。庐山寺老子方。

阿胶二片，炙　生姜十片　大乌梅二个，捶碎　甘草半寸　紫苏十四叶　杏仁七个，去皮、尖　罂粟壳一个，去蒂、穰，炙　大半夏三个，汤泡

右用水一大碗，煎至六分，去滓，任意服之，临睡服。

钟乳汤　治虚冷咳嗽痰盛。刘驻泊名汝翼，服此最效。

钟乳粉一两　半夏一两，汤浸七次　南星一两，汤泡　滑石三钱，别研

右将半夏、南星碾为末，和钟乳粉、滑石令匀。每服三钱重，生姜十片，水二大盏，煎至八分，食前温服。禀受怯人，以此药下黑锡丹[1]五十圆，或四神丹[2]十数粒，无不效者。

二贤散　治风痰壅膈，食物不下。张知县患此痰，连服二贤散数日，觉胸中有物坠下于腹，大惊，目瞪出汗如雨，腹中痛甚，遂泻下数块如铁弹子，臭秽不可近，自后胸中豁然无壅滞之患，此药之力也。

洞庭橘皮四两　粉草一两

右剉碎。用水二大盏，慢火煎熬，以水干为度，取出焙干，为细末。空心、食前，白汤点下。

银液散　治伤风咳嗽及劳嗽，痰涎壅塞，胸膈不利，涕唾稠黏。

天南星二两，捣碎，以生姜汁作饼，炙干为度　甘草半两，劈开，炙一边黄

右为末。每服一钱，水六盏，煎至七分，通口食后、夜卧连二服，仰卧良久。忌油面。

---

[1] 黑锡丹：本书四次提到此方名，但未收具此方。方见《和剂局方》卷五《治诸虚》，由沉香、附子、胡芦巴、阳起石、茴香、破故纸、肉豆蔻、金铃子、木香、肉桂、黑锡、硫黄12味组成。

[2] 四神丹：本书两次提到此方名，但未收具此方。方见《和剂局方》卷五《治诸虚》，由雄黄、雌黄、硫黄、朱砂4味组成。

神效散 治咳嗽声不出者。

麻黄一钱，去节　甘草二钱，生　杏仁三七个，去皮尖　乌梅一七个，打破

右用水二碗，瓷器中煎至一碗，每服一盏。

玉芝圆 化痰涎，利胸膈，和胃气，进饮食。治头目昏眩，四肢倦怠。

半夏一两，汤洗去滑，焙　天南星一两，米泔浸一宿，打碎，焙　赤茯苓一两　人参一两　干薄荷一两，洗

右为末，生姜自然汁为圆如梧桐子大。每服二圆，食后、夜卧姜汤吞下。

半夏散 治伤风冷吐，及诸般恶心、吐痰、吐食等。

半夏一两　天南星半两，二味用姜汁浸少时，炒干　白术一两　甘草一两

右为末。每服一钱，水一盏，煎至七分，温服。

养肺汤 治肺经感寒，邪气不解，稍遇风冷，腠理不密，则气急，喉中有声。

桑白皮三两　干姜炮裂，一两一分　人参一两半，去芦　肉桂去粗皮，一两　贝母一两，去心秤　大枣二十粒，去核　粳米一合

右咬咀。每服四钱匕，水一盏半，煎至七分，去滓温服，不拘时候。

阿胶圆 治肺受风寒，咳嗽不止，痰涎并多，上喘气促，睡卧不安。或肺经客热，咳而面赤，久不已者，并宜服之。

阿胶一分，蚌粉炒令色黄　贝母七枚，炮　款冬花　紫菀净洗焙干秤　知母　白矾枯，已上各一分　天南星一枚，炮令黄色，取重一分

右为细末，炼蜜为圆如绿豆大。每服二十圆，米饮下，食后服之。

泻白散 治肺气上奔，咽膈胸胁溢满，喘急不止，甚者头面浮肿，腹胀，小便不利。

桑白皮炙　紫苏叶　人参　汉防己　甜葶苈微炒　半夏汤泡[1]洗七

---

[1] 汤泡洗：原作"汤炮洗"。《杨氏家藏方》卷第八《咳嗽方》"泻白散"作"汤洗"。今据文义改。

次　麻黄去根节，已上各一两　甘草半两，炙　陈皮去白　吴茱萸汤泡洗七次，焙干秤，各三分

右㕮咀。每服五钱匕，水一盏半，生姜三片，煎至一盏，去滓温服，食后。

香苏饮子　治咳嗽声重，胸满气喘，面目虚浮，鼻塞流涕，肢节烦疼，及脚气发动，脚肿脚弱，疼痛寒热，并宜服之。

紫苏叶四两半　五味子去梗　大腹皮　乌梅肉已上各三两[1]　杏仁二两四钱，去皮尖　陈橘皮去白　覆盆子各一两八钱　桑白皮　麻黄各一两半

右㕮咀。每服三钱匕，水一盏，生姜三片，黑豆三七粒[2]，同煎至七分，去滓热服，食后、临卧服之。

八味香苏饮　治肺感风寒，咳嗽不已，痰涎喘满，语声不利，面目浮肿，肺气不顺。

紫苏叶　半夏曲　紫菀　五味子　陈橘皮去白　甘草炙，已上各半两　杏仁二两，汤浸。去皮、尖，麸炒　桑白皮一两半

右㕮咀。每服四钱匕，水一盏，生姜三片，同煎至七分，去滓，食后、临卧热服。

平喘汤　治咳嗽，止喘。

知母　半夏汤洗七次　杏仁去皮、尖，麸炒　麻黄去根、节　阿胶蚌粉炒　贝母已上各一两　桑叶　款冬花　甘草炙，已上各半两

右㕮咀。每服三钱匕，水一盏半，生姜五片，同煎至八分，去滓温服，食后。

立安散　治一切咳嗽喘急，坐卧不宁。

麻黄九两，去根不去节，炒令焦黄　石膏一两半，生用　罂粟壳去盖蒂、穰令净秤，一两，用蜜炙　人参去芦头，一分　苦葶苈半两，微炒　藿香叶去枝梗，以杖子击去土令净秤，半两

右为细末。每服二钱匕，沸汤调下，食后、临卧服。

---

[1]　两：原作"分"。据《杨氏家藏方》卷第八《咳嗽方》"杏苏饮子（同此方）"改。
[2]　粒：原脱。据补同上。

葶苈散　治咳嗽，痰涎喘急。

葶苈_{半两}　半夏_{生姜汁浸软切}　巴豆_{四十九粒，去壳，同上二味一处炒，候半夏黄色为度}

右除去巴豆不用，只以上二味为细末。每服一钱匕，用生姜汁，入蜜少许同调咽下，食后服。

杏参散　治上气喘满，倚息不卧。

杏仁　桃仁_{并汤浸，去皮、尖，麸炒}　人参　桑白皮_{米泔浸一宿，焙干蜜炙，各秤一两}

右为末。每服二钱，水一盏，姜钱三片，煎至七分服，不拘时候，入枣子一枚尤妙。

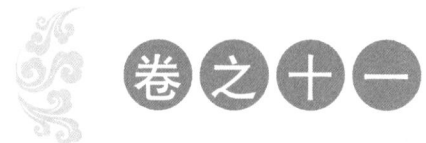

小肠气门 疝气　偏坠　膀胱

治小肠寒疝　膀胱伏梁、奔豚[1]、痃气等疾，及治妇人育肠气。泗州杨吉老方。杜夷之患此疾年深，张子公说，令王继先医三年，服药不瘥。后得此方，于张倅数服去根。又以此方献继先，亦服之遂安。

附[2]子一两，去皮、脐　防风一两，各剉如豆大，盐四两，乌豆一合，同二味炒令黄，列去诸药，只用附子　葫芦巴　木香　巴戟去心　川楝子炒，去核　官桂　延[3]胡索　荜澄茄去蒂　茴香[4]炒　破故纸已上各一两，炒　更加益智子亦得

右为细末，用糯米粉酒打糊为圆如梧桐子大，辰砂为衣。每服三十圆，加至五十圆，空心温酒下。妇人淡醋汤下。

固真丹　治元脏久虚，及小肠肾余膀胱疝气，五般淋疾，精滑精漏，小便白浊，及妇人赤白带下，漏下血崩，子宫血海虚冷等疾，并皆治之。高司法方。

制苍术法洗去土，米泔浸，逐日换新泔，春一日，夏三日，秋七日，冬十日，初作片子，焙干秤，一斤分四处

苍术四两入茴香一两，盐一两，同炒令术黄为度[5]

---

[1] 豚：原作"㹠"。同"豚"，据改，后同径改。
[2] 附：原作"防"。中药无"防子"药名。《杨氏家藏方》卷九《补益方》"十补圆"（基本同此方），作"附子"，据改。
[3] 延：原作"悬"。据改同上。
[4] 香：原作"上"。据改同上。
[5] 苍术……为度：凡19字，原书重复两次。径删所衍一句。

苍术四两入川乌一两，炮裂，去皮、尖，切作片子，并川楝子一两，和皮核劈开，同炒术黄为度

苍术四两入红椒一两，去目并合口者，破故纸一两，同炒令术黄为度

苍术四两用好醋、好酒各半斤，一处同煮二三十沸，取术焙干

右一处为末，用煮药酒醋打面糊为圆如梧桐子大。每服二十圆，男子温酒或盐汤下，空心、食前，妇人醋汤下。药性温，无毒，小便频数为效。

香苓散[1]　治小肠疝气、偏坠等疾，大学生朱端方，屡服取效，后传之于人，无不神验。此药皆《局方》[2]。

先服五苓散用酒一盏，入灯心、枣同煎，下第二药二十圆

青木香圆

五积散次服，煨姜盐煎下

沉香荜澄茄散平复后再服

夺命丹　治小肠气。前峡州教授王执中方。

玄胡索一两　干蝎半两

右二味为细末。每服半钱或一钱，温酒空心、食前服下。

一捻金　治奔豚、小肠诸气痛不可忍者。詹武子方。

玄胡索　全蝎炒　川楝子炒　舶上茴香炒，各一两　附子半两，去皮、脐，生用

右为细末。每服二钱，痛作时，用热酒调下。甚者不过再服。

星斗圆　治小肠疝气，偏坠撮痛，及外肾肿硬，日渐滋大，一切疝气等疾，并皆治之。冯仲柔绍兴壬子冬，亲患此疝气攻冲小腹，刺痛垂死，进一服，脏腑微动甚痛，即愈。

吴茱萸一斤，去枝梗，分作四分，四两醋浸，四两酒浸，四两汤浸，四两童子小便浸，各一宿，焙干　泽泻二两，去灰

右为细末，酒煮面糊为丸如梧桐子大。每服五十丸，空心、食前盐

---

[1] 香苓散：原脱。据目录补。
[2] 此药皆局方：指此下皆《和剂局方》的成方。

汤或酒下亦得。

如圣丸 治小肠疝气，发作无时，疼痛莫能忍。华亭朱监税方。

牛膝一两，酒浸一宿，焙干　肉苁蓉一两，酒浸一宿，焙干　葫芦巴半两　巴戟半两，去心　南木香半两，不见火，日晒干　破故纸半两，微炒　桂心半两，不见火　干山药半两　川附子一两，炮，去皮、脐，切作骰子块　荜澄茄半两　川乌头半两，炮，去皮、尖，切作骰子块　黑牵牛半两　川楝子一两，每个作四片，酒煮十零沸，焙干　蚖青三十个

右将川楝子、川附子、川乌头同黑牵牛、蚖青，于银器中慢火炒令黄色，火不可紧。去牵牛、蚖青，只将附子、乌头、川楝同前药为细末，酒糊为丸如梧桐子大。每服五十丸至百丸，空心温酒或盐汤下。

治小肠气 郭廷圭知县云，旧苦此疾，每岁不下五七次发，服药一料，病根遂除，今已十五六年不作。

舶上茴香一斤　生姜四两　青盐二两

右用生姜研碎，并滓汁拌和茴香，过一宿，晒、焙干，为细末。次用青盐别碾入药，酒糊为丸如梧桐子。每服三五十丸，盐汤或温酒下，空心、食前服之。

荆芥散[1] 治阴肾肿大如斗。胡伟节方。

荆芥穗不以多少，新瓦上焙干

右为细末。每服二钱，热酒调下，即散去。

导利散 治小肠气。出陈氏方。余一仆素有此疾，每作必服此，立愈。

右五苓散一贴，用灯心三十茎，酒一盏半，煎至一盏，食后服讫，用被盖卧，小便过立效。

寸金丹 治元阳虚弱，寒气攻冲膀胱，小肠发肿作痛，或在胁牵连阴痛，身体憎[2]寒，撮痛不可忍，连进二服立效。

---

[1] 荆芥散：原脱。据目录补。
[2] 憎：原作"增"。本书"憎"字每每误作"增"，据文义改。后同径改。

当归酒浸一宿　楮实子　川楝子炒,各两半　全蝎四十个,炒　巴豆七个,炒赤,去皮壳

右五味为末，用浸当归酒打面糊和丸如鸡头大。每服两丸至三丸，空心温酒、盐汤任下。

断弦散　治小肠偏坠，疝气刺痛，腰屈不伸。

金铃子四十九个　川巴豆半两,打破　马蔺花一钱,炒　舶上茴香一分,炒　沉香半两,不见火　木香一分

右为末。每服二钱，炒葱酒调下，空心、夜卧、发时服。

徐都承方[1]　治疝气肿硬。徐都丞叔至传钱参政方。

防风去芦　牡丹皮去心

右等分，为细末。食前酒服方寸匕，日进三服。《太平圣惠方》云：治癞卵偏坠。又一方加黄蘖、桂心二味等分，治气上下肿胀。

三茱圆　治小肠气，外肾肿疼。唐仲举苦肾痛，服此得效，病自泄气中出。

山茱萸　吴茱萸　石茱萸　川楝子一两,用斑蝥十四个,去翅、嘴,同炒赤,去斑蝥　破故纸一两七钱,炒香熟　黑牵牛一两,炒熟　茴香三两,微炒　青皮三两　青盐三两

右为细末，醋煮面糊为圆如梧桐子大。每服三五十圆，先吃炒桃仁十五个，以温酒或盐汤下，空心、食前，茴香酒亦得。

治寒湿气　小腹疼，外肾偏大肿痛。军头司何押番传与陈端，遇发时只一两服立定。何云，等子辈此药，故无下部之疾。

茴香　柿楂子本草名糖梂

右二味等分，为细末。每服一二钱，盐酒调，空心热服。

茱萸圆　夏五方。汉阳洪签判名价传，复州史君亲服得效。

山茱萸　石茱萸炒　吴茱萸炒　金铃子去核,炒　青皮去白,炒　舶上茴香炒　马蔺花炒　小儿胎发煅存性

---

[1]徐都承方：原脱。据目录补。

右各一两，为细末，酒糊为圆如梧桐子大。每服三五十圆，用盐汤下。

茴香金铃圆 治奔豚气。马梦山府判方。

金铃子一两，每个剉作四片，用僵蚕半两，去丝、嘴，同炒令香熟，去僵蚕不用　茴香一两，微炒　马蔺花一两　吴茱萸汤洗七次，炒令香熟　石茱萸酒浸，炒令香熟　山茱萸　青皮　陈皮已上各一两

右件为细末，酒糊元如梧桐子大。每服三五十圆，温酒、盐汤下，食前。

五苓散 治膀胱气痛不可忍者，及治小肠气等疾。徽城宋吉甫此疾发作，被医者以刚剂投之，疼痛愈甚，小便三日不通，脐下虚胀心闷。予因脉之，见其面赤，脉洪大。因投热药太峻，阴阳痞塞，气不得通，医者更下四神丹数粒，痛觉愈甚。予曰：若再服此，断定必死。渠恳求治，遂与五苓散一贴，葱白一茎，连须，茴香一撮，入盐少许，水一盏半，煎至七分，连进两服。下小便一二升，宛如墨汁，脐下稍宽得睡。次日诊之，脉已平矣。续用硇砂圆与之得差。大抵此疾因虚得之，不可骤补，当先荡涤邪气，然后补之。

泽泻剉，二两半　猪苓去皮　赤茯苓去皮　白术去芦，已上各二两半　桂去粗皮，一两

右为细末。每服三钱半重，依此方证服食。

硇砂圆

木香　沉香　巴豆去壳，各一两　青皮二两　铜青半两，研　硇砂一分，研

右二香、青皮三味细剉，同巴豆慢火炒令紫色为度，去巴为末，入青、砂二味研匀，蒸饼和圆如梧桐子大。每服七圆至十圆，盐汤吞下，日二三服，空心、食前服。

金铃子散[1] 治丈夫肾脏气虚，膀胱及小肠等气疾，发作疼痛。

---

[1] 金铃子散：原脱。据目录补。

金铃子一百颗，用温汤浸过，去皮不用。以巴豆二百颗，碎捶微破，拌麸三升。就铜铫内炒金铃子，令赤色香熟为度，放冷取出金铃子，净捡过，去核，捣金铃子为细末。每服三钱，不计时候，以热酒调下。如不饮酒，醋汤亦得。麸豆皆不用。

三增茴香圆 治肾与膀胱俱虚，为邪气搏结，遂成寒疝，伏留不散，脐腹撮痛，阴核偏大，肤囊肿，重坠滋长，有妨行步。肾经闭结，阴阳不通，外肾肿胀，冷硬如石，渐渐丑大，及小肠气寒疝之疾，并皆治之。唐仲举方。

茴香舶上者，用海盐半两，同炒焦黄，和盐秤　川楝子炮，去核　沙参洗到　木香洗，各一两

右为细末，以水煮米粉稠糊为元如梧桐子大。每服二十圆，温酒或盐汤下，空心、食前，日三服。小病此一料可安。才尽，便可服第二料。

第二料加下项药：

荜拔一两　槟榔半两

右入前件药，共六味，重五两半，细末，依前法糊元、汤使、元数服之。若病大未愈，便服第三料。

第三料又加下项药：

白茯苓四两，紧小实者，去黑皮　黑附子半两，炮，去皮、脐秤，或加作一两

右通前件药共八味，重十两，并依前法糊元、汤使、元数服之，加至三十元。新久大病不过此三料可愈。小肠气发频及三十年者，寒疝渐至栲栳大者，皆可消散，神效。

茴香三棱散[1] 专治小肠气。

金铃子去皮，醋浸一宿　茴香隔纸微炒　荆三棱火炙，醋淬七遍　蓬莪茂亦用醋淬

右四味各等分，捣罗为末。每服一钱，葱酒调下。

---

[1]茴香三棱散：原作"金铃子散"。据目录、正文改。

沉香圆 治膀胱久冷滞气，兼壮元气方。

沉香　木香　舶上茴香微炒　菟丝子酒浸三日，研如泥　金铃子每个判为八片，逐个入去壳巴豆三个　巴豆三粒，麸炒熟，去巴豆不用，只用金铃子半两　桃仁一两，银器中炒香，去皮、尖研　乌梅[1]半两

右七味，为细末，酒糊圆如梧桐子大。每服十圆至[2]十五圆，空心温酒，或盐汤下。初服三日，觉小便多，或下泄为验。

巴戟圆[3]　补下元，疗小肠气。

茴香炒　巴戟穿心紫色者　肉苁蓉酒浸切，焙干　破故纸炒　附子大者，炮去皮、脐　青皮去白，已上各一两　槟榔半两

右为细末，入盐半两。用羯羊腰子二对，去筋膜，烂切研细。入末更同研令匀得所，圆如梧桐子大。每服二十圆，空心盐汤吞下。

七疝汤　治男子七种疝气，攻疰小肠急痛，牵掣不可忍者。

川乌头一个，重三钱者，炮，去皮、尖　干全蝎十四个，去毒，炒　盐三钱，炒

右件㕮咀。水一碗，煎至七分一盏，去滓放温，只作一服，空心、食前。

气宝圆　治一切气滞，心胸痞闷，及酒食所伤，脾胃积滞，膀胱疝气，攻注腰脚。

茴香炒，二两　陈橘皮一两　木香一分　黑牵牛四两，以吴茱萸，慢火同炒，候茱萸焦取出，不用茱萸，只用牵牛头末一两

右为细末，拌匀，炼蜜为丸如梧桐子大。每服三十丸，生姜汤下。更看虚实加减，食前服。小肠气痛则盐汤下。

香橘散　治小肠气发作，攻筑疼痛，及诸般冷气刺痛。

茴香炒　青橘皮汤浸，去白　京三棱炮，切　槟榔鸡心者，已上各一两　木香半两

---

[1]乌梅：同上作"乌药"。据本方功用主治看，"乌药"义长。
[2]至：原作"止"。据《普济方》卷四十二《膀胱门》引"沉香丸"改。
[3]巴戟圆：原脱。据原目录补。

右为细末。每服二钱，入盐一捻，沸汤点服，不拘时。

香壳散　治小肠疝气。

黑牵牛 三钱　　茴香 一两，炒　　玄胡索 半两，炒　　枳壳 去穰，麸炒，半两

右为细末。每服二钱，热酒调下，食前[1]。

---

[1] 此后疑脱"服"字。

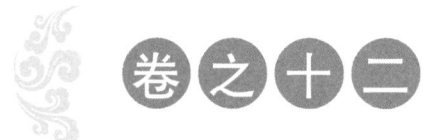

脚气门

治脚气椒囊法 陈总领得吴宽夫方，复传数亲知，皆得其效，此真方也。又解后王成之，其用火踏，亦有一布囊，问之岂非椒乎？云：又添破开槟榔，并熟艾各三之一，且云果是奇绝。大抵足膝之病，居下属阴，又加寒湿，阴益甚矣。血气惟冷凝结，非至热不可除。今用川椒，椒性热，复加以火蒸之，自然寒湿去矣。处方之始也。

川椒三斤　槟榔破开　熟艾各三之一[1]

右和作一处，入疏布囊中，置为踏上，跣[2]足踏取囊。盖椒气性热，能去其寒气也。

换腿圆 治一切脚气，不拘年深岁近，每发疼痛肿不可忍者。刘郎中方。

石南叶　天南星　石斛　川牛膝酒浸　薏苡仁　羌活　天麻　黑附子　防风　萆薢　黄耆　川当归　续断　桂已上各一两　木瓜四两　苍术　槟榔半两

右为末，面糊圆如梧桐子。每服四十圆，木瓜汤下，空心、食前。年少气壮者，去附子、桂心，苍术三之二，木瓜四之二，却多加槟榔。如中年少气弱，能服热药者，全[3]用之。

活络丹 治寒湿脚气，筋骨手足一切疼痛疾。鄂渚林总郎元礼，同

---

[1] 三之一：指三分之一，即一斤。
[2] 跣：xiǎn，光着脚。
[3] 全：原作"余"。据《普济方》卷二百四十二《脚气门》引"秘方换腿丸"改。

官数人服之皆效。

白术六钱，净者　牛膝半两，去根，酒浸，焙干秤　杜仲六钱，去粗皮，姜制，炒，去丝了秤　附子半两，炮，去皮、脐了秤　甘草二钱半，炙　人参二钱半，洗去芦　官桂二钱半，去粗皮了秤　川姜七钱半　当归一两二钱半，洗去土，酒浸一宿，焙干了秤

右件九味，并为粗末。每服半两，水二盏，煎至八分，去滓温热服。病在上者食后服，病在下者食前服。

铁脚圆[1]　治久新脚气，膝胫肿痛，脚心隐疼，行步艰难。或作攻冲作疮，脓血不止。江陵吴道人传，亦尝试效。

铁脚威灵仙用醋煮数沸者　黑牵牛半生半炒　金铃子去外皮并核，只取肉，入粟米[2]同炒令黄色，去粟不用　陈橘皮去白

右各等分，为细末，醋煮面糊为圆如梧桐子大。每服七圆至[3]十圆，空心白汤送下，以少点心压之。忌湿面并茶。

补泻圆　治干脚气及腿膝无力，行步艰难。余少年患此，脚软不能行止，忽遇道人授之一方，服半料便觉脚有力，服尽一料，厥疾遂瘳，大有神效。

南木香　川芎　槟榔　大黄　大麻仁去皮研如泥　牛膝酒浸　枳壳麸炒，已上各三两　官桂　黑附子炮裂，去皮、脐　萆薢　续断　杜仲姜制　五[4]加皮　防风　山茱萸　生姜屑　羚羊角屑　诃子皮炮，取皮，已上各一两半

右除槟榔、附子不见火，同为细末。次将大麻仁研如泥，拌匀，炼蜜为丸如梧桐子大。空心、食前温酒下三十丸，加至五十丸。忌鱼、面、生果、热物，如常服无忌。此药其效如神矣。

右经汤　治风湿寒毒流疰，足三阳经手足拘挛疼痹，行步艰难，憎

---

[1]铁脚圆：《普济方》卷二百四十《脚气门》有引"铁脚丸"，比此方多"草乌头（去皮尖，用粟米炒令黄色，去粟米不用）"一味。
[2]米：据《普济方》卷二百四十《脚气门》引"铁脚丸"删。
[3]至：原作"五"。据《普济方》卷二百四十《脚气门》引"铁脚丸"改。
[4]五：原作"石"。据《普济方》卷二百四十二《脚气门》引"补泻丸"改。

寒发热，自汗恶风，头眩腰重，关节掣痛。或卒中昏塞，大小便秘涩。或腹痛，呕吐下利，闻恶食气，髀腿顽痹，缓纵不随，热闷惊悸，心烦气上，脐下冷痹，喘满肩息，并皆主之。常服下气消痰，散风退[1]肿，进美饮食，令人不虚。石大夫传。

麻黄去节秤　干葛　细辛去苗、去土，令净秤　白术　茯苓　防己　甘草炙　肉桂去粗皮秤，不见火　防风　黄芩　半夏汤泡洗七次，去滑　麦门冬去心秤　白姜　小枣

右各一两，咬咀。每服四钱，水二盏，煎取一盏，去渣，空腹服。或自汗，去麻黄，加牡蛎一两、白术半两。

龙蝎圆　治干湿脚气，骨里作疼，或肿或不肿，引至膝上，走疰难忍，随手见效。沈先生传。

草乌半两，生，须拣圆净者　地龙半两，去土　全蝎二七个，去毒　黑豆二十一粒　赤口蜈蚣一条

右五味为末，糯米粥丸绿豆大，冷麝香酒下七元，加至五十丸无害。如人行五里，以温荆芥茶投之。一切动脾物，初服时可吃热汤水、饮食之类[2]。

木瓜圆[3]　治脚气。神妙。金山寺长老患此疾所苦。张显甫是时在金山寺斋僧，僧众中传此方，用木瓜蒸艾服之遂愈。后因住金山，登陟劳顿，脚复酸重，再合服亦效。

破故纸炒　舶上茴香酒浸一宿，炒　葫芦巴炒　牛膝酒浸一宿　肉苁蓉酒浸一宿　川续断拣净生用　杜仲去皮，生姜汁制一日一夜，炒令交断黄色，各四两，同为细末

右用艾叶四两，大木瓜四个，切作盒子，去尽穰，以艾实之，使竹签子签定，饭上蒸令烂熟，和叶研为丸，如梧桐子大。每服七十丸，温酒、盐汤食后服。

---

[1] 退：原作"腿"。据《普济方》卷二百四十一《脚气门》引"大料神秘左经汤"（同此方）改。
[2] 一切……之类：此句解释前一句为何要用温荆芥茶。
[3] 木瓜圆：原脱。据目录补。

治脚气小续命汤 须服两料，候通身得汗，作续命汤气香，疾乃去体。宜兴王侍郎居正之孙，为归安尉云三世有此疾，皆服之而愈。

麻黄 去节　人参　黄芩　芍药　芎䓖　甘草　杏仁　防己　桂 已上各[1]一两　防风 一两半　附子 炮，去皮、脐，细切，半两

右除附子、杏仁外，合捣为粗散，后入二味令匀。每服三钱，以水一盏半，入生姜五片，煎取一盏，去渣，稍热食前服。

紫苏子汤 治脚[2]弱上气。昔张文潜云：宋湘东王在南州，患脚气十年困笃，服此得效。苏子须用人家自种真正者。

紫苏子 炒　半夏 各五两，汤浸洗七次　前胡　厚朴 去皮，姜制　甘草 炙　川当归 各二两　桂 去粗皮，不见火　橘皮 各三两

右㕮咀，为粗末。每服四钱，水二盏，姜钱七片，枣子二枚，煎至七分，去渣食后服。

甘遂散 治脚气上攻，流注四肢，结成肿核不散，赤热焮痛，及一切肿毒。

甘遂 为末，水调傅肿处

右浓煎甘草汤服之，其肿即散。二物相反，须用两人买，各处安顿，切不可相和。尝有人苦此，一服病去七八，再服而愈之，得之一牛马牙人。医者之意正取其相反，故以甘遂傅其外，而以甘草引之于内，所以作效，如磁石引针之义也。

治脚弱无力 去杖行。兴化士人胡景遂传。常用之有效者。

赤芍药 六两　甘草 一两

右为㕮咀。每服三钱，水一盏半[3]，煎至一盏，空心食前，去渣通口服，日进三服。

治干脚气 杨监狱晚年苦此，用之取效。

大黄　黑豆

---

[1] 各：原脱。据《千金方》卷二十五《诸风》"小续命汤"补。
[2] 脚：此后原衍"气"字。据《千金方》卷七《风毒脚气方》"紫苏子汤"删。
[3] 半：原脱。据《普济方》卷二百四十一《脚气门》引"芍药甘草汤"（同此方）改。

右等分，为细末。用冷汤调，厚涂之，以纸贴其上，干则再换之。

治湿脚气　脚上生疮及生菰子，出汁不止。葛楚作湖州签判日，患脚所苦，服此药一年，顿愈。

鹿茸圆[1]每日空心先进一服　五味子　川当归　鹿茸　熟地黄各等分

右为细末，酒糊圆如梧桐子大。每服三四十圆，温酒空心下，或盐汤亦得。

槟榔汤　治脚气。少府监韩正彦暴得疾，手足不举，诸医以为风，针灸臂腿不知痛。孙兆作脚气，与此药而愈。

槟榔末三钱　生姜三片　紫苏七叶　陈皮三个

右以水一大盏，煎至七分，去渣，稍热服。

立效丹　治脚膝缓弱甚者。绍兴府戒珠寺一僧病数年，不能行，服此药而愈。亨老传此方。

附子一个，去皮生用

右为细末，葱白涎为圆如梧桐子大，晒焙干。每服十五圆至二十圆，温盐酒下。一方附子一个，用面裹煨熟，去皮、脐，葱自然汁圆如梧桐子大[2]，每服五六十丸，空心煎葱酒下，吃少温粥、蒸饼压之。

仙术木瓜圆　治一切干湿脚气。苏甥莹叟传与杨梅卿，渠亲试得效。

宣州大木瓜三个，去皮，切下盖，剜了子，用青盐六两，顿在三个木瓜内，于饭甑上蒸三两次，研烂。先以苍术二斤，米泔水浸三日，取出，黑豆一升，用长流河水，高于药面一拳同煮，以干为度，去黑豆不用。将苍术切作片，焙干，再入白茯苓六两，同碾为细末。研烂木瓜为圆，如梧桐子大。每服五十圆，空心温酒、盐汤送下，一月有效。

舒筋散　治血脉凝滞，筋络拘挛，肢节疼痛，行步艰辛。此药活血化气第一品药也。一方加橘皮。葛丞相传。

---

[1] 鹿茸圆：见本书卷十九"消渴门"。但用于此处颇为可疑，姑存待考。
[2] 如梧桐子大：原脱。据《是斋百一选方》卷十一"立效丹"补。

玄胡索　当归　官桂

右等分，为细末。每服二钱，温酒食前调下。

增爱圆　治男子妇人干湿脚气。赵作院方。

黑牵牛　破故纸已上各一两，并用半生，半炒熟[1]　威灵仙半两，去节　玄胡索半两　大蒜一个，每瓣钻孔，入巴豆肉一枚，湿纸煨令熟为度，去纸并巴豆不用[2]　大木瓜一枚，切盖子，入艾叶塞满，煎熟为度[3]

右为细末，先将大蒜、木瓜研烂，入药末为圆如梧桐子大。每服二十一圆，用糵子麻茶，空心吞下。忌一切动气物。

八味圆　治脚气上入，小腹不仁。凡久患脚气入心则难治，以肾水克心火故也。

山茱萸去核取肉秤　山药各四两　白茯苓去皮　牡丹皮　泽泻已上各三两　熟干地黄八两　附子炮，去皮、脐秤　肉桂去粗皮秤，各二两

右为末，炼蜜为圆如梧桐子大。每服十五圆，加至二八五圆[4]，温酒下，空心、食前，日二服。

乌药降气汤　治脚气上攻喘满，及诸气喘咳，悉主之。

乌药去皮　人参　白术　川芎　茯神　白芷　甘草炙　木瓜干　川当归洗　五味子　紫苏子各等分

右为粗散。每服四钱，水一盏半，姜钱五片，枣子二个，煎至七分，去滓温服。或作细末，汤点下亦得。

乳香宣经圆　治风寒湿痹，四肢拘挛，筋骨疼痛，行步艰难，脚气诸疾，并皆治之。

威灵仙洗　乌药　陈皮去白　黑牵牛生用　草薢　防风去芦头，已上各四两　川楝子去核取肉，微炒　草乌去皮尖，炒　茴香炒，已上各二两　五灵脂一两　附子炮，去皮、脐　木香　乳香别研，已上各八钱　黑豆三合，生用

---

[1] 炒熟：原作"熟炒"。据《是斋百一选方》卷十一"增爱元"乙转。
[2] 去纸并巴豆不用：原脱。据补同上。
[3] 煎熟为度：同上作"却盖了，以麻线系定，饭上蒸烂"，义长。
[4] 加至二八五圆：《金匮要略·中风历节病脉证并治》无此六字，疑衍。

右为细末，酒面糊圆如梧桐子大。每服三十圆，渐加至五七十圆，温酒吞下，空心、食前。

续骨丹 治两脚软弱，虚羸无力，及小儿不能行。

天麻_{明净大者，酒浸一夕} 白附子 牛膝 木鳖子_{各半两} 乌头_{一分，炮} 川羌活_{半两} 地龙_{去土秤，一分} 的乳 真没药_{各二钱} 朱砂_{一钱}

右以生大南星末一两，无灰酒煮糊圆如鸡头大，朱砂[1]为衣，薄荷汤磨一粒，食前服。

茵芋圆 治风气积滞成脚气，常觉微肿，发则或痛。

茵芋叶_炒 薏苡人_{各半两} 郁李人_{一两} 牵牛子_{三两，生取末一两半}

右细末，炼蜜圆如梧桐子大。每服三四十圆，酒下，食前，日三服。木瓜汤下亦得。

薏苡人圆 治腰脚走疰疼痛，此是脚气宜。

薏苡人 茵芋 白芍药 牛膝 川芎 丹参 防风 独活_{各半两} 熟干地黄 侧子_{一枚} 桂心 橘红_{各一两}

右细末，炼蜜圆如梧桐子大。每服三四十圆，酒下，食前。日三服。木瓜汤下亦得。

轻脚圆 逐风去湿，消肿行血止痛。旧有寒湿之疾，每发时痛不可忍，呻吟之声彻于户[2]外，几濒于死。忽遇一道人授此方，才服半料，间或发作，顿觉减于前时，服尽全料，厥疾遂瘳。信而服之，其验如神。

地肤子_{一两} 白术_{半两} 赤茯苓_{半两} 木猪苓_{半两，去黑皮} 舶上茴香_{半两，炒} 泽泻_{半两} 赤芍药_{半两} 紫苏叶_{半两} 葫芦巴_{半两} 槟榔_{半两} 枳实_{半两，去穰} 桃仁_{一两，去皮、尖，炒}

右十二味，除桃仁外，一处拌和匀，捣罗为细末。入桃仁炼蜜为圆，捣三五百杵，圆如梧桐子大。每服三五十圆，空心紫苏汤下，加至百圆。

---

[1] 砂：原脱。据《普济本事方》卷四《肾脏风及足膝腰腿脚气》"续骨丹"补。
[2] 户：原脱。据《普济方》卷一百十八《寒暑湿门》引"轻脚丸"补。

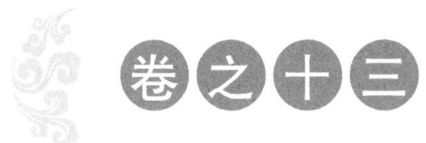

卷之十三

头风门[1] 头风 眼目 口齿 咽喉附入

黄连羊肝圆 治眼目诸疾，及障翳青盲皆治。唐崔承为法官，治一死囚出活。之后数年，以病自死。一旦崔忽患内障所苦，丧明逾年，常独夜坐叹息。忽闻堦除悉窣之声。崔问是谁，徐曰是昔日蒙活者，特来报恩。遂以此方告之。言讫而没[2]。崔依此修合，服食不数月，眼复明。

黄连一两，为末　白羊子肝一具，去膜

右同于砂盆内研令极细，圆如梧桐子大。每服三十圆，温水吞下。忌猪肉、冷水。

羊肝圆 镇肝明目。张台卿苦目暗，京师医者令灸肝俞，遂转不见物，因得此方服之遂明。有一男子内障，服诸药无效，因以余剂遗之，方进两服，是夕灯下语其家曰，适偶有所见，如隔门缝见火，及旦视之，眼中翳膜且裂如线。张云此药灵，勿妄与人，忽之则无验。予记之，且欲广其传也。

羖羊肝一具[3]，新瓦盆中煿干，更焙之，肝若大，只用一半[4]　甘菊花　羌活　柏子人　细辛　官桂　白术　五味子各半两　黄连三分

右细末，炼蜜圆如梧桐子大。空心、食前，温水下四十圆。

[1]门：原脱。据总目录补。
[2]没：原作"设"。据《肘后方》卷六《治目赤痛暗昧刺诸病方》改。
[3]一具：原作"真"。据《普济方》卷七十一《眼目门》引"羊肝丸"改。
[4]半：原脱。据补同上。

又方

白羖羊肝只用子肝一片，薄切，新瓦上煿干　熟地黄一两　菟丝子　车前子　麦门冬　蕤人　决明子　泽泻　地肤子去壳　防风　黄芩　白茯苓　五味子　枸杞子　茺蔚子　杏人炒　细辛干阴者　苦葶苈　桂心　青葙子已上各一两

右细末，炼蜜圆如梧桐子大。每服三四十圆，温水下，日[1]三服，不拘时候。

治眼地黄圆　唐丞相李恭公扈从在蜀中，日患眼沙涩，生翳膜疼痛，或见黑花，累累如珠不断，或如飞虫翅羽，百方医之莫效。有僧智深谒云，相公[2]此病肾受风毒。夫五脏实则泻其子，虚则补其母，母能令子实，子能令母虚，肾是肝母，今肾受风毒，故令肝虚云云，则目恍惚，宜服此方。

生干地黄　熟干地黄各一斤　石斛去苗　防风去芦　枳壳麸炒，各四两　牛膝酒浸　杏仁去皮、尖，麸[3]炒黄，入瓦器中研去油

右为末，炼蜜圆如梧桐子大。空心淋黑豆酒下五十圆。亦治脚气腰痛及瘫患[4]。

蛴螬[5]　治瞖目。《晋书》盛彦母氏失明，自侍养母，食必自哺之。母既病久，至于婢使，数见捶挞，婢忿恨，伺彦暂行，取蛴螬炙饴之，母食以为美，然疑是异物，密藏以示彦。彦见之，抱母[6]恸哭，绝而复苏，母目豁然，从此遂愈。孟子曰：陈仲子岂不诚廉士哉。居于陵，三日不食，耳无闻，目无见也。井上有李螬食实者过半矣，匍匐往将食之三咽，然后耳有闻，目有见。本草云：蛴螬汁滴目中，去翳膜。

余顷在曲江，有将官以瞖离军，因阅《晋书》见此，参以孟子之

---

[1] 日：原脱。据《普济方》卷七十一《眼目门》引"补肝丸（一名羊肝丸）"补。
[2] 公：原作"云"。据《普济方》卷七十一《眼目门》引"地黄丸"补。
[3] 麸：原作"去"。据《普济方》卷七十一《眼目门》引"地黄丸"改。
[4] 患：或为"痪"之声误。
[5] 蛴螬：原脱。据目录补。
[6] 母：原脱。据《普济方》卷七十八《眼目门》引《晋书》补。

言，证以本草之说，呼其子俾羞事而供，勿令父知，旬日后明目，趋庭伸谢，因以济世。出陈总领方。

钱寿叔金水膏 亲见数人两目厚翳皆磨去，此方妙甚。

乳香半字，研　硇砂半字，研　白矾半字，飞过，研　当归半钱　麝香一字，研　黄连一字，去须　青盐一字，研　白沙糖四两

右件除蜜外，先研极细，却同蜜一处拌匀，入新竹筒内，用油纸数重，以线[1]紧扎，勿令水入，于锅内用水煮，自早至午，水干则添[2]，取出倾药，以绵绢滤滓，入净器中，埋地上一宿，取出点之，点毕以温水洗眼。翳薄者点三五次，即随药下。点药筯[3]若得金者为妙，频点则取效甚速。

退翳散 孙盈仲方。治目内翳障，或疮疹后余毒不散。凡患疮疹，不可食鸡鸭子，必生翳膜[4]。钱季华之女年数岁，疮疹后两眼皆生翳，只服此药，各退白膜三重，瞳子方了然也。

谷精草一两，生，令为细末　真蛤粉一两，别研细

右二味同一处拌匀，每服用生猪肝一片三指大，批开，于药在上卷定，再用麻线扎[5]，浓米泔一碗，煮肝熟为度，取去放冷，食后、临卧细嚼，却用元煮肝米泔送下。忌一切毒物。

覆盆子汤[6]　治烂缘风眼。老妪方。上官云：顷岁寓居潭州浏阳县，石霜寺有皇叔大尉者，乳媪患烂缘风眼近二十年。一日有药妪过之曰：老婆能治此眼，眼中有虫，赤而长，细如丝。遂入山取药，其家遣人尾其后，但见沿山路采取树叶，以手按碎，入口咀嚼，留其汁，以皂纱蒙患人眼，握笔画双眼于纱上，然后用药汁滴于眼之下缘，须臾虫自纱中出，其数十七。其家甚喜。妪去数日复至，则眼肉干如常人。再用

---

[1] 线：原作"绵"。据《是斋百一选方》卷九"金水膏"改。
[2] 添：原脱。据补同上。
[3] 筯：原作"筋"，当为"筯"之讹字，据改同上。
[4] 膜：原作"瘼"。据《仁斋直指方》卷二十《眼目》"退翳散"改。
[5] 扎：原作"孔"。据改同上。
[6] 覆盆子汤：原脱。据目录补。

前法治眼上缘，得虫又以十数。妪谓上官曰：公为医官，不可不传此方，须以钱二万偿我。上官诺之，遍召傍近村妇患此眼者治之，无不差。妪又曰：是方出本草果部中覆盆子，注云，叶挼绞取汁，滴目中，去肤赤，有虫出如丝线。上官屡用之皆效。

覆盆子

右取叶，挼碎，以新笔点汁画眼眩上，即有虫出，神效者。

黛青散 治风热攻眼，赤肿疼痛，眵泪难开。除昏涩，清头目。都下御医眼科仇防御家，日货此药十数千，用者辄效。赵检察德和偶传此方，用之即数服而愈。

乳香一[1]分，须南中真的乳，川中西乳香不可用　没药一分　盆消一两，拣干白马牙消，即烧烟火用者　青黛二钱

右件研细令匀。每用时先噙水一口，次以少许搐两鼻中，以手揉两太阳穴。

冀州郭家**光明膏** 治久年近日不睹光明，内外障眼，攀睛瘀肉，连睑赤烂，隐涩难开，怕日羞明，推眵[2]有泪，视物茫茫，时见黑花，或睑生风粟，或翳膜侵睛，时发痒痛，并皆治之。神效无比，不可尽述。

白沙糖一斤　黄丹四两　硇砂别研　乳香别研　青盐别研　轻粉别研　硼砂别研，各三两　麝香别研，半钱　金星石　银星石　井泉石　云母石各一两　黄连去须　乌贼骨各半两　脑子[3]别研，二钱

右件药安于净室中，不得令鸡、犬、妇人见。用银石器内，慢火先炒黄丹令紫色；次下蜜，候熬得沫散，其色皆紫，次入腊月雪水三升，再熬二十余沸。将余药碾成末，一处同熬，用箸滴在指甲上，成珠不散为度。以厚纸三张，铺在筲箕内，倾药放纸上滤过。再用瓶子盛，放在新水内，浸三昼夜，去火毒，其水日一易之。看病眼轻重，临晚用箸蘸

---

［1］一：原阙一字。据《普济方》卷七十五《眼目门》引"曾青散"（同此方）补。
［2］眵：原作"睫"。据《世医得效方》卷十六《眼科》"明上膏"（同此方）改。
［3］脑子：即中药"冰片"的别名。

药点大眦[1]头,以眼涩为度。

龙树镇肝圆 石大夫方。治肝肾俱虚,风邪内乘,眼目昏暗。或头风偏牵,眼渐细小。或青盲雀目,诸风内外障者,不过十数服立愈。须忌房室、酒面、炙煿、鱼、辛辣、发风动气物。但于暗室中坐,不可使心,无不应验。每服二十圆,龙脑薄荷汤食后下。

草决明 二两,炒　人参 半两　家菊 二两　川芎　黄芩　玄参　地骨皮　防风 各□[2]两

右为细末,一料用粟米粉三两,蒸熟,为圆[3]如梧桐子大。每服只可二十圆,温酒吞下,食后、夜卧时服。

洗眼珊瑚散 治气眼风眼,内瘴外瘴,青盲雀目,赤眼黑花,羞明不能视物,不问久近,并皆治之。此方乃韩州李太尉遇一圣僧传之,云是台州人,后寻觅不知所在,再三祝令不可容易传之。径山佛日得此方,藏之甚秘。

每一料用净白盐三斤,沸汤泡淘去不净,澄清,用瓷瓮或银器,以炭火熬成霜,不得犯铁器,直候盐霜干了,秤一斤,乳钵内略研过,不令作块,每一斤用飞过辰砂一钱重,晋矾一钱已下八分许,重研细,然后与盐、辰砂拌匀,如珊瑚色。

右洗眼时,用二大钱许,以不热不冷汤半碗以下,却用银盂子,或铜盂子盛,趁不冷不热时,先以温汤洗去眼上汗,然后以药洗之涩痛为度。若冷再温暖。一服可作三次,洗讫却用温汤洗去盐水。

一抹膏 治烂眩眼,不问新旧。卢少樊尝患此疾,用之而愈,亲笔录此。

以真麻油浸蚕沙三两宿,研细蚕沙,以篦子涂患处,隔宿立愈。

还睛菩萨水 今检正曾南仲传此方,云昔自用之,真有奇效。

真熊胆 一钱　槐角 一钱,洗切碎　生真珠 二七粒,别研为细末　雪水 少许

---

[1]眦:原作"皆"。据改同上。
[2]□:原书即为此一字阙。
[3]圆:原作"元"。据文义改,后同。

竹上露少许，须于天明时，以瓷器内取　白沙蜜少许

右六味，以新瓷盒盛，甑上蒸两次，研令极烂，以新绵重滤过，入别瓷盒内。再以雪水隔盒子，窨一夜。又将脑子少许，乳钵内先研为细末，却入前蒸雪水药，再研匀。每日日中时，用新笔抄如米粒大，以新汲水蘸湿，点入眼中，宽闭眼，候药行，泪出方醒，连使两次。

麝香散　治头风及偏正头痛，夹脑风，连眉骨、项颈，彻腮顶疼痛不可忍者。何表方。

草茶四两，略研　华阴细辛二两，剉　草乌二两，用大者，炮裂，去皮、尖，剉如豆大，入盐炒黄色

右三味共为细末，每服一大钱，入麝香少许，腊茶清调下，临睡、食后服。妙绝，屡试如神。

卷帘膏　治内外障，赤毒赤目，并一切翳膜。广东仓司干官庞维翰家传此方，常用之，果有是效。

密陀僧一分，赤色者，细研如尘　白沙蜜四两，二物同和匀

右用一长项瓷瓶子，入药在内，用柳木塞口，用油单三五重紧系扎，不得透水，坐于锅中，用黑豆五升，逐旋添水同煮，豆至烂熟即取出，候冷，用绳吊瓶子沉于井底，三日取出，用绵滤去滓，别入净瓶内，不得犯生水，用竹箸，或角箸点眼。避风少时，频用取效。

神妙驱风散　治风毒上攻眼目，涩痒疼不可忍者。或上下睑眦赤烂，浮翳瘀肉侵睛。出王氏博济方。

五倍子一两，捶破，去泥土　蔓荆[1]子一两半，洗令净

右二味同杵为末。每服二钱，水二盏，铜石器内煎及一盏，澄渣，热淋洗。留渣二服，再依前法淋洗。

钱太师洗眼**黄连汤**

黄连　当归　赤芍药各等分

右捣罗为末。每用半钱，沸汤化匀，澄清洗，温热任意用之。

---

[1] 荆：原作"京"。此乃俗写，改为正字。后同径改。

治烂眩风眼　神妙。

五倍子捶碎，去蛀末　蔓荆子

右二味，煎汤洗。

防风羌活散　治风毒上攻，眼睛疼痛。林子启传。

防风洗，切，焙　羌活洗，切，焙　黄耆洗，切，焙　家菊花去茎、去蒂　川芎洗　荆芥穗不焙　白蒺藜熟炒，去刺　甘草炙，蜜涂，各等分

右件为末。每服二钱，麦门冬熟水调下，熟水、茶并可服之。

川芎散　治头晕，风眩头痛。庞先生方。

山茱萸一两　山药　甘菊花　人参　茯神　小川芎各半两

右为细末。每服二钱，酒调下，不拘时候，日三服，立效。

白芷圆　治气头晕。乡人邵致远年八十有三，有此疾，得此方，数服而愈。渠云，杨吉老传。

白芷　石斛　干姜各一两半　细辛　五味子　厚朴　肉桂　防风　茯苓　甘草　陈皮各二两　白术一两一分

右为细末，炼蜜圆如梧桐子大。每服三十丸，清米饮下，不饥不饱时服。

椒豆膏　治䘌牙疼痛。昔有人䘌牙痛不可忍者，号呼之声彻于四邻，用药不效。有道人献此方，用之即安。

右汉椒为末，以巴豆一粒，同研成膏，饭为圆如绿豆大。以绵裹，安在䘌牙孔处，立效。

黄蘗散　治口疮。王史君方。昔唐仲举母，常用黄蘗皮、青黛等分，拌匀傅之，吐去涎。

黄蘗去黑皮，用蜜炙，焙干　白矾各为末

右以黄蘗末一钱，白矾末半钱，二味和令匀。每用药少许傅之，先吐去苦水。如药力尽，再傅少许即效[1]。

---

[1] 效：此后原有"服"字，据文义删。

甘菊散[1]　治头风冷泪。庞安常方。

甘菊花　决明子各三分　白术　羌活　川芎　细辛　白芷　荆芥穗各半两

右为细末。每服一钱，温汤调下，食后，日三服。

桃红散　治耳中出脓方。鲁子传是方而愈。

枯矾一钱、胭[2]脂一钱、麝香一字，研细。用绵杖子蘸药，撚之即干。

立安散　治鼻衄。鄂州军中老医有此方，惜而不传。主师求而得之，亲见刘公庋之立效。出陈总领日华方。

五色真龙骨一块，火上煅之通红，取出令冷，研为细末。吹少许鼻中，愈。

帐带饮　治喉闭。余家常用之。系于帐带上，以备缓急。出陈总领日华妙方。

生白矾碾为细末，冷水调下二钱，服之。

---

[1]甘菊散：原脱。据目录补。
[2]胭：原作"烟"。通"胭"，据改。后同径改。

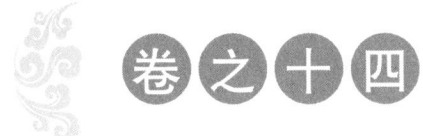

肠风痔漏门

《巢氏病源》论肠癖为痔[1]下血证[2]

久困饱食过度，房室劳损，血气流溢，渗入大肠，冲发于下，时便清血，腹中刺痛，病名脉痔。又论脾毒肠风，本缘荣卫虚弱，风气进袭，因热乘之，使血性流散，积热壅遏，血渗肠间，故大便下血。

王翰林方[3] 治五种肠风痔疾。饶州王康孺翰林传。凡下血，皆谓肠风。粪后有血名内痔，粪前有血名外痔，大肠头出谓之脱肛，谷道四边有胬[4]肉，谓之鼠奶，痔头上出血谓之漏，此方通治之。

黄牛角䚡[5]一个　猪牙皂角二两　蛇皮一条　穿山甲[6]二两　大附子一个，炮，去皮、脐　当归半两，炒　蒴叶四两　麝香一钱　猬皮一个

右件一处砂瓶内用炭火煅令通赤，取出于地上用盆合定，四畔用土覆之，去火毒。然后捣罗为细末。患者先用胡桃肉半个，研烂，同酒半盏，调药末二钱，服之便效。

---

[1]《巢氏病源》论肠癖为痔：今本巢元方《诸病源候论》似无此下论述。其书卷三十四《痔病诸候》云："诸痔皆由伤风，房室不慎，醉饱合阴阳，致劳扰血气，而经脉流溢，渗漏肠间，冲发下部。有一方而治之者，名为诸痔。"又论"脉痔"云："肛边生疮，痒而复痛出血者，脉痔也。"
[2] 下血证：原脱。据目录补。
[3] 王翰林方：原脱。据目录补。
[4] 胬：疑衍。
[5] 䚡：原作"腮"。此乃俗写，改用正字。后同径改。
[6] 甲：原作"角"。据文义改。

痔疾证候共二十一种[1]　翻花、脱肛、内肠、热痔、莲子、鼠奶、鸡冠、外肠、樱桃、风痔、气痔、食痔、雀舌、盘蛇、蜂窠、山桃、穿肠。

变漏三种　冷漏、瘀脓漏、血漏。

取痔《千金》方　临安曹五取痔，本刀镊人，因一黄院子荐引，为高宗取痔用此方，后来官至观察使。一士夫内卿，亦[2]苦此十余年，如四五枚核桃大，血出如箭。因过[3]金陵，遇良医童[4]谦之，用此药断绝根本。隆庆府安住一内[5]子久患，得此方调治，遂除其根，重谢之。后每调[6]官，不敢相忘。或多致馈，童感其意，慨然以方授之。力劝[7]秘藏，以施无不效者。仆闻而求之，不可不广其传也。

好砒霜色黄明者，三两　白矾明净者，一两　虢丹半钱，炒　蝎梢七个，先净洗，瓦上焙干　草乌头末一钱半，小而紧滑者，去皮秤，生用

右件[8]使熟铁铫先将炭火煅令十分透红，放冷，揩拭净。先下白矾，烧令滚沸，次[9]下砒霜。先捶碎如梧桐子大，拌匀，以文武火煅，旋旋搅合，候沸定三两次了，方渐次着火，候铫子通红，烟尽为度。放冷，研为细末。方入草乌头、黄丹、蝎梢同研，收于瓶内。如用[10]，先使甘草水或葱白水洗净痔头，以生麻油调少许，毛翎扫在痔上，日三次。第一、第二日已后，必出黄水如胶水，痔头渐消。看痔病年月浅

---

[1] 痔疾证候共二十一种：痔疾证候，原作"诸痔方论"，据目录改。种，原作"般"。据目录改。

[2] 一士夫内卿亦：此六字原作"向来"。据《普济方》卷二百九十五《痔漏门》引"取痔《千金》方"改。

[3] 过：原脱。据补同上。

[4] 童：原作"重"。据改同上。后一"童"字同误并同改。

[5] 住一内：原作"倅丙"。据改同上。

[6] 调：原作"朝"。据改同上。

[7] 劝：原作"属"。据改同上。

[8] 件：此后原有"曾"字。据文义当衍，今删。《普济方》所引与此句不同。

[9] 次：原作"吹"。据《普济方》卷二百九十五《痔漏门》引"取痔《千金》方"改。

[10] 用：原作"欲"。据改同上。

深，年远者不出十日可尽，日近者俱化为水，连根去尽，别生好肉。应是五痔，皆可去之。

玉屑圆 治肠风泻血不止。顷年有一人下血盈盆，顿尔瘦悴，服诸药皆不效。予曰：此正肠风疾。令此药，三服而愈之。

槐根白皮_{去粗皮} 苦楝根_{去皮，各三两} 椿根白皮_{四两，三味于九月后，二月前取软者，日干} 天南星 半夏_{各半两，并生用} 威灵仙_{一两} 寒食面

右为末，滴水圆如梧桐子大，干之。每服三十圆，水八分一[1]盏，煎沸下圆子，煮令浮，以匙抄取，温温送下，不嚼，空心。

_{治痔漏}**抵圣散** 亲戚郑称甫为军器所干官日，母舅李倅调官都下，夫妇俱病，召御医刘防御调治，费缗钱五十万。郑陪之三两月，仅传得此方。淳安有人病，余授之亦愈，方知其神效也。

踯躅花十文，俗号蜘蛛花，煎汤，候一两滚熟，入朴硝十文，再滚，咆在脚桶内，其上用板一片盖令密，当中穿一穴，在其上熏之，旋将五文荆芥研细，入腊茶二钱点饮尽之，候汤冷即起。出陈总领方。

玉粉散 治痔漏。桂真官用此方，疗友人刘茂功立效。

牡蛎烧煅，入地坑出火气，为末。如湿即干掺，如干即以津调傅。

人参散 治肠风脏毒。运使孙绍传。云有此疾者，常常服之，不至力乏，不至面黄，多服为佳，屡传于人，皆以为妙。

人参 白茯苓 黄芪_{蜜炙} 甘草 五味子

右等分，为细末。每服二大钱，白汤调下，每日四五服。

葱蜜膏 治外痔。唐仲举云：尝有一吏人苦此，渠族弟亲合与之，早饭前傅，午后以榜子来谢，拜于庭下，疾已安矣。

葱青内取涎，对停入蜜调匀。

有先用木鳖子、百药煎煎汤熏洗，然后用药傅抹，其冷如冰。

椿皮圆 治大便下血。

---

[1] 八分一：原作"分"。据《普济本事方》卷五《肠风泻血痔漏脏毒》"玉屑圆"补正。

臭椿根皮[1] 刮去粗皮，焙干，四两　苍术 泔浸[2]　枳壳 麸炒，各二两[3]

右为细末，醋糊圆如梧桐子大。空心、食前米饮下三四十圆。

莲子散　治肠风，不拘新旧[4]，下血不止。鄂州统帅赵清老口传。

旱莲子

右用新瓦上焙干，为末。每服二钱，米饮调下，食前服之。

翻花痔　始因失饥伤饱，色欲过度，或食猪鸡鱼毒，浊酒瘀足大肠，血脉不行，到此成患，初则先有血下。又大便秘涩，小便赤涩，才经月日，大肠翻龟，形如羊肠垂下，坐卧艰难，若不治，则变成漏。

脱肛痔　始因喜怒忧愁，饮食不节，冷热不调，久年不宣。初觉粪门秘滞，下[5]粪如弹子，五六日通一次。然后下血既尽，则面色虚黄，其肠不觉突出，长短不等，坐卧艰难。久不治，则加气滞难。

内肠痔　始因宿食不消，瘀足大肠，或大便逐下忍，或因酒食过[6]度，或喜食腻物。得疾之初，肠中觉见微痛，渐生带尖形如槟榔，遇登厕则垂下，其数不等，间有血滴，大便多秘滞涩，令人困睡，四肢浮肿，面色虚黄，或行路则大便有汁[7]，久不治成漏。

内[8]热痔　始因妄生喜怒，饮食不节，或因胃热，过食生冷，其病无形。得病之初，如觉谷道秘涩，五六日方通一次，纵得通下，坚实结硬，久觉头痛，腰脚沉重。不治则阴肿，加喘喜睡，睡觉则四肢疼痛，大便涩滞。久不治则变，令人面虚黄肿，口气，难治也。

莲子痔　始因肾虚脏冷，气脉相攻，或生鲙食毒鱼、浊酒，贪恣色

---

[1] 根皮：原作"花"。据《普济方》卷三十七《大肠腑门》引"椿皮丸"补改。据其后之炮制法需"刮去粗皮"，肯定不是花。

[2] 泔浸：原脱。据补同上。

[3] 麸炒各二两：原脱。据补同上。

[4] 旧：原作"近"。据《普济方》卷三十七《大肠腑门》引"莲子散"改。

[5] 下：原作"不"。据文义改。

[6] 过：原作"逐"。据文义改。

[7] 汁：原作"汗"。据文义改。

[8] 内：原脱。据目录补。

欲，或好睡，因此积聚，发为根本。其形如莲子，始生五六七枚，或有十数大小等，其痔上时出清水或白脓[1]，使人发热，四肢疼痛，大便涩滞。久而不治，变令人面色虚黄肿，口气，难医。

鼠奶痔 始因喜怒忧戚，饮食无节，天阴行房，出汗未干，被贼风所吹，又饮冷水，致伤肺脏，久则积聚。得病之初，其状如梅核，间下鲜血，渐觉疼痛。始生三二枚，大小无准，令人不能坐卧，大小便涩滞。久则面色虚黄，口苦口干涩，体有虚汗。

鸡冠痔 始因伤风未效行房，攻足肠胃。得患之初，形如杨梅，渐渐觉痒则不可忍，久则变成鸡冠，时时出汁[2]，有类桐油，臭开十数步。久则长大如猪肝，泻血不止，浑身虚肿，令人发喘，坐[3]卧艰难，久则非药食不瘥。

外肠痔 始因食牛马，肉毒积聚不消，致使血脉妄行，渗出外肠。得疾之初，形如槟榔，其阴疼痒，不治成漏。

樱桃痔 始因热侵损肺脏，或多食鲤鳖，阴毒不尽，致生此病。初形如樱桃，先生五六枚，痔头出清汁，臭不可近，令人黄瘦发喘，渐致虚肿，传入肺脏，百日即死。

风痔 始因多睡，风脉不行。得患之时，肠头生疮，不忍以手抓，则随手疼痛，如[4]刀苑，如针刺，大小便涩滞，气弱虚浮。

气痔 始因饮食，发作喜怒，气脉留滞。其形如橘，或出不时，出时清水漏下。久不治，则渐渐长大如槟榔，令人口苦，舌涩干，大便汁[5]出，阴肿，小便不通。

食痔 始因饱食醉饮，瘀足下部，久不宣转，其形如虾尾。久不治，则渐渐生多，大便痒痛，时时下血。

雀舌痔 因饥行房，大肠虚耗。得患之初，其形如雀舌，不治变成

---

[1] 脓：原作"浓"。据文义改。
[2] 汁：原作"汗"。据文义改。
[3] 坐：原作"虫"。据文义改。
[4] 如：原脱。据文义补。
[5] 汁：原作"汗"。据文义改。

漏，时时滴脓[1]，或出鲜血。

盘蛇痔 因色欲过度，贪食猪、鸡、毒鱼、浊酒，久不宣转。得病之初，其痔发肿，大肠四边核突粟，数日一次大便方通，时时下血。令人虚肿，坐卧艰难，发热如虚，渐觉黄肿，变成漏。

蜂窠痔 因色欲过度，贪食牛、马死肉及鳖，或饮生酒，或宿肉，或食雉鸡[2]，或食鳖肉。其痔如生大肠头，有孔穴百十个，时时下血脓[3]，臭不可近，坐卧艰难。若不治，变成气喘不可疗者。

小桃痔 因患伤寒，服热药过差，兼吃毒食大多，或因行[4]房闭损大肠。初得病之时，如小桃，登厕出。因不食药则渐渐加大，形如鸡卵，谷道塞，因不通，乃死致也。

穿肠痔 因好饮酒，绝去粒食，行房无厌，使令血脉不行，闭塞谷道，大肠发痈，破则谷道粪门上穿一窍如盏口，其形已恶，非药石可疗，即立死也。如速用药医，修其大道，亦能得效。

冷漏　血漏　瘀脓漏 冷漏因病痔失医[5]，变成此疾。其候有三：一冷，二血，三瘀。要去根本，非良医妙手，服未易治也。

翻花、脱肛、内肠、热痔。已上四种，用药一同。

苦参散

苦参二两，洗去土　紫参一两，去土　沙参一两，去土

右为末。每为半合，水四碗，入椒葱少许，豆豉少许，煎数沸，通手淋洗，不拘时候。次下：

宽肠圆 如肠已宽，更不用服第三药。

大黄生　当归先去土、去尾稍，生　槟榔生　白芍药生　甘草根洗，生用，各等分

右为细末，炼蜜为圆如桐子大。空心、临卧热水下二十圆。

---

[1] 脓：原作"浓"。据文义改。
[2] 鸡：原作"難"。据文义改。
[3] 脓：原作"浓"。据文义改。
[4] 行：原作"候"。据文义改。
[5] 医：原作"瑿"。通"醫"，简化字作"医"。据改。后同径改。

黄耆圆　服此药如人行五里，却服川乌圆，系一百之枚，不拘时候、多少，以瘥为度。

黄耆八钱,半生半用盐水汤浸,炙　当归六钱,去尾净洗　牡丹六钱,生用　猬皮一张,慢火炙令酥黑用　乌梅八钱,去核,大者,炒　槐子八钱,炒　芜荑八钱,去皮　枳壳八钱,去穰　大黄五钱,生用　大麻仁十二钱,别研,用盐汤浸一宿,取去焙干　槟榔一两二钱,生用　丹参八钱,生　蒲黄八钱　川芎六钱,洗去土

右为末，炼蜜为丸桐子大。每服三十圆，空心食前，麝香酒下。麝香饭饮亦得。

川乌圆

黄耆五钱,用蜜慢火炙,焙干　赤小豆四钱,生　附子三钱,炮,去皮　黄芩二钱　白蔹一钱,洗　桂一钱,不见火　芍药二钱,生

右为末，炼蜜为元如赤小豆大。每服二十圆，食前麝香饭饮下。酒下亦得。

莲子、鼠奶、鸡冠、外肠、樱桃，已上五种，用药一同。其痔并突，大小不同，用药贴下不痛。或妇人、室女、小儿患者[1]，其肉虚嫩，只用大黄散洗三五度，可去根本。或妇人产后生痔，不拘大小，亦用大黄散[2]洗去。丈夫则不然，酒服药，淋洗。

猬皮圆

羚羊角一两,酥炙　干姜二两,炮　干地黄五两　黄耆二两,蜜炙　川附子二两,去皮炙　黄连三两,洗,去毛、土　当归去尾少许,洗　白矾二两,火煅　猬皮一个,火炙令酥微黑用

右为末，炼蜜为圆如绿豆大。每服三十圆，食前麝香酒、饭饮下。

大黄圆

木鳖子二两,去壳,不见火,细研　五灵脂二两,不见火,细研　蛇床子二两,别研　朴消二两,别研　马牙消二两,不见火,别研　大黄二两,生　水鸡

---

[1]　者：原作"去"。据文义改。
[2]　大黄散：此后有洗方名"大黄圆"。

头二枚，鳖鱼头是也，酒浸，慢火炙酥

右为末。用五大钱，沸汤三碗调之，通手洗，不拘时候[1]。

如圣散

黄丹二两　朴消二两　妙砒一两　白矾二两

右用瓷瓶盛住药，使盐泥固济，四边用炭火慢慢煅过，每使药看痔大小，却低作枷子，少许药入麻油调涂，放低枷子上，先将第四药涂抹痔四边净肉处了，却将纸加上贴。后二三日，或四日，清水出，肉慢欲到根盘上，却将第六位药洗却，再上第五位药催痔，药只候三两日，自然酥落，乃第四贴痔四边净肉。

龙骨散　或登厕不便，却洗了，依旧抹药。

光粉一两　白敛一两　白及一两　龙骨一两，火煅

右为末，用鸡子白调，抹四边净肉处。

---

[1] 候：此后原有"服"字。据文义删。

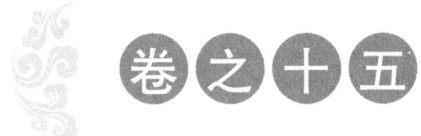

痈疽论

论痈疽发背虚实补泻针灸法[1]

发背[2]痈疽，不问虚实，皆由气郁而成。故《经》云：气郁[3]于经络，与血俱涩而不行，壅结为痈疽。不言热之所作而[4]后成痈者，此乃内因喜怒[5]忧思有所郁结而成也。又论曰：身有热被风冷搏之，血脉凝滞不行，热气郁结而成，亦有阴阳气凑集，寒化为热，热盛则肉腐为脓者，此乃因寒热所伤而成也。又服丹石、炙煿、酒面，温床厚被所致，又尽力房室，精虚气节所致[6]者，此乃因不内外所伤而成也。故曰：疖者，节也；痈者，壅也；疽者，沮也。如是但阴阳不平，有所壅节，皆成痈疽。故论曰：阴滞于阳则发痈，阳滞于阴则发疽。而此二毒发无定处[7]，当以脉候别之，浮洪滑数则为阳，微沉缓涩则为阴。阴则热治，阳则冷治。又初觉则[8]宣热拔[9]毒药，即大黄、连翘、射干、漏芦之属是也；及其溃则用排脓止痛药，即芍药、当归、牡丹、黄

---

[1] 论痈疽发背虚实补泻针灸法：原脱。据目录补。
[2] 背：原作"皆"。据文义改。
[3] 郁：原作"病"。据《三因极一病证方论》卷十四《痈疽叙论》改。
[4] 而：原作"其"。据改同上。
[5] 喜怒：原脱。据补同上。
[6] 又尽力……所致：凡11字重复，属衍文，据删。
[7] 无定处：原作"元定"。据补改同上。
[8] 初觉则：原作"其"。据改同上。
[9] 拔：原脱。据补同上。

耆之属是也；脓尽则用消肌内[1]塞等药，即香白芷、栝楼根、藁本、石斛之属是也。恶肉尽[2]则用长肌傅痂药，即血竭、白蔹之属是也。又须看病浅深，证候凶吉，寒则温之，热则寒之，虚则补之，实则泻之，导之以针石，灼之以艾炷，破毒溃坚，以平为期，此大法也。

洪丞相**化毒排脓内补散** 治一切痈疽疮疖，未成者速散，已成者速溃，败脓自出，恶肉自去，不犯刀杖，服药后疼痛顿减，此其尝试之效也。

用此方活人得效于后：

一人患背疡者七十余头，遍服不效，此药[3]才进一服，痛减七分；数服之后，脓血大溃，若有物自内托之；服至一月，疮口遂合。

有一人肠痈腹疾者，甚痛异常。医者莫晓，意谓此药颇能止痛，试进一服，遂下脓一二碗许，痛亦随止。

有一老人忽胸前发肿，其根甚大，毒气上攻，如一瓠然，斜插项后，不能转动。服药亦散，明日帖然如故。

又一人发脑痈，疑此方不肯服，遂死于庸医之手。明年其子复患如此，与父之状不异，遂用酒饮药，不觉大醉，竟日滚[4]卧地上，酒醒病已去矣。

又一妇人发乳痈，焮肿疼痛不可忍，自谓无复生之理，服此亦效。

一妇人股间发肿如大碗，服此药皆脱然如失。蒙济者神效若此，不可悉数，如叙大略，以示未知。今按本草，逐味具出药性温凉于后。

人参 微温，无毒。除邪气，通血脉。新罗者为上，去芦头，薄切焙干。

当归 温[5]，无毒。温中止痛，破恶血，养新血。大如马尾滋润[6]者好，去芦头，洗，焙干。

---

[1] 内：原作"肉"。据改同上。
[2] 恶肉尽：原作"肌主"。据改同上。
[3] 此药不效：原作"不效此药"。据文义乙转。
[4] 滚：原作"衮"。通"滚"，据改。后同径改。
[5] 温：此前原衍"无"字。据文义删。
[6] 润：原作"开"。据《集验背疽方》（不分卷）"化毒排脓内补十宣散（洪氏排脓内补散）"改。

黄耆　微温，无毒。主痈疽，排脓止痛，逐五脏恶血，补虚劳。如箭竿者好。以盐汤浸，焙燥。

芎劳　温，无毒。治痈疽发背，排脓散血，长皮。川中者好。

防风　温，无毒。主骨节风，男子一切劳伤，安神立志，匀气。

厚朴　大温，无毒。主寒热血痹，死肌，温中下气者，去水，破宿血。

桔梗　微温，有小毒。主胸肠痛如刀刺，破血消积，止心腹胀。

白芷　温，无毒。破宿血，长新血，治乳痈，排脓止痛。

板桂　大热，有小毒。通九窍，利关节，消瘀血，续筋骨。

甘草　味平，无毒。主脏腑寒热，坚筋骨，长肌肉，解毒，温中下气。

右十味，人参、当归、黄耆各二两，已下各一两，除桂外，一处为细末，入桂和匀。每服自三分[1]加至五六分，热酒调下，日夜各数服，以多服为妙，至疮合[2]更服为佳。不饮酒者，浓煎木香汤下[3]，然[4]不若酒力也。

梦授吕真人灵宝丹　治发背及诸恶疮。昔严州通判为人极孝，其母发背，遍寻名医，祈祷恳切。夜梦吕真人服青衣，告之云：见公极孝，故来相告，更迟一日，不可疗矣。急宜治药，服之即愈。此方应系疮肿结核，并皆治之。郑[5]知府说，此神仙方也。

瓜蒌五个，取子，细研　乳香五块，如枣子大

右件细研，以白砂糖一斤，同熬成膏。每服三钱，温酒下。

五香连翘散　治痈疽疮疖，不问恶证，一切并皆治之。未成者随即散去，已成者速溃[6]败脓，系天下诸方，亦无出此神妙。临安刘驻泊，字安夫，年九十有余，用此方活人最多。自叹其年高，不欲秘藏，传此更欲延几年寿算。

---

[1] 分：同上此"分"字及下一"分"字均作"钱"，义长。
[2] 合：原作"苔"。据改同上。
[3] 汤下：原作"滑"。据补改同上。
[4] 然：此前原衍"然木香"三字。据删同上。
[5] 郑：此前原衍"此"字。据文义删。
[6] 溃：原作"渍"。据文义改。

青木香三两 鸡舌香一分 □□[1]二两 沉香 黄耆 木通 大黄各一两 麝香二钱 乳香 藿香 升麻 连翘各半两

右为细末。每服四钱，水一大盏，煎至七分服。

菩萨散 治奶痈肿痛，时发寒热，状如伤寒，痛不可忍，已结未结，并皆[2]治之。异[3]人何伯巽高，曾以来施此药，其效如神，秘而不传。近日漕司李运干家有人患此，力恳而得方，一投而愈，妙哉妙哉。

经霜杜荆子今作杖子者是，去梗，微炒，十二月、正、二月采之 酵头用作炊饼者，微炒，勿令焦

右二件各捣为细末，以净盘子擎之于佛前，焚香诵：南无药王菩萨，南无药上菩萨圣号各一百八遍。等分，拌匀。至心祷告毕，抄三钱匕[4]，以葱酒调下，食后稍空心进之。服药后顷间，度药力[5]到患[6]处，即令人以手揉摩之，更令人吮出乳汁尤佳。饮酒多人多饮之，令有力。不饮酒者，以葱汤冲酒，借气也。得熟寐即释然脱去矣。已结未成脓者立散，已成脓者立溃，并免痛楚，重者不过二服。

胜金膏 治一切痈疽毒疔瘰恶，赤肿疼痛，排脓散毒神妙[7]。此方神州邓家每以三百文与人一履，应系瘰疬、恶毒疮疖，初贴尽散，神妙不可说。此方传于福州乾元寺福首座。福自言在饶州浮梁县藏山院过夏，遇川僧智宣得此方，再三丁嘱不可轻易与人。晚年归乡，煎施病者皆愈。初梦人云，可施此药延年八十，未及煎施间，再梦寐，今数十年矣。请药者如市。

---

[1] □□：原阙二字。此方未检得出处，《普济方》有引"五香连翘散"，经核并非此方。故保留白丁。

[2] 皆：原作"者"。据文义改。

[3] 异：原作"果"。据《普济方》卷三百二十五《妇人诸疾门·乳痈》引"菩萨散"改，当为"異"之形误。

[4] 匕：原作"已"。据改同上。

[5] 力：原作"方"。据改同上。

[6] 患：原脱。据补同上。

[7] 妙：原作"毒"。据文义改。

白及去须，八钱，切作片　白蔹八钱，洗，作片　乳香八钱，碾为末　木鳖八十个，去壳作片　柳条八钱，去叶，一寸长　槐枝八钱重，小枝半寸长　黄丹八两，十分好者，土丹不用　葱白八钱重　麝香不拘多少，同乳香后入　真麻油十六两　川乌八钱重，去黑皮　草乌八钱重，去黑皮

右㕮咀，与油同熬，用槐枝搅，候葱黑色为度，将绢滤去滓。却将黄丹入铫内，旋入油，将槐枝搅匀。火炼有黄色，次变黑色，用冷水盏盛，滴水看黑色不散，方住火。连铫提起，频频搅，方入乳香末，次入麝香，倾于钵内。频频搅，直至冷方住搅，收。谨谨封之，无令见风。

夺命膏　治肿毒发背，一切痈疽。赵教授得之全州医，屡有神效验。

麻油四两[1]，熬一二沸　防风一两，切，焙　石蟹一枚，烧米醋淬，才黑又烧淬[2]，为末　蛤蚧一对，煅存性　灯心灰一分　蜈蚣一条，烧存性　全蝎七个，烧存性　血竭一分，别研　黄连半两，去芦，切，焙　当归半两，切，焙

右件为末，用文武火熬麻油，滴水中不散，次入众药，一处急用柳枝不住手搅，候滴入水中成珠为度，候极冷，贴疮如常法。

瓜蒌散[3]　治痈疽疖肿。急服此药。吴宰元用传，亦尝试之。或新或陈瓜蒌一个，连壳穰剉碎，入平椒十粒，去目，闭口[4]者不用；生甘草五寸，剉；乳香三块皂子大[5]。用无灰酒三大盏，煎至一盏，澄清温服。一两服立效。

治妇人奶痈吹奶[6]

妇人吹奶药娄罗，皂荚烧灰蛤粉和。

热酒一杯调八字，手揉即散笑呵呵。

---

[1]两：此前原衍"两"。据文义删。
[2]淬：原作"碎"。据文义改。
[3]瓜蒌散：原脱。据目录补。
[4]口：原作"渍"。据《普济方》二百八十四《痈疽门》引同方改。
[5]大：原脱。据补同上。
[6]治妇人奶痈吹奶：原作"治吹奶"。据目录改。

右加乳香少许尤佳。

十奇散 本法称此药无情，全不类治痈疽者。然圣神工巧，所制迨不可测，不拘老少，已溃未溃，服十二服立效。据考证，今收入平补药中，庶几的中。此方与洪丞相内补散相类。

人参　当归　黄耆已上各一两　川芎　白芷　苦梗　甘草炙　桂去皮　厚朴去皮，姜汁制　防风已上各半两

右为细末，每服二钱，温酒下。服[1]如前法[2]。本法加至六钱[3]止。

血竭膏 治痈疽发背。耿师道传，屡试有效。

真虢丹二两　滴乳香一分，细研　没药一分，别研

右用麻油四两，熬令沸。先下虢丹，非虢丹不可用，以柳枝不住手搅，直至色变，滴水中成膏为度。然后下没药、乳香，再令沸，放冷处。每用时，以白纸摊药如疮根，贴之。

治背疽糁药 童县尉传。龙游有患背疽已溃[4]，如碗面大，视五脏仅隔薄膜耳，自谓必死。

大鲫鱼一枚，刳去肠脏，以羯羊粪实其中，烘焙焦黑，极干燥，研为细末。干糁之，疮口遂收，至今无恙。

治肿毒发背，一切痈疽，**经验方** 鄱阳都路分因请大仙得此方，徐纲镂板印施，便痈、肠痈皆治。

纹甘草一两，炙干，碾为细末

右分为三服，无灰热酒调一服，如人行一里再一服，三服并吃。鄱阳徐纲忽患右足赤肿三日，不能履地，医治无效。才服此药，须臾之间即能移步，再服全愈。

神应膏 治诸般肿毒，痈疽发背，无比之妙。赵知宗若海传此。

---

[1] 服：原作"催"。据文义改。
[2] 前法：指上文"洪丞相化毒排脓内补散"之服法，请参之。
[3] 钱：原作"分"。据文义改。
[4] 溃：原作"潰"。当为"溃"之形误，据文义改。

龙泉好粉[1]二两，麻油三两，熬，用柳枝搅，滴入水中成膏，倾入碗中，水浸之。熬时不要妇女、鸡、犬见，宜志诚。看疮大小，用纸摊贴之。

复元通气散 治疮疖痈疽，方作焮赤，初发疼痛，及脓已溃未溃。又治小肠气、肾痛、便[2]毒腰疼气刺，腿膝[3]生疮，妇人吹奶。此方行在猫儿桥河下货之。

舶上茴香二两，炒　南木香不见火，一两半　陈皮去白，一两　甘草炒，一两　川山甲剉，蛤粉炒，去粉，二两　玄胡索擦去皮，一两　白牵牛末炒，一两

右为细末。每服一大钱，热酒调，看病上下，食前、食后服。不饮酒，煎南木香汤调下。

瓜蒌酒方 治一切痈疽发背疮肿，治便毒最验。韩市舶宁道方，此即淮西赵三议所传，刘鹏察院万金散，东平陈彦哲有序，多不复录。如大便秘涩可服拔毒黄耆散。

大甘草半两，为粗末　没药一分，研　大瓜蒌一个，去皮切

右三物用无灰酒三升，熬至一升[4]，放温顿服之。如一服不尽，分三服[5]连进，屡有神效。

拔毒黄耆散[6]　治痈疽发背，大便秘涩。

黄耆　大黄酒浸，煨　羌活去芦　甘草炙　当归去芦　芍药　白附子炮　黄芩　杏仁去皮、尖　连翘已上等分

右捣罗为细末。每服先以黑豆半两或二合，水一大碗，煎至七分，去黑豆，入药末三钱，再煎至一盏，食后，一日两服，逐下恶物即止。其贴疮敛疮，药随宜用之。

---

[1] 龙泉好粉：即青磨刀石泥。据《医学正传》卷六《疮疡》"六丁神散"："磨刀泥（青石者佳。一名龙泉粉）。"
[2] 便：原作"使"。据《和剂局方》卷八《治疮肿伤折》"复元通气散"改。
[3] 膝：原脱。据补同上。
[4] 一升：原脱。据《传信适用方》卷下同方补。
[5] 服：原作"物"。据改同上。
[6] 散：原作"膏"。据目录改。

消毒散 治一切肿毒,及治肿而疼痛者。滁医魏全方。

天南星　郁金　木鳖子去壳　草乌　赤小豆　朴硝令研细,旋入

右等分,并生用,为细末。如肿赤色,用冷水调敷,扫肿四畔。如不赤色,用温淡醋调傅之。

黄耆膏 治痈疖疮疖。门宾林用卿在鄂渚间,生疖三四头,虽不甚大,其痛彻脑,寝食俱废。或曰疽,众药弗效。外医候迪用此,即时疼止。出陈氏方。

人参三钱　黄耆三钱　当归半两　香白芷三钱　细辛三钱,去叶　羌活三钱

右件六味剉碎,用清油六两,同前药一处慢火内熬令黄耆微黑为度。滤去前药,只用油,入没药末三钱,黄腊二两,同油搅匀,盒子盛,候冷用。

龙葵散 治痈疽恶疮。

龙葵草　五叶草各一两,并晒干　川大黄半两,生为末用

右件同为末,鸡子[1]清调半钱在纸上,贴之。小疮肿以津涂,瘥[2]。

神圣方 治五毒发背。

金星草和根净洗,慢火焙干秤,四两　生甘草一钱[3]

右二味捣罗为末。分作四服,每服用酒一升已来,煎三两沸后,更以冷酒三二升相和,入瓶器中封却,时时饮服。忌生冷、油腻、毒物等。

漏芦汤 治痈疽发背,丹疹毒肿恶肉,时行热毒,发作赤色,及眼赤痛,生障[4]翳等。孙真人云:缓急单煮大黄一物服,取快利,此要法也。凡发背痈疽,热盛脉数,即用漏芦汤,并单煮大黄。若不甚热,

---

[1] 子:原脱。据文义补。
[2] 瘥:原作"差"。通"瘥",据改。后同径改。
[3] 一钱:原脱。据《证类本草·金星草》引《经验方》补。
[4] 障:原作"瘴"。据《千金要方》卷二十二《痈肿毒方·痈疽》"漏芦汤"改。

缓弱，只投五香连翘散以脓溃，即用排脓药方。

漏芦　白及　麻黄_{去节}　白薇　枳壳_{汤浸去穰，麸炒}　升麻　白芍药　甘草_{炙，已上各二两}　大黄_{三两}

右㕮咀。每服四大钱，水二盏，煎至七分，空腹热服，以快利为度，频服[1]。本有芒硝，今缺。本用大黄三两，今足成五两。

[1] 频服：同上无此二字。

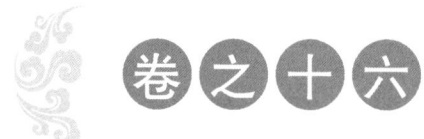

疮疡门

治膊上生疮[1]　有人膊上生疮正如人面，口鼻皆具，以酒饮之则面赤，物与之则膊胀。历试诸方不效。但取贝母末傅之，则面聚口闭。因缺口[2]灌之，数日遂愈矣。此为奇疾，前后方书不载。

贝母_{不拘多寡}

右为细末，傅之。

梦授金虎丹　赵先生字子固，母年八十，左足面一疮，下连大指，上延外踝，以至臁骨，每岁辄数发，发时痒甚，搔爬不已，血出如泉流，呻吟痛苦，殆不可忍，诸方遍治不效，如是二十余年。淳熙甲辰仲冬之末，先生为太府丞，一夕母病大作，相对悲泣无计，困极就睡，梦四神僧默坐一室，旁[3]有长榻，先生亦坐，因而发叹。一僧问其故，先生答以实。僧云可服牛黄金虎丹。又一僧云朱砂亦好。既觉，颇惊异。试取药半粒服之，良久腹甚痛，举家相尤且悔。俄下磊魂物如铁石者数升，是夕疮但微痒不痛而血止，数日成痂，自此遂愈。朱砂之说，竟不复试。先生固图僧像，如所梦者记其事，此药有龙脑、牛黄之类，皆非老人所宜服。盖为热积脏腑，而发于皮肤，岁久根深，未易荡涤，故假凉剂以攻之，不可以寻常疮论也。神僧之[4]梦，盖[5]至孝所

---

[1] 治膊上生疮：原脱。据目录补。
[2] 缺口：《证类本草·贝母》引《图经》作"毁其口"。
[3] 旁：原脱。据《是斋百一选方》卷十二"金虎丹"补。
[4] 之：原作"云"。据改同上。
[5] 盖：原作"减"。据改同上。

感耳。

牛黄细研，半分　雄黄一两　白矾二分半　生龙脑一钱重　腻粉二分半　天竺黄二分半　天雄一分　天南星二分半，为末，酒蒸七日

右为末，炼蜜为圆如皂荚子大，以金箔为衣。每服一圆，薄荷自然汁研化。又治急中风、小儿急惊风。有孕妇人不得服。

斑蝥散　治癣。金山长老云，人患七年，一旦得此方，两傅而愈。

斑蝥一个，去头翅足，以针扎灯焰上烧，米醋内淬，如此三两次，烧存性，黑灰研为细末。用红枣一枚，汤泡剥去皮核，与斑蝥末一处同研烂，先以手抓或生布擦动癣，然后搽上药，不可侵好肉，恐有毒。

神效散[1]　治瘰疬。梁寺簿传。

乌鸡子一个，打开搅匀，入斑蝥七个在内，再搅，纸封饭甑上蒸熟，去斑蝥，如常吃，日三五个，吃至七八十个。却每日吃服《局方》五苓散一服，取下病根为度。

黄金膏　治诸般恶疮。绍兴间，康州刺史王韦，刊石于湖州天庆观，过者忽之，十来年间。郡安寺一尼师货此药盛行，其门如市，但秘其方而不传，后为人物色，乃是天庆观石刻者。

黄连　黄柏　黄芩　白及　白蔹　龙骨　厚朴　川芎　没药　槐枝　柳枝　鳖甲　苦参　香白芷　木鳖　草乌头　猪牙皂角　乌贼鱼骨以上各一分　乳香一钱，研细令入　黄丹一两半　清麻油四两，冬月用半斤

右件除去黄丹，将诸药油内慢火煎得油色紫赤，滤去药材不用，然后入黄丹在油内，黄丹先用一半，不住手搅，只是慢火为佳，熬令紫黑[2]，滴在水上不散，捻不粘手为度。若粘手，更添少丹，如硬，添少麻油。解之要在得所如何用。

治久年患癣不差　开封赵怡夫传，屡试有效。

---

[1]神效散：原脱。据目录补。
[2]熬令紫黑：原作"黑色"。据《和剂局方》卷八《治杂病》"万金膏"改。

轻粉　腊月猪脂

右先以温米泔水洗疮，拭干，一涂即瘥，再涂绝根。

消赤散　治一时赤肿作痛。御医汤公佐防御传。

黄丹一钱，生　草乌头二钱半　牡[1]蛎四钱，火煅　蛤粉八钱，生

右为细末。每用三钱，汲井花水调，用鹅毛刷傅。

麝香散　治一切漏疮恶疮，生肌止痛。谢真官传。

人牙不以多少，烧过，用轻粉入麝香少许，和匀。湿则干掺，干则用生油调傅。

治延皮里外臁恶疮[2]　王尚书钱司法苦此，用此即效。

石榴皮不拘多少

右浓煎汁，放冷搽疮。冷如冰雪即生肉。

治久年恶漏疮[3]　高运干逢辰方。

麝香　腊茶

右等分，为细末，干傅。

治缠腰瘴毒　林用节屡用有验。

先用真麻油搽，次用糯米同韭菜捣成膏，涂。

集珍膏　治诸恶疮。

黄连十文　山茱萸五文　白矾五文　焰消十文　苦参五文　剪刀草五文　蛇床子五文　巴豆五文，用三粒去壳，夹葱煎油调药

右件为末，用轻粉三十文，入药，用油调傅。先用甘草汤洗，拭干傅，却用青纱片护药。更入少五倍子末，尤佳。

拔毒膏　治臁疮漏疮，一切恶疮。

黄丹不拘多少，以苦竹园中地龙泥裹包，火煅令红，取出放冷，去泥细碾，和以轻粉、麻油调如膏药，厚薄摊在油单上，贴之。

---

[1] 牡：原作"壮"。据《普济方》卷二百七十八《诸疮肿门》"消赤散"改。

[2] 治延皮里外臁恶疮：原作"治延皮恶臁疮"。据目录改。

[3] 治久年恶漏疮：原作"治漏疮"。据目录改。

乌龙膏[1]　治头疮。

不蛀皂角一挺，烧灰存性，为末　杏仁八枚，湿纸煨，去油　黄丹五文，略炒

右为细末。轻粉拌匀，用麻油调傅之。

治臁疮　詹武子年三十许岁时曾患此，用之即安，后屡有效。

黄蘗　白及　白敛　黄丹别研

右等分，碾为极细末，入黄丹拌匀，入轻粉，多少随意，以蜜和，如药剂微令稀薄，捏成饼，贴疮上。深者填满，以帛片包，一日一易，后来疮渐干。或者有裂处，只须干掺，以差为度。

如圣膏　治一切恶疮。郑都承方，有效。

当归　熟地黄　玄参　大黄　香白芷　续断　官桂　赤芍药各二两　蓬术一两　黄丹[2]秋夏用三斤半，春冬只用三斤

右用麻油六斤，将前六味剉碎，留香白芷一块入锅内，以炭火熬香白芷焦黄色，滤去诸药不用。候油冷下黄丹，用柳枝不住手搅，再上火熬色转为度。放冷自成膏。

大一膏　治一切恶疮。李侍郎传，甚妙。此方得之于一僧，频有异，誓不传于取利之家，苟或取利，则入山遇虎，入水遇蛇，传者宜戒之。葛丞相传郑知县，亨老得之于崑山僧，皆此方屡合以施人，奇妙奇妙。

赤芍药　大黄　香白芷　官桂　玄参　当归　生干地黄各一两

右件药并剉，先煎清油二斤令香，候沫尽，即入药煎至黑色，取出不用。将油滤过，然后入黄丹一斤，用青柳枝不住手搅，候滴于水中成珠，不粘手为度。倾入瓷器中，以砖盖口，掘窨子埋树阴下，以土覆三日，出火毒。欲服，圆如鸡头大。发背，先以温水洗疮，拭干，用帛子摊膏药贴之。温水下一粒。

---

[1]乌龙膏：此前原有"消赤散"方。与前同名方完全重复，属衍文，据删。
[2]黄丹：原作小字，在"夏秋"二字之后。据《普济方》卷三百十三《膏药门》引"如圣膏"乙正。

久远瘰疬摊贴，温水下一粒。

诸瘘疮，盐汤洗贴，酒下一粒。

打扑损，摊贴，橘皮汤下一粒。

治足疮　此方胡上舍名耕传其家，屡得效。

宣黄连碾细　密陀僧别研

右二味等分，和匀。每用时，先以葱盐煎汤洗疮上，然后傅药。如疮干时，使少清油调涂之。治臁疮尤妙。

治臁疮　丁受给名朝佐，字怀忠传。

冬瓜叶焙干，碾为细末，掺傅。或只用青叶包裹疮上亦得。虽痛不妨，甚者不过三两次。

治阴囊生湿疮　黄水流注，有妨行步。

白矾不拘多少，碾为细末。入冷水内，洗疮即愈。

治阴疮痒痛　出黄水，久不差者。

五倍子　腊茶等分　腻粉少许

右同为细末。先以浆水、葱椒汤洗之，频傅。

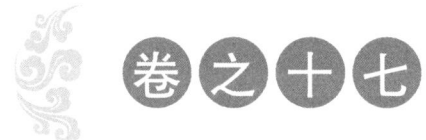

补损门

灵龟告梦方 治伤筋闪骨，疼痛不可忍者。曾有人伤折，医者用生龟壳入药，遂寻捕一龟，将杀之。是夜病人忽梦龟告言，勿[1]相害，吾有奇方可疗。梦授此方，用之果效。

生地黄一斤，切　齑瓜姜糟一[2]斤　生姜四两，切

右捣碎，同齑瓜姜糟炒，乘热傅患处，妙哉。

神授散 治伤折内外损。沈存中云：长安石使君一日在市中，忽有呼其姓名，回视不见。明日过市又闻叫声曰：我无求于人，以尔有难，特来救尔。石谢之，欲下马与语。其人止之，袖中出一书曰：有难即用。遂去。石回看，乃此方也。石到京师，趋朝立马右掖门外，为他马所踢，折足堕地，又为马踏，手臂折。舁至家，屡气绝。急合此药，服且裹[3]，半夜痛止，后手足皆平复。

川当归[4]半两，洗，别研　铅粉半两，洛粉最上　硼砂一钱

右同研细，每服二钱，浓煎苏枋汁调下。若损在腰以上，先吃淡面半碗，然后服药。在腰以下，先服药，后吃面。仍不住，呷苏枋汁，更

---

[1] 勿：原作"忽"。据《普济本事方》卷六《金疮痈疽打扑诸疮破伤风》"梦龟散"（同此方）改。
[2] 一：原脱。据补同上。
[3] 裹：原作"果"。据《苏沈良方》卷九"神授散"改。
[4] 川当归：原作"川大黄"。据《苏沈良方》卷九"神授散"改。此方"治伤折内外损"，以川当归为正。

以秫米为粥，入药二[1]钱，拌和傅在纸[2]上，或绢上，封裹损处。如骨碎，则更用竹木夹定，外以绢或衣帛包之。

刘寄奴散 敛金疮口，止疼痛。宋高祖刘裕少时伐狄，见大蛇长数丈，射之伤眼。明日复至，闻有杵臼声，往视之，见青衣童子数人，于林中捣药。问其故，答曰：寄奴王者，不死不可杀。帝叱之，皆散，取药而返。每遇金疮傅之即愈。亦治汤火，妙甚。

刘寄奴 不拘多少，为细末，干掺

妙应散 治闪朒动筋骨。此方得于谢守伯任。渠云：昨有僧因监修造扑损，用此十数次遂安。

黄蘖皮 如掌大　草乌头 二个　赤小豆 一合

右为细末。以生姜自然汁调傅，频换，势退疼止为度。

治打扑伤损[3] 筋骨断折，重者不过旬日，轻者只二三日取效。

黄蘖 一斤　半夏 半斤

右为细末，用生姜半两，取自然汁调如稀糊，以鹅毛刷傅，用薄藤纸贴定。如干，再用姜汁刷。骨折先以绢帛封缚，却用杉木皮夹定，良久痛止。

玉真散 治破伤风，殴[4]斗相打欲死，及金刀伤。张潜叔云：此方极妙，居官不可阙此。

天南星　防风 各等分

右为细末。敷贴伤处，然后温酒调下一钱。伤重欲死者，以童子小便同酒，暖热调下二钱。天南星为防风所制，并不麻人。

接骨散 治打扑伤损，虽微有气者，亦能治之。翟守元方。为鼎倅日得此方于桃源刘先生。余屡用之，其效如神。

乳香　没药

---

[1] 二：同上作"三"。
[2] 纸：原脱。据补同上。
[3] 治打扑伤损：此前原有"治打扑伤损骨断"方。与下文"一字散"同，属衍文，据删。
[4] 殴：原作"欧"。通"殴"，据改。

右等分，为研细。每服三大钱，以温酒调灌，连进三五服。少顷小便出血乃止。

又方接骨散 治打扑伤损。半两古老钱，用火煅，醋内淬数过，入没药、乳香等，入麝香少许，每服一字，用淡姜汤服下，不拘时候。

半两青铜火里飞，如将醋淬最为奇。

更添乳没并香麝，能接残生续断肢。

救急散[1] 坠马落车，被打伤腕折臂，呼叫不绝，服此散，呼噏之间不复大痛，三日筋骨相连。当归散，《外台秘要》第二十九卷。傅公实、钱季毅皆曾合以救人。

当归炒令香　桂心　甘草炙　蜀椒去汗，各三分　芎䓖六分，炒　附子炮，去皮、脐　泽兰炒，各一分

右为细末。酒服二三钱，日三。如小儿被奔车马所损裂，其膝皮肉决，见骨即绝死，小苏，啼不可听闻，服之便睡，数十日便行走，其神验如此。忌海藻、菘菜、生葱、猪肉、冷水。《千金翼》《深师》同[2]出。

一字散 治一切打扑伤损，筋伤骨折。宗子赵叔恭名公𪩘，以善锤铁著名，其父宰嵊县，日因与族人聚饮超化寺，亡酒坠悬崖之下。亟视之，昏不醒人，手擘已折。舁归，得此二药治之，遂愈，其后运锤如故。叔恭知大宁监，云韩希道知府传。

川乌头　草乌头并去皮、脐，生用　五灵脂别研　没药别研，各四两　地龙　乳香各半两，别研　朱砂三分，别研　麝香半钱，别研　白胶香一两，后四味加减些不妨

右为细末。每服一字，温酒调下。元如梧桐子大，加减自少至多服之亦可。若腰以上损，食后服；腰以下损，食前服。觉麻为验，未麻加药，麻甚即减之。

---

[1] 散：《外台秘要》卷二十九《坠落车马方》"当归散"此字作"疗"，非方名，作为主治叙述词。

[2] 同：原作"问"。据改同上。

神授折伤方　《夷坚志》云彼其之子石史君方。

当归洗净，焙，为末　铅粉各半两　硼砂二钱

右同研令细，浓煎苏枋汁调服一大匕。若损在腰以上，先食淡面半碗[1]，然后服药。在腰以下，即先服后食，仍频频呷苏枋汁。别作糯米粥，入药末拌和，均纸上或绢上，封定伤处，如骨碎，则用竹木夹定，以纸或衣物包之。其妙如神。内翰之子梓为豫章仓官，尝以治一庚人娄度，下黑血数升而安。

佛手膏[2]　治伤折。

乳香三两　没药二两，二味剉如皂荚子大，或豆子大，用生绢袋子内，于黄米内蒸如胶为度　半两钱[3]四十九文火烧通赤，醋淬数遍[4]，以捣为末　密陀僧　雄黄二味，各半两　当归　甜瓜子　骨碎补　虎骨　黑犬头骨　牛骨　人骨　木鳖子　麒麟竭已上九味各一分

右件药半两，为末，已上共一十四[5]味，一处捣罗为末，并前二味同拌令匀，却入于绢袋子内，或再蒸如饧，于瓷器内盛[6]。或如有伤折者，旋取丸如豌豆大，每服三丸，温酒下。骨折，一百日安。些小疼痛，但系筋骨皮肉损者，只一丸立效。如伤折人本身不觉疼痛处，及吃冷物酒食水入腹中并汗出，难救。

黄金散　治伤折。

黄芩　黄蘗　密陀僧　黄药子　禹余石已上各一两

右件药五味，细捣，罗为散。先于伤折损处掺药末遍，次使裹疮药。

胡孙姜[7]　治打扑伤损。福州长乐县一盗囚被笞捶，身无全肤。以情告狱吏，求买胡孙姜，烂研取汁，以酒煎，或调服，留滓以傅疮，

---

[1] 碗：原作"盌"。同"碗"，据改。后同径改。
[2] 佛手膏：《圣济总录》卷第一百四十五《打扑损伤》同方，方名作"乳香膏"。
[3] 半两钱：原误作小字，跟在"没药"炮制法之后，现据同上改为大字。同上作"铜钱"。
[4] 遍：原脱。据补同上。
[5] 四：原作"三"。据改同上，与本方药数合。
[6] 盛：原脱。据补同上。
[7] 胡孙姜：原脱。据目录补。

不数日平复如故。陈世德云。

取箭镞方　淮西总管赵领卫，名寓[1]殿，岩密[2]之子，云仇防御方。张循王屡求不得，因奏知德寿宣取以赐之，有奇效。杨氏方中用巴豆、蜣螂者，大率相似。

天水牛一个，独角者尤紧以小，瓶盛之，用硇砂一钱，研细[3]，水少许化开，浸天水牛，自然成水

右以药水滴箭镞伤处，当自出也。

桃红散　治金疮，并治一切恶疮。

软石膏不以多少，火煅通红　上等號丹

右件细[4]研，和令如桃花色。掺伤处立效。

内消膏　治打扑伤损，及一切痈肿，未破令内自消。

生地黄研如泥　木香细末

右以地黄膏随肿大小，摊于纸上，掺木香末一层，又再傅地黄膏，以贴肿上。不过三五次，立差。

白膏子　接骨，治伤损神效。

牡蛎少许

右为末，用糯米粥调之，涂其上，却以沙木皮夹之，即安。

治打扑伤损　伤重，或骨折者。赵怡夫顷官常德，曾用此疗二折足者，月余能行。

粪土边寻小黄虾蟆，如指头大者，七个，于沙钵内研细，入生姜自然汁再研如泥，用酒调，作一服下，立效。

备急散　治伤折扑损，脚手筋骨疼痛不可忍。

苏木　硼砂　定粉　当归等分

右为末。热酒调二钱，涂患处。

---

[1] 寓：原作缺笔之"属"字。据《是斋百一选方》卷十三"取箭镞方"改。
[2] 密：原脱。据补同上。
[3] 用硇砂一钱研细："用"字原互在"硇砂"二字之后，"硇砂"二字作大字，"细"原作"经"。今据改用同上。
[4] 细：原脱。据《是斋百一选方》卷十三"桃红散"补。

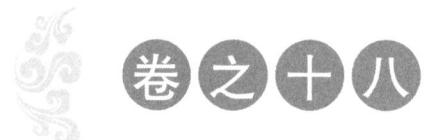

小儿门[1]

治小儿用药不识证

齐郎中家好收名方，常修合散施人。其子忽然脏热[2]，遂取青金膏三服，并作一服食之，服毕至三更时，泻下五行，其子困睡。他言子睡多亦[3]惊，再进前药一服，又泻三行，加口干身热。又言尚有些热未尽，又更用进药。其妻曰：用药下十余行未安，莫生病否？遂召钱氏看脉，其子已成虚羸。先进白术散服之，后用香瓜圆，遂安。

白术散

白术半两　人参切，去芦[4]头　木香　白茯苓　甘草剉炒　藿香各一两　干葛二两

右为粗末。每服一分至二分，水一盏，煎至五分，温服。如饮水者，多煎服之，不拘时候。

香瓜圆[5]

青橘皮　大黄瓜一个　胡黄连　川大黄　柴胡去芦　鳖甲醋炙赤　黄檗厚，去粗皮　黄连　芦荟各等分

右除黄瓜外，同为细末。将黄瓜割去头，填入诸药至满，却盖口，

---

[1] 门：原脱。据总目录补。
[2] 热：原作"腑"。据《小儿卫生总微论》卷十四"虚羸论"改。
[3] 亦：同上作"生"。均通。
[4] 芦：原脱。据《小儿卫生总微论》卷十"白术散"补。
[5] 香瓜圆：据《小儿药证直诀·诸方》"香瓜圆"，此方"治遍身汗出"。

用竹片子插定，慢火煨熟。将黄瓜及药用面糊为元如绿豆大。每服三二元，食后冷浆水，或新水下。大者五七[1]丸，加至十丸。

五福圆 治急惊风。梁国材云：洋州进士李彦直家专货此药，一服千金，以糊十口。梁有大恩于李，故得此方，亲试效，以救婴儿。

生蚯蚓一条，研　五福化毒丹[2]一丸

右二件和研如泥，入薄荷少许调开，旋灌下，量儿小大服之。

加减四君子汤 治小儿众疾，医者多是用此方取效。

人参一两，去芦　白术一两，麸炒　白茯苓一两　甘草半两，炙

右为细末。如有他证，可依后方用之[3]。

吐利四肢厥逆，脑门低陷，加藿香、丁香，并药末等分煎。

脾虚胃弱，生风多困，加半夏曲炒、没石子。右等分，为末，水七分盏，入冬瓜子少许同煎。

伤风身热，头痛气促，加川芎、防风二味与药末等分、细辛减半同煎、川羌活减半。

发渴，加干葛、枇杷，煎枣汤煮过，炙干去毛。等分，为细末，入木瓜少许同煎。

惊啼，手足瘛疭，睡卧不稳，加全蝎去尾尖毒炒、钓藤剉、白附子炮。等分，同煎。

涎嗽，加杏仁汤泡去皮尖、桑白皮炙剉，等分，半夏曲减半炒，同煎。

赤痢，加赤芍药、当归。等分，为细末，入粟米少许同煎服。

白痢，加干姜炮，减药之半。为末，入粟米少许同煎，空心服之。

泄泻，加陈橘皮、厚朴姜汁制一宿，炒干。各等分，为细末，入姜枣少许同煎。

凡言与药末等分者，若用四君子汤一钱，则用丁香一字，藿香叶一

---

[1]　七：原作"十"。据改同上。

[2]　五福化毒丹：本书未收此方。方见《小儿药证直诀·诸方》，由生地黄、熟地黄、玄参、天冬、麦冬、甘草、甜硝、青黛8味组成。

[3]　可依后方用之：此下加减法，原互窜至"治小儿脱肛"方之后。据《普济方》卷四百《婴孩杂病门》引"加减四君子汤"前移至此方之后。

字。皆依此。

凡言减本药之半者，每用君子汤一钱，则用细辛末半字，余皆依此。盖四君子汤四味，每总用一钱，则四各一字。等分者，四味分数相等也。减半者，就四味如各一字，则用半字，更宜仔[1]细斟酌。

又加减方：

脾胃不和，加白术一倍，姜枣煎。

脾困，加木香、缩砂、人参各半分同煎。

心神不安，加辰砂半分，枣汤调下。

风热邪热，加生姜、荆芥煎汤调下。

咳嗽，紫苏汤调。

胃怯汗，炒大麦煎汤下。

调饮食不进，加姜枣煎。

脏腑滑泄，加诃子半钱，米饮调下。

经络蕴热，头面及身体生疮，加瓜蒌根、桔梗各半钱煎服。

伤寒时气，风热痰壅，咳嗽及气不和，加：细辛、瓜蒌根、桔梗各一分，生姜、薄荷煎，或加防风、川芎各等分。内有寒及遇天寒发散者，则去瓜蒌根、桔梗。

多虚汗，夜啼，加麦门冬、犀角煎服。

疮疹已出未出，大肠闭涩，或时发渴，则加瓜蒌根、桔梗。若不渴，胆寒下痢，则加干姜[2]。

吐泻过多，脾胃虚乏，欲生风候者，加白附子减半，生姜煎服。

腹痛烦渴，吐泻，即加干葛（剉）、黄耆（剉）、白扁豆（炒）、藿香叶，等分，姜枣煎。

若要温中和气，止吐泻，思饮食，即加陈皮一两，姜枣煎。

凡小儿虚冷病，尤宜先服此药以正气，若要生胃气，即加白扁豆一

---

[1] 仔：原作"子"。通"仔"，据改。
[2] 姜：此后原衍"减"字。据《普济方》卷四百《婴孩杂病门》引"加减四君子汤"删。

两，陈皮半两，姜枣煎服。

大青膏 治小儿发搐。李司户孙方生百日，发搐三五次，请众医治，或作天吊，或作胎惊，服药并无效。钱氏用此药如小豆许作一服，发之复与涂囟法封之，三日而愈。搐稀者不可救也。搐频者宜服此药，不可多服也。

天麻末，一分　白附子末，生，一钱半　蝎尾去毒，生，半钱　朱砂研，一字　青黛一钱，研　麝香一字　天竺黄一字匕，研　乌蛇梢肉酒浸，焙干取末，半钱

右同研细，生蜜和成膏，每服半皂子大，至一皂子大，月中儿粳米大，薄荷水[1]化下。

肥儿圆 此方乃李文定丞相家传。祝宰时女子失乳，极黄瘦。丞相孙维翰来访，为得此方，自云其家得此药未尝用，登门女子自服此药，十日间下疳虫有方余，自此日益顽壮。小儿瓶瘦并宜服之。孟正云秦相家尽服此药，但加萝卜子一味。

川黄连　芜荑仁　神曲　大麦蘖炒

右四味等分，为细末，用猳猪胆为圆如小绿豆子大，每服三十丸，加至五十丸，食前[2]熟水下。

千金圆 治小儿五种疳气，面色萎[3]黄，肌体瘦弱，不忺乳食。此得于蔡朱丞相之孙，子新左藏疳方最多，未若此方而效者。

川芎真者，不见火，剉　川楝子肉

右等分，为细末，猳猪胆汁和元麻子大。每服三十丸，空心食前米饮吞下，日进二服，更量岁数加之。

保生丹 治小儿急慢惊风，其效如神。赵少卿宜人方。

天南星炮　白附子炮　朱砂研　麝香已上各半两　蛇黄四个，辰地上煅[4]铁色者，用楮叶研自然汁涂，却以火煅金赤色，用生甘草水洒出火，研

---

[1] 水：原脱。据《小儿药证直诀·诸方》"大青膏"补。
[2] 前：原脱。据《普济方》卷三百八十七《痰实》引"肥儿丸"补。
[3] 萎：原作"痿"。据文义改。
[4] 煅：原作"坦"。据《杨氏家藏方》卷十七《小儿》上"保生圆"改。下一"煅"字同改，不另注。

右为细末，用端午日三家米粽子尖为圆，如梧桐子大。用淡竹沥磨下一丸。此方神圣不可漫易，一粒可救一人。兼又治丈夫妇人一切风疾，薄荷酒下二丸。

五倍子末[1]　治小儿脱肛。何表方，张元卿制参云：甚妙。

先用麻油汤热熏患处，候温缓缓洗之。即以五倍子细末多糁，软手揉入。切忌食发风等毒物，又勿令为外风所伤。

木香散　治小儿脾胃虚弱，泄泻气滞，饮食不进。钱都厢二方。

木香　藿香叶　青皮去白　甘松　丁皮　香附子　益智仁各半两　甘草炙　缩砂仁各一两　姜黄一钱

右为细末。每服一钱，紫苏姜汤调下，食前。大人增至三钱。

双金饮　治小儿吐泻，实脾，进饮食。

丁香　人参　甘草各一钱　白术　白茯苓各半两　半夏半钱，姜汁制

右为末。每服二钱，水七分盏，姜二片，枣二个，同煎四分，去滓温服。

雷丸散　消疳杀虫。

雷丸　使君子炮，去壳　鹤虱　榧子肉　槟榔各等分

右为细末。每服一钱，温米饮调下，乳食前。

升麻饮子　治小儿脏腑积热，面赤烦渴，痰实不利，肠胃燥涩，一切风壅并皆治之。

山栀子仁　防风去芦头　甘草炙　大黄　连翘　升麻各等分

右㕮咀。每服二钱，水六分，煎至四分，去滓温服，乳食后。如大便尚未通，加芒消半钱，再略煎，热服。

紫草散　治疮疱已出，色不红润，身热喘急，神志昏困。

红花子如无子，花亦得　紫草茸各二两　麻黄去根、节　升麻各半两

右为细末。每服半钱，煎薄荷汤，入酒少许，同调下，不拘时候。

活血散　治疮疹已出不快。

赤芍药不以多少

---

[1]　五倍子末：原脱。据目录补。

右为细末，每服一钱，煎葡萄酒调下，不拘时候。

黄连圆 治小儿五疳黄瘦。

胡黄连　宣黄连各半两，酒浸半日　青皮去穰　陈皮去白，各半两

右四味为细末，以猪胆汁煮面糊，为圆如小豆大。每一岁儿服十圆，长大则加而服之。

消积圆

缩砂仁十二个　丁香九个　乌梅肉三个　巴豆一个，出油

右为细末，面糊为圆如黍米大。三岁以上五六圆，以下者三二圆，并温熟水吞下，不拘时候。

夺命散 治急慢惊风。

蛇含石醋淬七遍　丁头大赭石　铁孕粉各一两　全蝎二七个

右为细末，薄荷汤调下。如身热，入朱砂末少许。

抱龙圆 卢州陈法师家方。治小儿一切惊药。

人参　雄黄飞，各一两　郁金　白茯苓　藿香叶　甘草各二两　山药四两　朱砂二两，一半为衣　全蝎半两　麝香　脑子各一钱

右为细末，炼蜜和成剂，每一两分作六圆，朱砂为衣，十圆用金箔一片。小儿一圆分作四服，薄荷汤化下。

和解汤 治小儿四时感冒寒邪，壮热烦躁，鼻塞多涕，惊悸自汗，肢节疼痛，及麸疮豆疮，已发未发者皆可服。翁主簿翀之传婺州医人方，甚奇。

羌活　防风　川芎　人参各一两　干葛　川升麻轻者　甘草微炙，各半两

右为粗末。每服三岁儿一钱，水三分盏，生姜半片，枣子少许，同煎至二分，去滓服，不拘时候，量大小加减。

立消散 治小儿阴肿胀痛。

赤芍药　赤小豆[1]　枳壳去穰，麸炒

---

[1] 豆：原作"药"。据《杨氏家藏方》卷十九《疮疡方》"立消散"改。

右等分，为细末。浓煎柏枝汤调药，傅肿处，干即以柏枝汤润之。

莲心散　治小儿吐奶，屡试甚验。

莲心七个　丁香三个　人参紫晕滋润者，三分

右为细末，用绵裹一乳头大，搵药入口如吃奶状。

使君子圆　治小儿五疳黄瘦。

使君子取肉秤　诃子去核取肉秤　肉豆蔻面裹煨香，去面　木香已上各一两　黄连二两　丁香半两

右为细末，用薄荷[1]糊为圆如黍米大，每服二十圆，米饮下，量儿大小加减圆数。

七宝睡惊圆　治急慢惊风。处州叶助教传。

全蝎七枚，头尾全者，用糯米一撮同炒，俟米微黄即住，去米　天南星一枚，炮令裂　僵蚕十四个，去丝、嘴，炒黄色　白附子一分，切　朱砂一钱，细研　麝香研　脑子研，各一百文

右研糯米，薄打稀糊为圆如龙眼大。每一岁儿一圆，薄荷汤磨下。更量儿大小，加减与服之。

肉豆蔻膏　治小儿夹惊伤寒，大便泻青，腹疼不稳。

肉豆蔻面裹煨，二钱半　人参去芦头，一钱　白术二钱　藿香半钱　丁香　木香不见火　甘草炙，各一钱

右为细末，炼蜜为圆如鸡实大。每服一圆，米饮化下，空心、乳食前服。

神功散　治小儿滑肠不止。

五倍子　百药煎　干姜炮

右等分，为细末。每服一钱，米饮调下。大人煮糊为圆如黍米大，每服三十圆，米饮送下。

---

[1]荷：原脱。据《普济方》卷三百七十九《婴孩诸疳门》引"使君子丸"改。

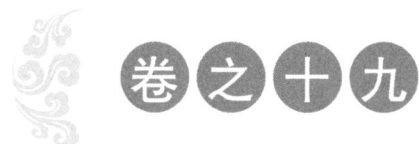

消渴门

消渴论　　《录验方》具载。

消渴有三种，一者渴而饮水多，小便数，脂如麸片甜者，消渴病[1]也；二者吃食多，不甚[2]渴，小便少，似有油而数者，消中病也；三者饮水不能多，但腿肿脚先瘦，小便数，肾消病也。

消渴论　　《千金方》载。

消渴病所慎者有三：一饮酒，二房室，三咸食及面。能慎此，不须药亦自可。消渴之人，愈与未愈，常须虑发大痈，必于骨节间，发大痈而卒。有人患渴数年，果发痈疽而死。

麝香圆[3]　治消渴，西蜀张隐之方。

眉山揭颖臣七尺之躯[4]，善饮啖倜傥人也。忽得渴疾，饮水不辍，食物倍常而数溺，消渴药服之逾年，疾日甚，自度必死，治棺衾讫，嘱其子曰：蜀有张隐之善医，请谒脉。诊讫笑曰：君几误死。取麝香当门子，以酒浸之，作十圆许，用枳椇子为汤，饮之遂愈。问其

---

[1] 病：原脱。据《普济本事方》卷六《诸嗽虚汗消渴》补。
[2] 甚：原作"其"。据改同上。
[3] 麝香圆：原脱。据目录补。
[4] 躯：原作"駈"，同"驱"。当为"躯"之声误，据文义改。《是斋百一选方》卷十二"治消渴方"作"长七尺"，无"躯"字。

所以，张生云：消渴消中，皆脾弱肾败，上不能节汤水，肾液不上沂[1]，乃成此疾。今此君脾脉极热，而肾不衰，当因果实与酒过度，热在脾，所以饮食过人，而多饮水，饮水既多，不得不多溺，非消渴也。麝香能败瓜果花，近辄不结，枳枸亦消酒，屋外有此木，屋内酿酒不熟，故此二物为药，以去生果酒之毒也。枳枸，今俗讹谓之鸡矩子，亦似癫汉指头，盖取其似也，嚼之如牛乳，小儿喜食之。本草木部载[2]。

治伤败消渴诗

消渴消中消肾病，三焦五脏皆虚热。

惟有膀胱冷似水，朝晚饮水无休歇。

小便日夜罕见[3]行，骨燥[4]容焦心肺裂。

炙内热酒为根本，醉后色欲无时节。

饮食吃食日加多，肌骨精髓转枯竭。

小便泄利甜如蜜，口苦喉干舌如血。

人能将理及良医，看取妙方为一绝。

治消渴诸方　消渴之疾，多因嗜欲太过，肾气虚败，服金石之药以补元阳，药性猛烈，积之在脏，枯精竭血，根本衰败，药性炎上，内外焦干，故令燥渴，饮水无度，小便频数，日渐消瘦。不可更服补暖药，愈见增剧。当调肾益水，解散石毒之药，宜以罂粟汤饮水，菟丝子圆调之，马通[5]散治之。若因酒毒所置，宜用栝蒌根[6]散、草[7]节散、黄连圆等治之。

---

[1] 上沂：原作"止诉"。据改同上。
[2] 载：同上作"作枳棋音止矩"。
[3] 罕见：《普济方》卷一百七十六《消渴门》引"天花丸"作"不停"，义长。
[4] 燥：原作"燎"。同"燥"，据改。
[5] 通：原误作"气"。据下文"马通散"方名及所用药物改。
[6] 根：原脱。据下文"栝蒌根散"方名及所用药物补。
[7] 草：此前原有"粉"字。据下文"栝蒌根散"方名及所用药物删。

治消渴

郭都巡方
黄连　栝蒌根_{用新掘者}

右等分，为细末，研麦门子取自然汁，和药为圆如绿豆子大。每服十五圆，加至二十圆，熟水吞下。

罂粟汤
罂粟子

右不拘多少，研烂。煮作稀粥饮，日服一盏。

菟丝子圆
菟丝子_{淘[1]净，酒浸三宿，焙干为末}

右以蜜和白面糊为圆如梧桐子大，饮下三十圆。

马通散
赤马粪

右不拘多少，水浸三日，淘洗焙干，甘锅子内盛，火煅存性，细研，入麝香少许。酒调一钱，日两服之。

栝蒌根散
栝蒌根粉_{新掘者}

右不拘多少，切研，水滤取汁，澄作粉。每一钱，饮调服之。

草节散
赤马粪中草节

右略洗令干，为末。每服二钱，饮调服之。

黄连圆
黄连

---

[1] 淘：原作"濁"。为"淘"字形误，据文义改。

右不拘多少，去须，内猪肚中，饭上蒸令熟[1]，同杵圆如梧桐子大，米饮下三十圆。

神授圆 治消渴。沈德和尚书传。

密陀僧二两，别研极细　川黄连一两，为细末

右二味用蒸饼为圆如梧桐子大。每服五圆，煎茧空、茄根汤下，临睡服，次日加至十元，以后每日加五元，至三十圆止服。药之后，以见水恶心为度，即不须服，不过五六服必效。若觉恶心，但每日吃干物压之，旬日后自定，奇甚奇甚。茧空，是出蚕蛾了茧壳。

参梅汤 治消渴。钱有文知府方。

牛鼻木二枚，洗净，细剉，男患用雌，女患用雄　甘草　人参各半两　白梅十个大者

右用水四碗，煎至两碗，滤滓热服为妙。

治消渴方

浮石　舶上青黛各等分　麝少许

右细末。每服一钱，温汤调下。

神效散 治渴疾，饮水不止。

白浮石　蛤粉　蝉壳各等分

右细末。用鲫鱼胆七个，调三钱服，不拘时候，神效。

八味肾气圆 治男子虚败，下元冷，小便数，元气耗散，肾水不上升，心火不下降，心火炎上，薰炙肺气，肺气干燥，是致作渴，饮水无度。设若不先固其根本，缘何去其渴疾。宜先服此。张仲景亦尝有云。

干地黄半斤　山药四两　茯苓　牡丹皮　附子　桂心各三两　泽泻四两　山茱萸五两

右细末，炼蜜圆如梧桐子大。酒下二三十圆。忌猪肉、冷水、芜荑、胡荽等。

---

[1]熟：原作"乱"。据《外台》卷十一《消渴》"黄连丸"改。

鹿茸圆　治大渴后虚乏，小便数，腿膝无力，日渐羸瘦。

鹿茸去毛　肉苁蓉酒浸一宿，瓦上焙干　桑螵蛸炒，已上各二两　附子　黄耆　菟丝子　石斛已上各一两半　龙骨　五味子　白蒺藜炒，去角，已上各一两

右为末，炼蜜为圆如梧桐子大。每服三十圆，空心粥饮吞下。

黄耆散　治小便白浊，消肾，心烦燥渴。

黄耆　茯神　龙骨　泽泻　麦门冬去心　栝蒌根　熟干地黄　桑螵蛸炒　白石脂已上各一两　甘草三钱，炙

右为末，每服四钱，水一中盏，姜钱五片，枣子三个，同煎至六分，去滓通口服。

麦门冬散　治渴，日夜饮水不止。

麦门冬去心　宣连去须　冬瓜干者已上各二两

右件捣罗为末。每服一钱，水一盏，煎至六分，去滓温服。

人参散　理消中。

栝蒌根　人参　茯苓　知母　甘草已上各一两　石膏二两

右为末。每服四钱，水一盏，入大豆百余粒，煎至六分，去滓服之。

龙脑饮子[1]　治渴疾方，神效。

青黛　龙脑　木香　干葛　铅白霜

右件药各等分，同捣罗为末。每服半钱，用新冷水茶脚来多少[2]调下。忌油腻。空心、临卧各一服。

人参洗心散　解烦渴。

人参　茯神各一分　桔梗　甘草　干葛各半两

右为细末。每服二钱，水一盏，枣子一枚，煎至八分，通口服。

牡蛎散[3]　治一切渴。

大牡蛎

---

[1] 龙脑饮子：原脱。据目录补。
[2] 茶脚来多少：即一茶杯底左右。
[3] 牡蛎散：原脱。据目录补。

右不计多少，于腊日端午日黄泥裹，煅通赤，放冷取出，为末。用活鲫鱼煎汤，调一钱，小儿半钱，只两服差。

麦[1]门冬圆 除烦渴。

麦门冬煮烂去心，研为膏　栝蒌根　黄连去须

右二味为细末，入门冬膏内，捣令匀，圆如梧桐子大。每服三十圆，早晚食后煎麦门冬汤吞下。

神功散 治消渴。

白芍药　甘草炙

右二味等分，为粗末。每服三大钱，水一盏半，煎至八分，去滓服，不拘时候，日三服，疾止则已。

---

[1] 麦：原脱。据目录补。

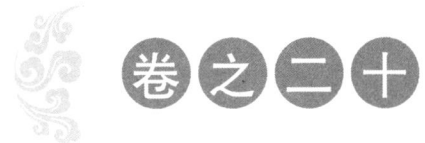

通 类

神仙解毒万病丸圆 喻良能葛丞相传此，以为济世卫家之宝。凡人居家或出入，不可无此。药如毒药，岭南最多，若游宦岭表，才觉意思不快，便服之即安。二广山谷间有草曰胡蔓草，又名断肠草[1]，若以药人，急水吞之急死，缓水吞之缓死。又取毒蛇杀之，以草覆上，以水灌之，数日菌生其上，取为末，酒调以毒人，始亦无患，再饮酒即毒发立死。其俗淫妇人多自配合，北人与之情相好，多不肯逐北人回，阴以药置食中，比还即戒之曰：子夏来。若从其言，即复以药解之，若过期不往[2]，必死矣，名曰定年药。北人届彼亦宜志之。若觉中毒，四大不调，即便服之。或于鸡、豚、鱼、羊、鹅、鸭等肉内下药，再食此物即触发，急服此药一粒，或吐或下，随手便差。〇昔有一女子，久年患劳瘵，命[3]在旦夕，为血尸虫所[4]噬，磨一粒服之，一时间吐下小虫千余条，大者正为两段，后更服苏合香圆，半月遂愈。

文蛤 本草云五倍子，三两，红黄色者，捶碎，洗净 **红芽[5]大戟** 一两半，净洗 **山茨菰** 二两，洗，即鬼灯檠，金灯花根[6]是也 **续随子** 一两，去壳秤，研细，纸裹压出油，再研白霜 **麝香** 三钱，研

---

[1] 草：原脱。据《普济方》卷二百八十三《痈疽门》"神仙追毒丸（又名神仙解毒万病丸）"补。
[2] 往：原作"住"。据改同上。
[3] 命：原作"年"。据改同上。
[4] 所：原作"取"。据改同上。
[5] 红芽：原作"红牙红牙"。据删改同上。
[6] 根：原脱。据补同上。

右将前三味焙干，为细末，却入麝香、续随子研令匀，以糯米粥为圆，每料分作四十粒，用端午、七夕、重阳日合。如欲急，辰日亦得。入木臼中杵数百下，不许妇人、孝子及不具足人、鸡、犬之类见之，切宜秘惜，不可轻传。今具汤使于后：

菌[1]蕈菰子、金石毒，吃死马肉、河豚鱼毒；时行瘟疫、山岚瘴气；急喉闭、喉缠、喉风；脾病黄肿、赤眼、疮疖、冲冒寒暑，热毒上攻；自缢、落水、打折伤死，但心头微暖未隔宿者，已上并用生姜、蜜水磨一粒灌之，须臾复苏。

痈疽发背未破、鱼脐疮、诸般恶疮肿毒、汤火所伤、百虫犬鼠蛇伤，已上并东流水磨涂，并服一粒，良久觉痒立消。

打扑撷损伤折，炒松节酒磨下半粒，仍以东流水磨涂。

男子妇人颠邪、鬼气鬼胎，暖酒磨下一圆。可分作四服，有毒即吐下，毒尽[2]自止。

解毒饮 解一切药毒。吴内翰备急方云：高照一子无赖，父笞之，遂服砒霜毒，大渴，腹胀欲裂。有教照令服此药，以水调，随所欲饮，与之不数碗，即利而安。

白扁豆生，晒干，不拘多少

右为细末。汲新井水调下三钱，随意与饮，不数碗而止。

治五淋髓汤 叶朝议亲人患血淋，流下小便盆内，凝聚如蒟蒻，久而有亦如鼠，但无足耳，百治不差。遇一村医，言服此药。虽未便愈，而血色渐淡。久乃复旧。后十年，其病再作，又服此药差矣。因检本草，具载牛膝治小便不利，茎中痛欲死，却用酒煮饮。今再拈出，表其神效。

牛膝，不拘多少，细切推破。每两用水一碗，煎至一盏，去滓，一日五服，立效。

---

[1] 菌：原作"茵"。据改同上。
[2] 毒尽：原脱。据补同上。

治小便出血 陈总领方具载。余顷在章贡，时年二十六，忽小便后出鲜血数点，不胜惊骇，却全不疼，如是一月。若不饮酒则血少，终不能止。偶有乡兵告以市医张康者，尝疗此疾。遂呼之来。供一器清汁，云是草药，添少蜜解，以水两服而愈。既厚酬之，遂询其药名，乃镜面草，一名螺厣草。其色青翠，所在石堦缝中多有之。后见瑞金县徐尉克安云，亦治虫牙。

缩砂散 治骨鲠。滁州蒋教授因食鲤鱼玉蝉羹，为肋骨所鲠。药如象牙屑之属，用之皆不效。或者令服此药，连进三剂，至食一咯而出。因戏云：管仲之力也。

缩砂仁　甘草　贯众 等分

右捣为粗末。如一切鲠，以绵裹少许，含之，旋旋咽津，久之随痰出。

治骨鲠 沈存中云：在汉东用此方。刘如晦士人邻家一小儿，误吞一钱，以此药领之，下一物如大乌梅，剖之乃炭裹一钱也。此方救人未有不效者。

木炭皮 如无，只坚实炭亦可

右为细末。每服二钱，粥饮调下，日四五服，以鲠下为度。如未下，数数服之，即效。

石榴根汤 治寸白虫。燕侍郎字仲贤，二十三四岁，时因食牛肉得疾，颜色黄瘦，服诸药不[1]效。遇一《海上方》，依法服食，良久据下虫两时许不断，其长数丈，自后遂愈，更不复发。时常服药，所下皆小虫子，故令再发，今去其母，则不发矣。其母虫两头相合，疑是雌雄也。

酸石榴根，取向南者，净洗。

右剉取一升许，用水五升同煎，取半碗已下，去滓，五更初空心

---

[1] 不：原脱。

时，只作一服，令先吃[1]炙猪肉干以引虫，次服其药，虫即遂下。可煮白粥补之，永断根源。

解毒无忧散 治中诸毒。鄂州江道人传，亦尝试之。

生白矾二两，研细　腊茶末半两

右和匀。每服二钱，井水一碗，调下立解。

蒲黄散[2]　治舌肿，一士人沿汴东归，夜泊村步，其妻熟寐，撼之问何事不答，又撼之，妻惊起，视之舌肿满口，不能出声。急访医，得一叟负囊而至，用药掺，比晓复旧。问之乃蒲黄也。

蒲黄

右为末，掺之。须真者为佳。

神授大黄散[3]　治汤火伤，金山修供，神怒庖人不谨，渍其手于镬中，痛楚彻骨，号呼欲死。神又赦罪，神授此方，遂愈。

大黄

右为细末，掺之立效。

立圣散　治乌髭发。乙卯年，见曾南仲云，见零陵一急足，髭发已白，后三年再来，其黑如漆。叩之云，一道人教其用橡斗子，实之以盐，烧存性，细研，早晚用。曾用之十年，今五十五，髭发无白者，而齿且牢。

治蚊蚋诸方　翼日挂帐无蚊子。

辟蚊子咒曰：天地太清，日月太阳，阴阳太和，急急如律令敕。面太阴，念七遍，吸气吹灯草上，点之。

驱蚊诗三首。

其一

夜明砂与海金砂，二味和同苦楝花。

每到黄昏烧一捻，蚊虫飞去别人家。

---

[1] 吃：原作"唤"。据《普济方》卷二百三十九《诸虫门》"石榴汤"改。
[2] 蒲黄散：原脱。据目录补。
[3] 神授大黄散：原脱。据目录补。

其二

木鳖荽香分两停，雄黄少许也须秤。

每到黄昏烧一炷，安床高枕至天明。

其三

萍朴楝活芎，天仙术最雄。

捣罗如香爇，一梦见周公。

染髭发方 求嘉朱四五公传。

石灰新者　黄丹　樟脑

用桑柴灰汁调傅，候干了，即用温水洗。后用胡桃、松子研细傅之，即黑色。

诗曰：

秘传海上神仙诀，妙夺人间造化机。

白发变成黑发去，晚年化作少年归。

去漆污衣服方 孙盈仲尝衣一新褐道服，过其舅家，见日中晒一胡床，据然而坐，而不知方修新漆未干也，既而遍身污。漆匠者偶先传得此方，未试。亟合而用之，余迹隐隐而已，干恐不可用。

拣真杏核敲取仁、台椒。等分，烂研，以揩污处，净为度。

误服风药 多遍身顽麻，吐泻不止。医者欲投丹药。偶一道人乞至门前，云：此是中草乌之毒，用晋矾、青黛二味，细研，用贯众煎汤调下便省，吐泻亦止。若中巴豆毒，芭蕉根煎汤服[1]，极妙。

雄黄散 治一切恶虫咬着人成疮，不可辨认，医疗不效者。与《十全方》同。

雄黄　硇砂　白矾　土蜂窠　露蜂房

右五味等分，为细末，入麝香少许，同研匀。用醋调涂疮上。难辨认者尤宜速疗，三五日毒气入心。不得闻哭声。

解菌毒 掘地久冷水，搅之令浊，少顷取饮。此方见本草陶隐居

---

[1] 服：原作"肥"。据《普济方》卷三百五十九《婴孩门》"论脑麝银粉巴硝等不可轻用"改。

注,谓之地浆。亦治枫树菌食之令人笑不止者,俗谓之笑菌。盖菌种类不一,往往蛇虺毒气所熏蒸而成耳。《石林避暑录》。

解斑蝥毒 以泽兰捼汁饮之。干者为细末,白汤调下。俗人谓之猷草。

解砒霜[1]毒 韬光传。

汉椒四十九粒　黑豆十四粒　乌梅两个,打破　甘草节三寸,碎之

右[2]水一碗,煎至七分,温服[3]。

服椒法 歌曰:

青城山老人,服椒得妙诀。年过九十余,貌不类期耋。
再拜而请之,忻然为我说。蜀椒二斤净,解盐六两洁。
糁盐慢火烧,煮透滚菊末。初服十五圆,早[4]晚不可辍。
每月渐渐增,累之至二百。盐酒或盐汤,任君意所欱。
服及半年间,胸膈微觉塞。每日退十圆,还至五十粒。
俟其无碍时,数服如前日。常令气熏蒸,否则前功失。
饮食蔬果等,并无所忌节。一年效即见,容颜顿悦泽。
目明而耳聪,须乌而发黑。补肾轻腰身,固气益精血。
椒温盐亦温,菊性去烦热。四旬乃可服,服之幸无忽。
逮至数十年,功与造化埒。耐老更延年,不知几岁月。
嗜欲若能忘,其效尤卓绝。我欲世人安,作歌故忉怛[5]。

服苍术方 大能壮气,注颜色,辟邪,又能行履止饥。

苍术一斤　好白麻油半斤

右件将术用白米泔浸一宿,取出切成片子。用前麻油炒令熟,用瓶盛取。每日空心服一撮,用冷水汤咽下。

---

[1] 霜:原脱。据目录补。
[2] 右:原脱。据《是斋百一选方》卷十七"解砒毒"方补。
[3] 水……温服:此9字原为小字,附在甘草节制法之后。今据改同上。
[4] 早:原作"蚤"。通"早",据改。
[5] 忉怛(dāo dá):意悲痛,悲悯。怛,原作"恒"。据《普济方》卷二百六十三《服饵门》引"服椒法"改。

妙香丸圆 服此药休粮绝食。

白胶香　乳香　朱砂　雄黄　蜡　茯苓等分

右为细末，炼蜜为圆如弹子大。临服之时，饱食面一腹，然后服此药，可求永停食，身轻力健，气血愈壮。

避难歇食方

白面六两　黄蜡三两　白胶香五两

右件将前面冷水炼[1]令熟，如打面一同，然后为圆如黑豆子大，用日晒干。再将蜡溶成汁了，将圆子投入内，打令匀，候冷，单子裹，安在净处。如服时，每日早晨空心可服三五十圆，冷水咽下，不得热食。如要吃物，任意不妨。

胜金散 解河豚鱼毒。常熟一家专货此药，每服百金，藉之稍温足[2]。钱倅叔仪家传得之。

槐花　染坯

右等分，生为细末。每一钱[3]，汲井水调下。

绛[4]雪散 治汤火。余在淳安设醮炷香炉中，偶白胶香滚起沾指，痛不可忍，便成泡。偶妻侄方恂在家间，有此药傅之痛止。出陈氏方。

用[5]桑叶霜后树头一二片者，芙蓉叶亦然，阴干，研为末。以蜜调傅，如湿干糁。

如神散 治汤火伤。陈待制桷奉道甚虔，冬日澡浴，偶坐凳[6]倒，不敢以手擦地，遂坠身火炉边有伤，人传此方，用之而愈。

裹陈江茶箬叶，烧灰，碾细罗过，用生油、轻粉调傅。若湿，干糁，痛止无痕。

---

[1] 炼：原作"冻"。据《普济方》卷二百六十三《服饵门》引"避难渴食方"改。
[2] 足：原脱。据《普济方》卷二百五十二《诸毒门》引"胜金散"补。
[3] 钱：原作"已"。据改同上。
[4] 绛：原作"降"。据目录改。
[5] 用：原作"二"。据《普济方》卷二百七十七《诸疮肿门》引"降雪散"改。
[6] 凳：原作"橙"。据《普济方》卷二百七十七《诸疮肿门》引"如神散"改。

神仙无瑕散 去油污颜色，绣作衣物书画[1]。

龙骨一两半　滑石　海螵蛸各二两　白墡[2]土一两

右为细末。以掺污处良久，揉之便落。如欲急用，以纸衬熨之。未尽再用，以净为度。如衣物等油了多时，却用麻油涂在旧迹，过些小不妨，如前法用，其效如神。

洗油法 蒋签判传之于内道场，一黄冠用之，信然。但不若熨者之全洁耳。

滑石　白龙骨　白墡等分

右为细末，掺油污处良久，揉去即净，更不须洗熨。若田中黑牵牛末尤妙。一上未净，再上药即尽去矣。

治骨鲠方

羊胫炭，碾为细末，米饮调下。一方用黑炭皮。

治骨鲠方

贯众不以多少，煎浓汁一盏半，分三服并进。贯众一名管仲云。

治误吞铁、石、骨刺等 不下危急者。

王不留行　黄蘗去粗皮

右等分，为细末，水浸蒸饼元如弹子大，以麻线穿之，挂当风处。每用一圆，冷水化开，灌下立效。

误吞钱 生凫茈取汁，呷吃，钱自然消化。即荸荠也。

---

[1]画：原作"盡"。乃繁体"畫"之形误。据《是斋百一选方》卷二十"神仙无瑕散"改。
[2]墡：原作"礏"。同"墡"，据改。后同径改。

跋[1]

右《活人事证方》二十卷，目录及药性歌一卷，宋桃溪居士刘信甫撰，凡二十门，每方各有事件引证，盖许白沙《本事》[2]之流亚也。

本邦《性全万安方》，《有邻福田方》，往往援引其方，而世无传者，每以为憾焉。今兹吉医官长达，偶携其所藏宋本来而见借，予惊喜不知所况，遂速付写手影钞，以藏于家。但是书宋《艺文志》、晁氏《读书志》、陈氏《解题》并不著录，故信甫履历不得详焉。考叶棠伯序，信甫本儒者，屡摈名场而为医者，乃与叶同嘉定时人。

享和壬戌（1802）夏五月十七日栎窗书　丹波元简

---

[1] 跋：此字原脱。整理时据文义加入。
[2] 许白沙本事：指宋代许叔微之《普济本事方》。许叔微为真州白沙（今江苏仪征）人，故称之"许白沙"。

精·选·海·外·珍·稀·中·医·方·书·十·种·校·释

活人事证方后集

[宋] 刘信甫　撰

《活人事证方后集》总目

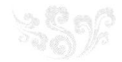

中风门 一卷 229

心气门 二卷 241

虚损门 三卷 249

白浊门 四卷 257

盗汗门 五卷 264

中暑门 六卷 269

瘴疟门 七卷 274

霍乱门 八卷 281

痰饮门 九卷 286

呕吐门 十卷 294

肿满门 十一卷 300

疝气门 十二卷 307

肠风门 十二卷 311

胎产门 十三卷 316

淋闭门 十四卷 325

发背门 十四卷 329

血疾门 十五卷 335

中毒门 十五卷 338

咽喉门 十六卷 342

头目门 十六卷 346

口齿门 十七卷 351

耳鼻门十七卷 …………………………… 354

痘疹[1]门十八卷 ………………………… 358

汤火门十八卷 …………………………… 362

杂方门十九卷 …………………………… 364

服饵门二十卷 …………………………… 369

修养门二十卷 …………………………… 372

---

[1] 痘疹：原作"疹豆"。据正文改。

桃溪刘居士《活人事证方后集》目录

是书前集盛行于世,第限方之未全。今再求到桃溪刘居士编集,常用已效之方,约计一千余道,分门拆类,先原其病候,次引事以证之,使用者无疑,服者必效。此方诚可活天下也,幸详鉴。

卷之一

中风门 ··· 229
 孙用和准四时虚实治风方证[1] ········ 229
 小续命汤　治中风欲死不语者 ········ 229
 大防风汤　祛风顺气,舒筋活血 ······ 230
 孙用和经进方七道[2] ······················ 230
 铁[3]粉牛黄[4]圆　治中风痰壅 ········ 230
 通心气辰砂圆　治心风发狂语 ········ 231
 朱砂法　养精神,安魂魄,益气血 ···· 231
 楮子煎法[5] ····································· 232

---

[1] 孙用和准四时虚实治风方证:原脱。据正文补。
[2] 孙用和经进方七道:原脱。据正文补。
[3] 铁:原前有"经进"二字。据正文删。
[4] 牛黄:原作"黄牛"。据正文乙转。
[5] 楮子煎法:原脱。据正文补。

生犀丸[1]　治三十六种风，壮心气 ……………… 232
解五毒丸[2]　治酒食毒，阴阳毒气 ……………… 232
茵草散　治中风气膈，粥食不下 ………………… 233

许学士二方，治风虚惊悸[3] ……………… 233

真珠圆　治惊悸，通夕不得睡卧 ………………… 233
独活汤　治风痰壅盛，潮热拘急 ………………… 234
啄木散　治暗风痫疾，诸药不效 ………………… 234
舒荆汤　治臂痹血气，气血留滞 ………………… 234
蕊珠圆　治心恙多忘，忧恐惊悸 ………………… 235
养血地黄圆　治筋脉拘挛不伸 …………………… 235

凡中风用药速效者[4] ……………………… 236

排风汤　治中风暗默[5]，不能语言 ……………… 236
续断汤[6]　治久年病风不差 ……………………… 236
胜金圆　治中风不语，吐痰即省 ………………… 236
茶调散　治男子妇人偏正头风 …………………… 237
芎香散　治头痛，又疗妇人血风 ………………… 237
七乌[7]圆　治风痹之疾，遍身走注 ……………… 237
经进仙酒方[8]　治大风及偏风诸疾 ……………… 238
御风膏　治中风口眼㖞斜，立效 ………………… 238
火[9]枕草圆　治疗一切风疾 ……………………… 238
加减香苏饮　治妇人脚指肿痛 …………………… 239
加减平胃散　治脚底隐痛最妙 …………………… 240

---

[1] 丸：原作"圆"。据正文改。
[2] 丸：原作"圆"。据正文改。
[3] 许学士二方治风虚惊悸：原脱。据正文补。
[4] 凡中风用药速效者：原脱。据正文补。
[5] 默：原作"脉"。据正文改。
[6] 续断汤：原脱。据正文补。
[7] 乌：原作"鸟"。据正文改。
[8] 方：原脱。据正文补。
[9] 火：原前有"经进"二字。据正文删。

加减养气丹　治眼瞤动，口㖞斜 …………………… 240

加减五积散　治臂膊不能举动 ……………………… 240

贯众汤　解中风药毒，遍身麻木 …………………… 240

卷 之 二

心气门 …………………………………………………… 241

引神归舍丹　治心气，亦治心风 …………………… 241

朱砂散　治心气不足，遂成狂疾 …………………… 241

养气镇心丹　补下元，亦养心气 …………………… 241

茯[1]神散　治失心惊悸，心神不宁 ………………… 242

宁志膏　安心神，定魂魄，治惊悸 ………………… 242

远志圆　治因惊之后，语言错乱 …………………… 242

乳朱砂圆 ……………………………………………… 242

人参当归圆 …………………………………………… 242

小补心圆 ……………………………………………… 243

辰砂远志圆 …………………………………………… 243

茯苓圆 ………………………………………………… 243

狗肝散 ………………………………………………… 243

宁志圆　治一切心风等疾最效 ……………………… 244

朱雀圆　治心神不定，恍惚不乐 …………………… 244

软朱砂法　专补心气，轻健手法 …………………… 244

密陀僧散　治惊气入心，不能言 …………………… 244

补心神效圆　治失精盗汗，虚损 …………………… 245

人参散　补人气不足，累有效验 …………………… 245

枣仁[2]圆　治心气不足，睡卧不宁 ………………… 245

---

[1] 茯：原作"伏"。据正文改。
[2] 仁：原作"人"。据正文改。

一醉膏　治心恙不晓人事，立验 …………………… 245
麝香圆　治心风失心，数年不差 …………………… 246
琥珀圆　治心气不宁，安魂定魄 …………………… 246
震灵丹　治气虚心疾，益心进食 …………………… 246
顺经散　治因惊后小便淋沥者 ……………………… 247
熟干地黄散[1]　治心虚忧恐恍惚 …………………… 247
沙参散　治心实热，惊悸不安者 …………………… 247
神效正元散　治气不接续，虚败 …………………… 247

卷之三

虚损门 …………………………………………………… 249

巢氏论[2]五劳七伤六极证候 ………………………… 249
太上紫霞丹　升降阴阳，补虚损 …………………… 249
太素丹　治停寒肺虚，痰实喘急 …………………… 250
蜀仙丹　大壮元气，去百病，补虚 ………………… 250
雄朱丹　治宿寒痼冷，饮食呕逆 …………………… 250
资寿小金丹　补益真元，治诸虚 …………………… 251
王启玄传玄珠先生耘苗丹三[3]方 …………………… 251
　上丹　养五脏，补不足，秘固真元 ……………… 252
　卫生汤　补虚劳，强五脏，退邪热 ……………… 252
　中丹　补百损，体劣少气，安心神 ……………… 252
　小丹　补劳益血，去风冷，治百病 ……………… 252
张承节论劳瘵证[4] …………………………………… 253
青蒿膏[5]　治骨蒸劳，退寒热往来 ………………… 253

---

[1]　散：原作"圆"。据正文改。
[2]　论：此前原有"议"字，据正文删。
[3]　三：原脱。据正文补。
[4]　张承节论劳瘵证：原脱。据正文补。
[5]　膏：原作"汤"。据正文改。

灵宝丹　治丈夫妇人传尸劳疾 …………………… 254
香甲桃仁散　治五劳传尸干瘦 …………………… 254
玉抱肚　治停寒痼冷，心腹疼痛 ………………… 255
麋茸圆　治肾经虚损，腰不能转 ………………… 255
八仙丹　治虚损，补精髓，壮筋骨 ……………… 255
混元胎丹　久无嗣息者宜服之 …………………… 256
苁蓉茸附圆　平补真元，养肾经 ………………… 256

卷 之 四

白浊门 ……………………………………………… 257

博金散　治白浊之疾，心肾不足 ………………… 257
金锁丹　治男子白浊，夜梦鬼交 ………………… 257
补气圆　治肾气虚乏，白浊多便 ………………… 257
心肾圆　治水火不既济，小便数 ………………… 258
益母圆　治肺虚胆寒，气弱力乏 ………………… 258
蜡苓圆　治白浊，补虚，润肠止渴 ……………… 258
千里笈圆　治真气不足，小便浊 ………………… 259
茯苓圆　治心肾气虚，神志不守 ………………… 259
秘精圆　治元气不固，遗精白浊 ………………… 259
清心圆　治梦泄因酒积热所致 …………………… 259
矾附圆　治白浊漏精，如米泔色 ………………… 260
大山芋圆　治诸虚损，五劳七伤 ………………… 260
大神圆　治元脏虚惫，气虚白浊 ………………… 260
草还丹　治虚劳白浊，去除百病 ………………… 260
摩腰膏　补下元虚败，白浊羸乏 ………………… 261
既济丹　调阴阳，升降气，治白浊 ……………… 261
神仙打老圆　此药性温，治百病 ………………… 261
助寿丹　一名御爱丹，又四妙丹 ………………… 262

秘真丹　治白淫，小便频数不固 ………… 262
金樱子煎　补肾秘精，专治白浊 ………… 263
卓剑丹　乃吕公先生补虚仙方 …………… 263
神仙不老元[1]歌　能补血益气，驻颜 …… 263

卷 之 五

盗汗门 ……………………………………… 264

巢氏论虚劳盗汗自汗证候 ………………… 264
牡蛎[2]散　治诸虚不足，夜梦盗汗 ……… 264
麦煎散　治荣卫不调，夜多盗汗 ………… 265
大建中汤　治虚盗汗，百节酸疼 ………… 265
白术散　治盗汗虚乏无不作效 …………… 265
牡蛎汤　治夜卧盗汗，服之即愈 ………… 265
粟米粉　治盗汗出，以扑之即止 ………… 266
蒸饼法　干吃，治盗汗，不过两次 ……… 266
人参当归散　宜服此收敛心气 …………… 266
术附散　治日久盗汗，不进饮食 ………… 266
茯苓散[3] …………………………………… 266
粉汗散　止汗出过多，如粉扑之 ………… 266
椒目散　治盗汗日久不止，困乏 ………… 266
黄耆散　治盗汗过多，补虚益气 ………… 267
麻黄散　治虚汗，米醋调傅[4]乳上 ……… 267
止汗温粉　绢裹扑身，其汗即止 ………… 267
杏子汤　治恶风自汗，嗜卧潮热 ………… 267

---

［1］元：原脱。据正文补。
［2］蛎：原作"砺"。据正文改。
［3］茯苓散：原脱。据正文补。
［4］傅：原作"付"。据正文改。

却暑散　治伏热自汗，头目眩晕 …………………… 267

防己黄芪汤　治伤风，身重自汗 …………………… 267

朱砂散　治心经有热，睡后盗汗 …………………… 268

左顾散　治诸虚不足，盗汗不止 …………………… 268

当归散　治盗汗不止，心气不宁 …………………… 268

防风散　治一切虚汗，自出不止 …………………… 268

卷 之 六

中暑门 …………………………………………… 269

巢氏论[1]中暑证候[2] ………………………… 269

冰黄散　治伏暑烦渴，呕逆恶心 …………………… 269

大黄龙圆　治中暑，身发热，头痛 ………………… 269

水[3]瓢圆　治中暑毒，解烦热，去闷 ……………… 270

乌金散　治中暑，不拘老少可服 …………………… 270

加减小柴胡汤　治伏暑烦燥渴 ……………………… 270

枇杷叶汤　治伏暑，暴泻不得止 …………………… 270

十味香薷饮　治冒暑，脾胃不和 …………………… 271

冷香汤　治秋夏间伏暑烦燥者 ……………………… 271

大蒜水　治暑毒，闷绝欲死不救 …………………… 271

地榆散　治中暑昏迷，不省人事 …………………… 271

五苓散　解暑毒，引饮过多，发黄 ………………… 271

橘皮汤　治中暑痰逆，恶寒头痛 …………………… 272

香薷圆　治大人小儿伤暑伏热 ……………………… 272

枇杷叶散　治冒暑伏热，作烦渴 …………………… 272

谷神散　治夏月中暑，作渴暴泻 …………………… 272

---

[1] 论：此前原有"议"字。据正文删。
[2] 证候：原作"状如伤寒证辨"。据正文改。
[3] 水：原作"小"。据正文改。

大顺散　治冒暑胃湿[1]，水谷不分 …………………… 273

异功敌暑圆　专治暑毒如水泻 …………………… 273

卷 之 七

疟疾门 …………………… 274

治疟[2]总论证候　所受病不一 …………………… 274

吴茱萸散　治疟临发，先寒后热 …………………… 274

麻黄羌活散　治温疟，先热后寒 …………………… 274

苍术鳖甲散　治脾疟，饮食减少 …………………… 275

半夏汤　治热多寒少，头痛有痰 …………………… 275

山茵陈汤　治瘴疟发作有时[3] …………………… 275

鳖甲麝香散　治劳疟，乍寒乍热 …………………… 275

菩萨丹　治诸疟疾。亦名五方丹 …………………… 276

瘴疟饮子　辛卿史传。治诸疟疾 …………………… 276

七宝散　治一切疟疾，不伏水土 …………………… 277

四圣散　治诸般疟疾[4]，寒热头痛 …………………… 277

断疟丹　不问间日连日，一服效 …………………… 277

冷附汤　治寒疟痰实，痞塞不通 …………………… 277

半夏草果饮[5]　专治疟，大有神效 …………………… 277

白虎加桂汤　治温疟，先热后寒 …………………… 278

麻黄白术汤　治风寒暑湿交作 …………………… 278

桂姜汤　治牝疟，寒多或寒不热 …………………… 278

七枣汤　治五脏气虚，作为痎疟 …………………… 278

---

[1] 胃湿：正文作"脾胃受湿"。
[2] 疟：此前原有"诸"字。据正文删。
[3] 瘴疟发作有时：原作"瘴疟发作有时候"。据正文："山茵陈汤　治瘴疟，发用有时"删改。
[4] 疟疾：原作"瘴疟"。据正文改。
[5] 饮：原作"散"。据正文改。

四兽饮　治阴阳相胜，发为疟疾 …………………… 278
草果饮　专治一切脾胃寒疟疾 …………………… 279
经效疟丹　治鬼疟疾，大有效验 ………………… 279
大正气散　治山岚瘴气，寒热病 ………………… 279
红圆子　治饮食所伤，脾胃发疟 ………………… 279
老疟饮　治久疟，结作癥瘕不去 ………………… 280
常山饮　治劳疟等疾，老人可服 ………………… 280
治诸般疟疾[1] …………………………………………… 280

卷 之 八

霍乱门 ……………………………………………… 281

论治霍乱证候[2]　治诸霍乱发作，议论所因证候
　………………………………………………………… 281
论干霍乱证候[3] ……………………………………… 281
三宛汤　治干霍乱[4]，不吐不泻，腹痛 …………… 281
理中汤　治霍乱吐下，胀满腹痛 ………………… 281
七气汤　治阴阳反戾，挥霍变乱 ………………… 282
胃气圆　治饮食留滞，吐利交作 ………………… 282
真珠散　治胃气郁结，吐泻俱作 ………………… 282
红圆子　治脾胃虚冷，宿食留滞 ………………… 283
胡椒汤　治霍乱吐利，最有神效 ………………… 283
水浸丹　治冷热不调，霍乱吐利 ………………… 283
如神汤　霍乱吐泻，口干烦渴 …………………… 283

---

[1] 治诸般疟疾：原脱。据正文补。
[2] 论治霍乱证候：原脱。据正文补。
[3] 论干霍乱证候：原脱。据正文补。
[4] 乱：原脱。据正文补。

香朴[1]散　治霍乱吐逆，脚冷转筋 …………… 283
姜附汤　治中脘虚冷，霍乱转筋 ……………… 284
缩脾饮　止吐利霍乱，烦躁口干 ……………… 284
平胃散　治霍乱、五噎[2]、八痞、膈气 ……… 284
养正丹　治霍乱，吐利不止，转筋 …………… 284
四逆汤　治霍乱吐利，手足厥冷 ……………… 284
感应圆　治霍乱频并，后重迟涩 ……………… 285

卷 之 九

痰饮门 …………………………………………… 286

论痰饮证候[3]　治诸痰疾，发作所因，议论证候
…………………………………………………… 286
丁香五套圆　治三焦否塞痰逆 ………………… 286
千金圆　治中寒停饮不散，痰实 ……………… 287
枳壳半夏散　治远年痰饮发作 ………………… 287
三奇散　治一切痰嗽，发作不止 ……………… 287
三妙汤　治一切痰嗽，屡服得效 ……………… 287
快活圆　常服消食，化痰涎，最妙 …………… 287
前胡散　治痰客上焦，令人昏眩 ……………… 288
紫芝圆　专治一切痰饮疾，甚验 ……………… 288
三仙圆　治中脘[4]气滞，痰涎不利 …………… 288
导痰汤[5]　治久年痰疾，日夜发嗽 …………… 288
半夏汤　治痰饮，胸膈不利，昏眩 …………… 288

---

[1] 朴：原作"和"。据正文改。
[2] 噎：原作"澄"。据正文改。
[3] 论痰饮证候：原脱。据正文补。
[4] 脘：原作"腕"。据正文改。
[5] 汤：原作"圆"。据正文改。下不另注。

神效化痰飞矾丹　专治痰壅盛 …………………… 288

神仙化痰圆　止嗽,亦治风秘疾 ………………… 289

下痰圆　治脾胃痰实,咳嗽不利 ………………… 289

破痰消饮圆　治痰饮,其效甚速 ………………… 289

薛氏桂辛汤　下痰饮,治涎嗽病 ………………… 289

宣肺散　治肺气上盛,痰涎壅滞 ………………… 289

新法半夏汤　治一切痰疾[1]甚效 ………………… 290

治痰茯苓圆　疗臂痛,不能举手 ………………… 290

破饮圆[2]　治一切停痰不散,呕吐 ……………… 290

搜饮圆　散滞气,消痰饮,去涎沫 ……………… 290

倍术[3]散　治酒癖痰饮,大有功效 ……………… 291

芎辛散　治痰盛壅滞,清快头目 ………………… 291

人参紫菀汤　治肺气不调,咳嗽 ………………… 291

星砂圆　消积,温中顺气,快胸膈 ……………… 291

化痰圆　治停痰,消宿饮,壮胃气 ……………… 292

玉[4]尘散　治一切停饮,宽肺降气 ……………… 292

十枣[5]汤　治悬饮咳唾,引胁下痛 ……………… 292

大青龙汤　专治溢饮,身体疼痛 ………………… 292

小青龙汤　治溢饮、支饮及喘满 ………………… 292

防己桂枝汤　治膈间支饮,喘满 ………………… 293

小承气汤　治支饮,胸膈间满闷 ………………… 293

参苓散[6]　治胸中停痰,自吐宿水 ……………… 293

---

[1] 疾:原作"痰"。"痰痰"文义不通,原文无此句。此书"痰""疾"二字常互误,据文义改。
[2] 破饮圆:原作"破痰饮"。据正文改。
[3] 术:原作"木"。据正文改。
[4] 玉:原作"王",据正文改。
[5] 枣:原作"灵"。据正文改。
[6] 散:原作"饮"。据正文改。

卷 之 十

呕吐门 ……………………………………………… 294

治诸呕吐发作所因证候[1]　治诸呕吐发作所因，
　　辨论证候 ……………………………………… 294

寒呕证治[2] ……………………………………… 294

四逆汤　治寒呕，脉弱，小便复利 …………… 294

灵[3]液丹　治胃中虚，聚积痰，呕吐 ………… 294

热呕证治[4] ……………………………………… 295

小柴胡汤　治热呕吐，小便不利 ……………… 295

痰呕证治[5] ……………………………………… 295

大半夏汤　治痰呕吐，因气郁结 ……………… 295

食呕证治[6] ……………………………………… 296

大养胃汤　治食呕伤脾，食不化 ……………… 296

血呕证治[7] ……………………………………… 296

茯苓汤　治血呕，因忧怒气发作 ……………… 296

当归汤　治三焦虚损，吐有鲜血 ……………… 297

气呕证治[8] ……………………………………… 297

茱萸人参汤　治气呕，胸满不纳 ……………… 297

藿香汤　治心下虚满，饮食不入 ……………… 297

---

［1］治诸呕吐发作所因证候：原脱。据正文补。
［2］寒呕证治：原脱。据正文补。
［3］灵：原作"震"。据正文改。
［4］热呕证治：原脱。据正文补。
［5］痰呕证治：原脱。据正文补。
［6］食呕证治：原脱。据正文补。
［7］血呕证治：原脱。据正文补。
［8］气呕证治：原脱。据正文补。

哕逆治法[1] ……………………………… 298
橘皮竹茹汤　治哕[2]逆声续不断 ……… 298
大藿香散　治脾气虚，呕吐霍乱 ……… 298
安脾散　治番胃吐食，咽酸黄水 ……… 298
半夏圆　治番胃吐痰，不纳饮食 ……… 299
丁香圆　治呕吐胃冷，不纳饮食 ……… 299
丁香温气汤　治胃寒呕吐涎沫 ………… 299

卷之十一

肿满门 …………………………………… 300

治十水肿满证候[3]　治十水气，洪肿喘满，五伤
　　证候 ……………………………………… 300
苦葫芦散[4]　治遍身水肿，有神效 …… 300
大蒜圆　治气虚水肿，四肢浮胀 ……… 301
吴茱萸汤[5]　治脾虚脚浮肿，面黄 …… 301
冬瓜散　治水气流注，脚手肿满 ……… 301
枣仁散[6]　治水气浮肿，大有神效 …… 301
黄鱼汤　治水气，浮肿喘急，极妙 …… 301
木瓜汤　治水气胀满，服此自消[7] …… 302
消肿圆　治水气腹胀，四肢皆肿 ……… 302
塌[8]胀圆　治水病浑身肿满，喘急 …… 302
冬瓜圆　治十肿水气，浮肿喘满 ……… 302

---

[1] 哕逆治法：原脱。据正文补。
[2] 哕：原作"岁"。据正文改。
[3] 治十水肿满证候：原脱。据正文补。
[4] 散：原作"圆"。据正文改。
[5] 汤：原作"圆"。据正文改。
[6] 散：原作"圆"。据正文改。
[7] 消：此后原有"导水圆，治男子妇人水气肿满。茯苓琥珀圆，治水气，通身浮肿"字，正文脱。据正文删。
[8] 塌：原作"消"。据正文改。

海蛤汤　治水气肢体肿满，发热 …………………… 303
消胀圆　治蛊胀，消气退肿甚验 …………………… 303
萝卜子圆　治蛊气胀，四肢虚浮 …………………… 303
独胜散　治水气肿胀无比之妙 ……………………… 303
气实圆　治腹胀如鼓，按之坚实 …………………… 303
青龙圆　治新旧水蛊，发作浮胀 …………………… 304
葶苈圆　治一切水蛊，身肿喘满 …………………… 304
复元丹　治水肿气闭不通，喘急 …………………… 304
当归散　治水肿气闭不通，喘满 …………………… 305
消肿圆　治消肿喘满，小便不利 …………………… 305
消肿散[1] ……………………………………………… 305
退水圆[2]　化气，退肿，通小便 …………………… 305
退水饼　服前药未效，即服此方 …………………… 306
大腹子散　取转后，调和胃正气 …………………… 306
换金散　治一切水气，四肢浮肿 …………………… 306
异功散　治水气蛊胀，浮满气秘 …………………… 306
嘉禾散　治水蛊腹胀，小便不利 …………………… 306
神仙所授秘方　大治一切肿满 ……………………… 306
商陆根　治水蛊浮肿，消水退胀 …………………… 306

卷之十二

疝气门 …………………………………………… 307

治诸疝气发作证候[3]　治诸疝气发作，下部等
　　证候 …………………………………………… 307
失笑散　治疝气肿硬，又治偏坠 …………………… 307
大戟圆　治膀胱气，阴肿，小肠气 ………………… 307
茴香散　治寒湿气，小腹外肾痛 …………………… 308

---

[1] 消肿散：原脱。据正文补。
[2] 退：原前有"第一"二字。据正文删。
[3] 治诸疝气发作证候：原脱。据正文补。

蛇床子散　治淋漤[1]，散冷滞[2]气 ………… 308

木香散　治疝气筋吊，连小腹痛 ………… 308

桃仁散　细嚼，热酒吞下茴香圆 ………… 308

皂子圆　煎茴香汤下四五十圆 ………… 308

茱萸桃仁散　发散冷气，解汗出 ………… 309

金铃圆[3]　治元脏气，并膀胱气 ………… 309

大[4]乌头桂枝汤　治风寒疝气腹痛 ………… 309

仓卒散　治寒疝入腹，痛及膀胱 ………… 309

神应散　治诸疝，心腹痛不可忍 ………… 310

牡丹圆　治寒头风口服液，心腹刺痛无时 ………… 310

补肾汤　治寒疝入腹，上实下虚 ………… 310

世宝圆　治一切厥心痛，小肠气 ………… 310

神圣代针散　治小肠搐如弓张 ………… 310

脱铃圆　治奔豚，肾肿坠，小肠气 ………… 311

妙应散[5] ………… 311

木香趁痛圆　治下部诸疾作痛 ………… 311

半夏汤　治心脾疼，及小肠奔豚 ………… 311

肠风门 ………… 311

辨肠风痔漏下血证候[6]　治肠风痔漏下血病所因证候 ………… 311

黄连汤　治肠风下血，日久不止 ………… 311

酒连圆　治酒痔下血，伏暑不差 ………… 312

加味四君子汤　治五痔下血疾 ………… 312

猪牙皂角散　治五种肠风下血 ………… 312

---

[1] 漤：此前原有"秘"字。据正文删。
[2] 滞：原作"带"。正文无此句。"带气"不通，据文义改。
[3] 圆：原前有"子"字。据正文删。
[4] 大：原脱。据正文补。
[5] 妙应散：原脱。据正文补。
[6] 辨肠风痔漏下血证候：原脱。据正文补。

黄耆圆　治肠风泻血，日久不差 …………… 312
厚朴煎　治久年下血肠风，极效 …………… 312
荆芥散　治脉痔下血，累有神效 …………… 313
白玉丹　治久年肠痔，诸药不效 …………… 313
消毒圆　治肠风外痔，结核痒痛 …………… 313
聚金圆[1]　治大便下血，发热烦燥 ………… 313
北亭散　肠风痔漏，脓血不干 ……………… 313
凤眼草散　治肠风下血，一服效 …………… 314
地榆散　治肠风，下血不止可服 …………… 314
皂角子散　治肠风痔漏疾，下血 …………… 314
猬皮汤　治肠风下血不得差者 ……………… 314
松皮散　治肠风下血过多，立效 …………… 314
立圣散　治年深日久肠风下血 ……………… 314
橄榄散　治肠风下血久不差者 ……………… 314
万灵圆　治五种痔漏，谷道生疮 …………… 315
治酒毒下血　多至升斗者，妙方 …………… 315
治下血如猪肝片　一服见效方 ……………… 315
治下血[2]　汉阳章教授传治下血有验方 …… 315

卷之十三

胎产门 …………………………………………… 316

治妇人胎前产后诸疾证候[3]　治妇人胎产后
诸般疾证候 ……………………………………… 316
内补圆　治妊娠脉虚，补血安胎 …………… 316

---

[1]圆：原作"丸"。据正文改。
[2]治下血：原脱。据正文补。
[3]治妇人胎前产后诸疾证候：原脱。据正文补。

益血四物汤　治妇人气虚，安胎 …… 317

枳壳散　专滑胎易产，抑扬降气 …… 317

宁志膏　治因出血多，心神不安 …… 317

拱辰丹　治妇人当壮年而气怯 …… 317

琥珀散　治月经壅滞，气绝欲死 …… 318

桃仁煎　治血瘕血积，经候不通 …… 318

通经圆　治妇人室女月候不通 …… 318

艾煎圆　治胎前产后赤白带下 …… 319

当归散　治经脉不匀，腰腹疼痛 …… 319

煮附圆　治妇人室女经候不调 …… 320

生熟地黄散　治妇人血隔若崩 …… 320

十柔圆　补治妇人血气，极有效 …… 320

猬皮散　治产后血气，中风喘渴 …… 320

杏仁丸子[1] …… 321

麒麟圆　治血风劳热，血刺血块 …… 321

参附圆　消妇人腹内血块，甚妙 …… 321

姜葱散　治妊孕伤寒，用此立效 …… 321

缩砂散　治妊孕吃撅或闷朒着 …… 322

瓜蒌根散　治胎死腹中，口中臭 …… 322

催生丹　孔世贤传赵太叔，累效 …… 322

下胎蛇蜕散　治生产横生倒生 …… 322

白术散　治妊娠气不和，调饮食 …… 322

萆麻膏　治生产数日，死胎不下 …… 323

鹿屑汤　治妊娠热病，胎死腹中 …… 323

五灵脂散　治衣不下，恶血冲心 …… 323

六物汤　安胎和气，治胎动不安 …… 323

人参调中散　调脾肺气及妊娠 …… 324

赤茯苓散　治妊娠恶阻，心烦闷 …… 324

---

[1] 杏仁丸子：原脱。据正文补。

芎䓖圆[1]　安胎，补冲任及止胎漏 …………… 324

卷之十四

淋闭门 …………………………………………… 325

论诸淋闭结证候[2]　治诸淋闭结，冷、热、血、石等证候 ……………………………………… 325

宽气汤　利三焦，顺脏腑，治秘结 …………… 325

葱白阿胶散　治老人大便不通 ………………… 325

皂角汤　治老人八九日大便结 ………………… 325

琥珀散　治虚人、老人小便不通 ……………… 326

瓜蒌散　治内结腹胀，小便不通 ……………… 326

葱豉膏[3]　治大小便不通，有神效 …………… 326

硫黄圆　治腹肚胀满，脏腑秘结 ……………… 326

生附散　治冷淋，小便秘涩不通 ……………… 326

石韦散　治热淋，肾气不足秘涩 ……………… 326

地肤子汤　治下焦有热诸淋闭 ………………… 327

立效散　治血淋，多因下焦结热 ……………… 327

沉香散　治气淋，因五内郁结气 ……………… 327

霹雳煎　治大便不通，的有神效 ……………… 327

子芩[4]散　治血淋，小便涩痛不止 …………… 328

石韦饮子[5]　治气淋，小遗涩痛，立效 ……… 328

蜡圆子　治淋疾，日夜无度，涩痛 …………… 328

大效香枳散　治大肠秘涩，顺气 ……………… 328

---

[1] 圆：原作"散"。据正文改。
[2] 论诸淋闭结证候：原脱。据正文补。
[3] 膏：原作"汤"。据正文改。
[4] 芩：原作"苓"。据正文改。
[5] 子：原脱。据正文补。

麻皮散　治热淋，小腹胀满急痛 …………… 329

发背门 ……………………………………… 329

治发背痈疽证候[1]　治痈疽发背疾证候，虚实
　　　结作 ……………………………………… 329
《千金》内补散　治痈疽发背，神效 ………… 329
鹿朴[2]散　治脑疽发背，肾痈奶痈 …………… 330
瓜蒌酒　治一切痈疽发背疮肿 ………………… 330
粉草汤　治谷道所生，谓之悬痈 ……………… 330
阿胶散　治痈疽发背，大小便秘 ……………… 330
仙翁指授散　治痈疽发背，如神 ……………… 331
杀毒定疮傅散[3] ………………………………… 331
服食仙翁指授散[4] ……………………………… 332
老翁神杖散　治痈背，其验甚速 ……………… 332
玉女飞花散　大治发背结作痛 ………………… 332
赵侯颏散　治发痈背，肿赤作痛 ……………… 333
黄真君妙贴散　排脓散血止痛 ………………… 333
如圣青龙散　治发背初觉疼痒 ………………… 333
圣效散　潘氏方。治痈背累有效 ……………… 333
黄耆汤　常器之方。治痈背甚验 ……………… 333
乳香散　治发背内溃，恶毒冲心 ……………… 333

卷 之 十 五

血疾门 ……………………………………… 335

治吐血衄血咯血证候[5]　治吐血、衄血、咯血，
　　一切血证候 ………………………………… 335

---

[1] 治发背痈疽证候：原脱。据正文补。
[2] 朴：原作"扑"。据正文改。
[3] 杀毒定疮傅散：原脱。据正文补。
[4] 服食仙翁指授散：原脱。据正文补。
[5] 治吐血衄血咯血证候：原脱。据正文补。

白术散　治血行荣卫，顺气进食 ……………… 335
立效散　治吐血。辛大参家藏方 ……………… 335
双荷汤[1]　治卒暴吐血，累有神效 …………… 335
万金散　治咯血，用之无不取效 ………………… 336
青杏饼　治吐血及治久嗽咯血 …………………… 336
水五[2]散　治男子妇人咯血吐血 ……………… 336
夺命丹　治吐血不止，只一服效 ………………… 336
黄金散　治吐血损肺，小便遗血 ………………… 336
黑神散　治大吐血及伤酒食饱 …………………… 336
莲子汤　治劳心吐血，曾活数人 ………………… 336
地黄膏　治吐血众方医不差者 …………………… 337
地黄汤[3]　治妄行吐血，屡试屡验 …………… 337
固荣散　治吐血便血，调气壮人 ………………… 337
止衄散　治气郁发衄，无比神方 ………………… 337
二灰散　治肺疽吐血，并血妄行 ………………… 337
紫金丹　治暴中咯血，只一服效 ………………… 337

中毒门 ……………………………………………… 338

治诸中毒证候[4]　治中百虫等毒，五蛊之毒证候

……………………………………………………… 338

丹砂圆　治蛊毒，从酒食中着者 ………………… 338
犀角饮子　解丹石一切热药毒 …………………… 338
解毒圆　解一切饮食毒及诸药 …………………… 338
化毒散　治中药毒吐血及心痛 …………………… 339
备急散　解中药毒，烦躁吐血疾 ………………… 339
甘粉散　解一切中诸药毒迷闷 …………………… 339

---

[1]汤：原作"散"。据正文改。
[2]五：原作"玉"。据正文改。
[3]汤：原作"散"。据正文改。
[4]治诸中毒证候：原脱。据正文补。

白豆散　解一切中诸药毒欲死 …………… 339

菖蒲散　解中诸蛊毒及呕血 ……………… 339

草豆散　解中砒霜毒及诸药毒 …………… 339

木香饼　解食血蟹毒，大吐不止 ………… 340

陈土汤　治中附子、河豚、乌头毒 ……… 340

解毒散　不以是何等毒，并解之 ………… 340

黄连汤　解中巴豆毒，吐泻不止 ………… 340

酸米醋　多饮之，解砒霜毒频吐 ………… 340

甘草汤　治一切中诸毒药，即解 ………… 340

白芷散　治毒蛇咬欲死者，即活 ………… 340

麝香散　治蛇伤及蜈蚣、蝎螫毒 ………… 341

贝母散　治蛇伤及一切恶虫毒 …………… 341

治蜈蚣伤极妙方　甚者只一服 …………… 341

卷之十六

咽喉门 ……………………………………… 342

治咽喉诸病证候[1]　治咽喉诸疾及风壅痰盛证候

…………………………………………… 342

玉钥匙　治风热喉痹及缠喉风 …………… 342

神效散　治喉闭热肿，语声不出 ………… 342

玉屑无忧散　治缠喉风肿痛疾 …………… 343

荆芥汤　治风热肺壅，咽喉肿痛 ………… 343

解毒雄黄圆　治缠喉风及喉痹 …………… 343

龙脑散　治咽喉卒肿痛，气壅盛 ………… 343

牛蒡汤　治咽喉生疮，因热所致 ………… 343

金露圆　治尸咽喉，生疮，食不下 ……… 344

---

[1] 治咽喉诸病证候：原脱。据正文补。

犀角散　治马喉闭，热毒所结也 …………………… 344

菖蒲圆　治咽喉肿痛，语声不出 …………………… 344

乳香圆　治咽喉生谷贼肿不通 ……………………… 344

千两金圆　治缠喉风，不问阴阳 …………………… 345

南星防风散　治风壅腮颔结核 ……………………… 345

立圣膏[1]　治缠喉风，及喉闭涎壅 ………………… 345

吹喉散　治咽喉肿痛甚者，吹入 …………………… 345

一字散　治喉痹，气塞不通欲死 …………………… 346

佛手散　治缠喉闭，以管子吹入 …………………… 346

白药子　治急喉痹，含化咽津下 …………………… 346

头目门 ……………………………………………… 346

治头中风寒暑湿、头痛诸证候 …………………… 346

都梁圆　治诸风眩晕，头目昏痛 …………………… 347

茶牙汤[2]　治偏正头疼，恶心呕吐 ………………… 347

十味如神圆　治偏正头风，痰滞 …………………… 347

芎辛汤　治诸风气虚，痰盛厥逆 …………………… 348

芎附散　治气虚头痛不可忍者 ……………………… 348

藿香散　治伤风挟涎，上厥头痛 …………………… 348

治眼目诸病证候[3]　论眼目五轮八廓内外诸证候

……………………………………………………… 348

《千金》神曲圆　明眼，百岁可书字 ……………… 348

《圣惠》散　治目赤涩羞明，泪不止 ……………… 349

四宝圆[4]　治眼见黑花，视物不真 ………………… 349

大明散　治眼疾，不问新旧退翳 …………………… 349

蝉花圆　治眼睛痛，渐渐生赤障 …………………… 349

---

[1] 膏：原作"散"。据正文改。

[2] 汤：原作"散"。据正文改。

[3] 治眼目诸病证候：原脱。据正文补。

[4] 圆：原作"散"。据正文改。

黑锡丹　治服凉眼药过多生翳 ················· 349
安肾圆　治气虚人眼视物不明 ················· 350
消风散　治风毒攻疰，两目赤痒 ··············· 350
木香流气饮　治眼因气怒赤肿 ················· 350

卷之十七

口齿门 ·· 351

治口齿诸疾证候[1]　治口齿诸疾虚实及牙宣证候
·· 351

升麻地黄散　治风气上攻牙痛 ················· 351
淡豉散　治风蛀牙疼痛不可忍 ················· 351
赴筵散　治口舌生疮，吃物不得 ··············· 352
升麻散　治风蛀牙疼，齿龈浮动 ··············· 352
如神散　治牙痛，不问年深日近 ··············· 352
蜂房散[2]　治牙疼风肿 ·························· 352
乳香膏　治风蛀牙疼，吃物不得 ··············· 352
一[3]池散　牢牙固齿，去风热，止痛 ········ 352
细辛散　治五种牙疼，无不效验 ··············· 353
巴子膏　治风蛀虫蛀，一切牙疼 ··············· 353
绿云膏　治口疮臭气，瘀烂不差 ··············· 353
杏粉膏　治口舌生疮，咽物不下 ··············· 353
玉池散　治风蛀牙疼，肿烂浮动 ··············· 353
神仙齿药方　西岳莲华峰神传 ················· 353
二圣散　治风热上攻，满口生疮 ··············· 354
蒲黄散　治舌肿满口，语言不得 ··············· 354

---

[1] 治口齿诸疾证候：原脱。据正文补。
[2] 蜂房散：原脱。据正文补。
[3] 一：原作"玉"。据正文改。

聚宝散　治一切风蛀牙痛不止 ································· 354

耳鼻门 ··· 354

治耳诸病证候[1]　治耳诸病，证候不同，治各
有法 ·· 354

菖蒲散　开通孔窍，治气虚耳聋 ··························· 355

补肾圆　治肾虚耳聋，劳顿伤气 ··························· 355

红绵散　治聤耳出脓水，久不止 ··························· 355

雄黄丹　治蚰蜒入耳及诸虫入 ······························ 355

菖蒲圆　治耳卒痛及聋塞不闻 ······························ 355

蜡[2]弹圆　治久年肾气虚惫，耳聋 ······················· 356

麝香散　治聤[3]耳底耳，耳内脓出 ······················· 356

蝉壳散　治聤耳出脓久不差者 ······························ 356

治耳痛[4] ·· 356

诸百虫入耳[5] ·· 356

诸耳中出血[6] ·· 356

治鼻中诸疾证候[7]　治鼻中诸疾及齆鼻、息肉
证候 ·· 356

辛夷膏[8]　治脑户受寒，脓[9]涕结聚 ···················· 357

瓜丁散　治齆鼻，有息肉，不闻香 ······················· 357

乌尖散　治肺风气热而鼻俱赤 ······························ 357

何首乌散　兼前方服之，除去根 ··························· 357

---

[1] 治耳诸病证候：原脱。据正文补。
[2] 蜡：原作"臈"。据正文改。
[3] 聤：原作"停"。据正文改。下一"聤"字同，不另注。
[4] 治耳痛：原脱。据正文补。
[5] 诸百虫入耳：原脱。据正文补。
[6] 诸耳中出血：原脱。据正文补。
[7] 治鼻中诸疾证候：原脱。据正文补。
[8] 膏：原作"散"。据正文改。
[9] 脓：原作"浓"。据文义改。

卷之十八

痘疹[1]门 …………………………………… 358
 治小儿斑疮疹豆证候[2] 治小儿患斑疮疹豆之
  疾证候 ……………………………… 358
 抱龙圆 治小儿疮疹欲出而赤 ………… 359
 紫草散 治疹豆一切恶候不快 ………… 359
 牛李圆 治疮疹痘疱恶候不出 ………… 359
 胡荽酒 治疹豆出快，大有神效 ……… 359
 四圣散 治疹痘出不快及倒靥[3] …… 360
 黄蘗膏 治疹豆出后，爱护面目 ……… 360
 柿楂子散 治疮疹出不透，干黑 ……… 360
 升麻汤 治斑疮已发未发可服 ………… 360
 仙灵散 治斑疮上攻，眼目昏涩 ……… 361
 大和散 治豆疮寒热往来烦躁 ………… 361
 消毒散 解疮疹热毒，又治烦躁 ……… 361
 调肝散 治疮疹太盛，恐入眼目 ……… 361
 治斑疮入眼成翳膜 一宗二方 ………… 361
 又方[4] …………………………………… 361
 治痘疹黑陷 药不能发，此方妙 ……… 362
 辨验疹痘证候疑二之间诗诀 …………… 362
汤火门 ……………………………………… 362
 紫雪 治汤火烧痛不可忍，溃烂 ……… 362
 治汤火疮 脓水出不止，肉溃烂 ……… 362

---

[1] 痘疹：原作"疹豆"。据正文改。
[2] 治小儿斑疮疹豆证候：原脱。据正文补。
[3] 靥：原作"厌"。正文亦误。据《普济方》卷四百三《婴孩痘疹门·疮疹出不快》引此方改。
[4] 又方：原脱。据正文补。

治汤火伤　皮肉溃烂，痛不可忍 …………………… 363

治汤火伤　一宗五方。已试验者 …………………… 363

治汤火烧　已溃，脓出不止，作寒 ………………… 363

至圣膏　治汤火所伤，此药无痕 …………………… 363

卷 之 十 九

杂方门 …………………………………………………… 364

淋浴法　治脚弱，行步频艰，力乏 ………………… 364

断乳[1]画眉膏　治小儿三岁不肯断乳 ……………… 364

祛蝇子法　试用果验，举室绝无 …………………… 364

獭肝散　治三十六肿、五尸、鬼疰 ………………… 365

治食生米方[2]　食米用生熟物，脾胃生虫憔悴

　…………………………………………………………… 365

治刀刃伤　止痛截血，且无瘢痕 …………………… 365

治嵌甲　痛不可忍者，行步有妨 …………………… 365

食猪脂法　腊日食，一年不生疮 …………………… 366

神仙无瑕散　去油污颜色衣物 ……………………… 366

洗油墨法　污物洗之，浑然如新 …………………… 366

洗油腻法　造墨人用洗手极净 ……………………… 366

油窗[3]油法　用日中晒干便光彩 …………………… 366

治壁虱方[4]　治房卧处壁虱所苦，薰之即去 ……… 366

乌髭药[5]　染髭须变白还黑法　一宗三方 ………… 367

又方[6] ………………………………………………… 367

---

[1] 断乳：原脱。据正文补。
[2] 治食生米方：原脱。据正文补。
[3] 油窗：原作"煎葱"。据正文改。
[4] 治壁虱方：原脱。据正文补。
[5] 乌髭药：原脱。据正文补。
[6] 又方：原脱。据正文补。

倒流油乌髭发神方[1] ……………………… 367

玉粉圆[2]　治哑中气厥，不食困乏 ……………… 367

醉效散　取寸白虫，不过两服下 ………………… 368

草灵散　治刀枪所伤，无出此方 ………………… 368

卷之二十

服饵门 ………………………………………… 369

服丹砂法　久服通神，轻身不老 ………………… 369

太清服炼灵砂法[3] ………………………………… 369

服雄黄法　久服令人长生不老 …………………… 369

服黄精法　久服轻身，延年不饥 ………………… 370

服菖蒲法　久服延年，令人聪明 ………………… 370

服天门冬法[4]　久服益气，延年不饥 …………… 371

服杏仁法　久服除病，驻颜益寿 ………………… 371

服豆[5]法　久服辟谷，可以不饥 ………………… 372

修养门 ………………………………………… 372

养生秘要[6]　若能行之，疾病不生 ……………… 372

修真秘诀[7]　内视注心，神光自现 ……………… 372

保精神论[8]　子母不离，长生不死 ……………… 373

黄帝养生[9]论　知道者，法象阴阳 ……………… 374

---

[1] 倒流油乌髭发神方：原脱。据正文补。
[2] 圆：原作"散"。据正文改。
[3] 太清服炼灵砂法：原脱。据正文补。
[4] 法：原脱。据正文补。
[5] 豆：原前有"乌"字。据正文删。
[6] 要：原作"诀"。据正文改。
[7] 诀：原作"要"。据正文改。
[8] 保精神论：原作"保神论云"。据正文改。
[9] 生：原作"性"。据正文改。

纯阳吕真人抱一说[1]　令人固精 ················· 374
可惜歌曰[2]　纯阳真人修养诀法，可惜许歌 ········ 375
休粮秘诀　吞津咽液，自然不饥 ················· 375
休粮绝食[3]妙香圆　休粮绝食法，服之不饥 ········ 375

[1] 说：原作"法"。据正文改。
[2] 可惜歌曰：原脱。据正文补。
[3] 休粮绝食：原脱。据正文补。

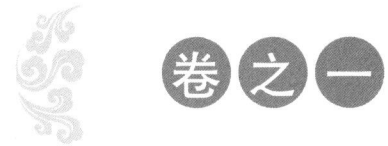

中风门

孙用和准四时虚实治风方证

窃观自古圣贤治疗有法，十有九验。夫疗病之法，必先准四时虚实，以详中病之由，依绳墨拯济，乃是解死脱厄之路。四时之病，春中时风自东而来，名曰温风，盖时令不和而伤人也，浮而轻浅，可汗而解，败毒散、羌活、细辛之类。更看发起在阴在阳，随而得效。若也人自虚羸，从后而来，名曰虚风，中人烦闷，肢体挛痹不任，便可续命汤、八风汤，成剂顿服，更加灸法，三五日间势必减退，渐渐调和以求生路。如从前来，名曰实风，亦主人瞀闷，脉紧浮大，宜以茯神汤、西州续命汤求效，不用火劫，自使势慢，须缓缓治之。故《千金》曰：风者，百病之长。又曰：治风不以续命汤治之，则不为治风。斯以见圣人之心矣。更有后方经验颇多，并依四时虚实治疗。

小续命汤 治卒中风欲死，身体缓急，口目不正，舌强不能语，奄奄忽忽，神情闷乱。诸风服之皆验，不令人虚。

麻黄 黄芩 芍药 芎䓖 甘草 杏人 人参 桂心各一两 防己半两 生姜五两 附子一枚 防风一两半

右水九升，煮取三升，分三服。未瘥更依前三五剂，必差。取汗[1]，

---

[1] 汗：原作"汁"。据《千金要方》卷八《治诸风方》"小续命汤"改。

随人风[1]轻重虚实也。有人脚气[2]，服此至六十[3]剂得差。有风疹家[4]，天[5]阴节变，辄合服[6]之，可以防瘖哑。凡古方用药，其修制炮炙之法皆如常，更不细说。

大防风汤 祛风顺气，活血脉，壮筋骨，除寒湿，逐冷气。善法寺僧如真师孙遂良，绍熙壬子年患痢之后，足履瘓弱，遂成鹤膝风，两膝肿大而痛，髀胫枯腊，但存皮骨而已，拘挛跧卧，不能屈伸，待人抱持，而后能起，如此数月，分为废人。淮东赵德远参议之甥李廿七官人惠以此方，服之气血流畅，肉亦渐生，遂能良行，不终剂平复如故，真奇方也。

防风_{去芦} 白术 白芍药 川当归 杜仲_{去粗皮，炒丝断秤} 熟干地黄 黄耆_{微炙秤，各二两} 羌活_{去芦} 牛膝_{去芦} 甘草_炒 人参_{去芦秤，各一两} 附子_{炮裂，去皮、脐} 川芎_{各一两半，抚芎不可用}

右[7]为粗末，拌令匀，每服五钱，水一盏半，入生姜七片，枣子一枚，同煎至八分，去滓温服，食前。又有人教令煎四物汤下四斤圆[8]，遂良既安，不曾服也。四斤圆治脚气相搏，往来作痛。

孙用和经进方七道

铁粉牛黄圆[9] 主心经留热，安精神，化风痰，止心下松悸，及治中风太过候，虽不涎潮厥倒，渐觉四肢不举，语涩面青[10]，精而昏

---

[1] 人风：原作"多少"。据改同上。
[2] 气：同上作"弱"。
[3] 十：同上作"七"。
[4] 家：原作"加"。据改同上。
[5] 天：原作"大"。据改同上。
[6] 合服：原作"含"。据改同上。
[7] 右：此后原衍"拌"字。据文义删。
[8] 四斤圆：本书未收此方。据《普济方》卷二百四十二《脚气门》引"四斤丸"，此方由"牛膝、肉苁蓉、天麻、干木瓜，各一斤"组成。
[9] 圆：原作"丸"。据目录改。
[10] 青：原作"疣"。据《普济方》卷一百二《诸风门》引"铁粉牛黄丸"改。

浊，形似醉人，日深摊拽，皆服之去[1]郁。心经虽子不能克[2]母，岂不逆乎病候[3]郁塞，此名心脾太过中风候。更加通心气，辰砂丸与同服，神验无比。曾于嘉祐元年正月二十日，召赴御药院，押引入内看诊皇帝御脉，遂进此方。自晚进药，至夜有效，数日之内，圣体安宁，效验之速，其应如神，今目之为神应益圣丹方。

铁粉再研，水飞过，焙干，二两　辰砂别研，水飞过极细，焙干，一两　天竺黄一分，别研极细　牛黄半两，细研，治急病加至一两　铅白霜一分，别细研

右五味煎糯米粥饭[4]和，为丸如绿豆大。每服十五丸，人参汤下，日再服。糯米饮[5]下亦得。

通心气辰砂圆　治妇人一切风痰，潮发痰逆，狂语状如心风者，大效。淡醋汤下尤妙。若无痰涎，不可常服。庆历三年七月中旬，医官院贴宿二更已来，内中宣唤，当时看诊中宫脉息证候，瞪目昏迷，不省人事。遂进辰砂丸、牛黄铁粉丸同服，当时有效，至四更再进一服，寻便好安。

辰锦朱砂半两，别研极细，用水飞过，暴干　生白龙脑半两，别研细　硇砂半两，通明者，别研如粉　黄丹炒，一钱，须是真者　白芥子二两，微炒，取末一两　半夏一两，浸七遍，净洗片切，焙干，取半两末　天南星一两，汤浸软，净洗，切作片，焙干，取半两末

右件药同研，拌令匀，用面糊丸如绿豆大，细研朱砂为衣。每服十丸，与牛黄铁粉丸十丸同服，空心、食前温服下，日二服。

朱砂法　主身体五脏百疾，养精神，安魂魄，益气，通血脉。久服悦泽人面，不老轻身。仙方最为长生之宝，得此方，凡疗病无不验。

上好辰锦朱砂十两，打碎如皂子大，须通明如箭镞者为上　甘草一两　诃梨勒二两，剉碎　槟榔二两，捶碎　远志净拣，去心，二两

---

[1] 去：原作"土"。据改同上。
[2] 克：原作"亲"。据改同上。
[3] 候：原作"手"。据改同上。
[4] 煎糯米粥饭：同上作"煮糯米饭"，义长。
[5] 饮：原作"饭"。据文义改。同上无此句。

右剉草药，以水一斗，煎取六升，去滓，绢袋盛，朱砂于药汁中挂，以微火煎令汁尽，即取朱砂入银盒中，置甑内以二斗糯米盖，藉以桑柴火蒸二日三夜，水尽即添暖水，春时一日文，二日武，三日盛武，三宿微火。夏时一日武，二日文，三日盛武，三宿微火。秋时一日盛武，二日文，三日微火，三宿微武。冬时一日微，二日文，三日盛武，三宿微武。始终如法，日满即开，取朱砂末研如粉面。以楮子煎膏，和丸如梧桐子大。每日空心服一丸，酒下；食后一丸，浆水下。合时入官桂少许，百无所忌。轻坚腰膝，治一切筋骨风虚。及有经验赞。

朱砂有何功，偏治髓中风。

不惟延寿算，容易驻颜红。

楮子煎法 楮实也

楮子五升，六月六日采，以水一石，煮取五升，去滓，微火煎如饧，即堪[1]用。并小斗升。

生犀丸 治心虚，喜忘烦悸，风涎不利，聪明耳目。治诸风颤掉，及治三十六种风。益精神，壮心气，或多健忘，寝寐足惊，心常似忧，或忪或恸，往往倒，状类暗风，四肢颤掉，多生怯惧，每起烦躁悲涕愁煎，并皆属心脏气亏，宜服此以镇心神。

生犀一两，屑为细末　天麻半两，炙黄　败龟半两，酥炙　牛黄一分，别研　茯神去粗皮，一分　远志去心，一分　人参去芦头，一分　肉桂一分，别研　龙齿酥炙黄色，一分　朱砂一分，别研　麝香半两，别研　龙脑一分，别研　石菖蒲半两，细剉，一寸九节者　金银箔各五十片　羚羊角半两，屑为末

右十五味捣研极细，炼蜜为圆如梧桐子大。食后、临卧温水化下二丸，或加至四丸，至七丸。

解五毒丸

牛黄一分，研　金箔小折七片，与众匀研　龙脑半分　麝香半分　朱砂一

---

[1] 堪：原作"湛"。当为"堪"之形误，据文义改。

两，研　犀角一分，醋研　腻粉一分　巴豆一百五十个，去心膜出油　黄蜡[1]三分

右件药先化蜡为油，入诸药和调匀，便丸如皂子大。每一丸疗四人，食毒、酒毒、阴毒、阳毒、气毒，并用龙脑、腻粉水下一丸；如吐逆不定，用人血酒下。药毒，人血酒下一丸。如是药毒，仍先吃生油少许。此药每取下恶物后，速拨取以水净洗于地坑子内，焙三日取出，用朱砂、麝香养之，再以解毒，每一丸可三次用。

茵草散　治中风涎盛，用气隔[2]不下，粥药者立圣。

茵草一两，生用　枇杷叶[3]一两，生用去毛　半夏一两，汤浸，焙干

右件为散。每服一钱，水一盏半，生姜一块，同煎至半盏，去滓温服之，立效。治李维观察二十日隔吐不下，粥食药只此一服效。

许学士二方，治风虚惊悸

真珠圆[4]　治肝经因虚，内受风邪，卧则魂散而不守，状若惊悸。有董生者，患神气不宁，每卧则魂飞扬，觉身在床，而神魂离体，惊悸多魇，通夕无寐，更数医而不效。予为诊视，询之曰：医作何病治？董曰：众皆以为心病。予曰：以脉言之，肝经受邪，非心病也。肝经因虚，邪气袭之，肝藏魂者也。游魂为变，平人肝不受邪，故则魂归于肝，神静而得寐。今肝有邪，魂不得归，是以卧则魂扬若离体也。肝主怒，故小怒则剧。董欣然曰：前此未之闻，虽未服药，已觉沉疴去体矣。愿求药法。予曰：公且持此说与众医议所治之方，而徐质之。阅旬日复至云，医偏议古今方书，无与病相对者。故予处此二方以赠，一月而病悉除。此方大抵以真珠母为君，龙齿佐之，真珠母入肝经为第一，龙齿与

---

[1]蜡：原作"腊"。据《证类本草·蜜蜡》改。下同径改。
[2]隔：原作"鬲"。通"隔"，据改。下一"鬲"字同改，不另注。
[3]枇杷叶：原作"瑟琶叶"。据《证类本草·枇杷叶》改。
[4]圆：原前有"丸"字。据目录删。

肝同类故也。龙齿、虎睛，今人例以镇心药，殊不知龙齿安魂，虎睛定魄，各言类也。东方苍龙，木也，属肝而藏魂；西方白虎，金也，属肺而藏魄。龙能变化，故魂游而不定。虎能专静，故魄止而有守。予谓治魄不宁者宜以虎睛，治魂飞扬者宜以龙齿。万物有成理而不说，亦在夫人达之而已。

真珠母_{三分，研细，同碾}[1] 　当归　熟干地黄_{各一两半}　人参　酸枣人　柏子仁_{各一两}　犀角　茯神　沉香　龙齿_{各半两}

右为细末，蜜为丸如梧子大，辰砂为衣。每服四五十丸，金银薄荷汤下，日午、夜卧服。

独活汤

独活_{黑者}　羌活　防风　人参　前胡　华阴细辛　五味子　沙参　白茯苓　半夏曲　酸枣人　甘草_{各一两}

右为粗末。每服四大钱，水一盏半，生姜三片，乌梅半个，同煎至八分，去滓，不拘时候。

啄木散　治暗风痫[2]疾，诸药不效者。武昌都帅赵清老云：军中老医甚珍此方，力求而得之。一年之间已医十余人，喜而传余。

啄木儿_{一枚，去嘴}[3]、翅、尾、爪尖，用瓦罐子先铺荷叶、荆芥穗一寸厚，次入无灰酒三升，方下啄木儿，更用荷叶、荆芥盖一寸厚，用纸封口，盐泥固济，炭火煅青烟出为度，候冷取出，只用啄木儿。腊月者尤佳　寒水石_{二两，火煅通红，别研}　铁粉_{一两，别研}　附子_{一只一两者，炮，去皮、脐，取末}　牛黄_{二钱半，别研}　麝香_{二钱半，别研}　脑子_{二钱半，别研}　朱砂_{二钱半，别研}

右为细末，拌匀。每服一钱，温酒调下，便就枕睡少时。发罢时服尤妙，常服不拘时候。

舒荆汤　治臂痹痛。自闻尝苦左臂痹痛，或以为饮，或以为风为湿，诸药悉投，继以针艾，俱不效。一日见陈昊卿云，其亲尝苦此，且

---

[1]碾：原脱。据《普济本事方》卷一《中风肝胆筋骨诸风》"真珠圆"补。
[2]痫：原作"痫"。同"痫"（"痫"之繁体），据改。后同径改。
[3]嘴：原作"觜"。通"嘴"，据改，后同径改。

年高难用药，有德清竹尉传一方，云可三服而愈。盖是血气留滞经络不行所致，非风非饮，非气非湿，但止能治腰以上疾，若腰以下则药力不至也，服三服而愈。余服之亦然。后来见王伯举因语及此，且恨不能治腰以下疾耳。伯举云：吾有方，谓之五痹汤，与此用药一同，但添海桐皮、当归、赤芍药三味各二两。如腰以下疾，则食前服，腰以上疾，则食后服，用之俱验。

片子姜黄四两，本草之说不一，但当用老生姜切成片，如今所用染物者非　甘草一两，炙　白术二两　羌活一两

右为粗末。每服三钱，水一盏半，煎[1]七分。

蕊珠圆　治心恙。

猪心一个，取血　朱砂一两，为末　青靛花一匙

右件三味先将青靛一匙曝干，次取猪心血，一处同研烂，次入朱砂为圆如梧桐子大。每服二十圆，茶酒下，不拘时候。甚者不过三服。有陈氏常病此，因收治方甚多。在吴兴日偶闻一染铺之子苦斯疾，遂录以教之，数服而愈。

许学士**养血地黄圆**　治筋脉拘挛，伸屈不得。有人患风病，自午后发，黄昏时定。予曰此患必先从足起。《经》言：十二经络各有筋，惟足少阴之筋自足至顶[2]。大抵筋者，肝之合也。日中至黄昏，天之阳，阳中之阴也。又曰：阳中之阴，肺也。自离至兑，阴旺阳弱之时，故《灵宝毕法》云：离至乾肾气绝，而肝气弱，肝肾二脏受阴气，故发于是时。予授此方，三服而愈。同官歙丞张德操常言其内子，苟患筋挛，脚不得屈伸者，逾年动则令人持抱，求医于泗水杨吉老，老云：此筋病，宜服下三方。服一年而愈。

熟干地黄十分　顽荆一分　山茱萸五分　黑狗脊炙　地肤子　白术　干漆　蛴螬干之，炙　天雄　车前子各三分　草薢　山芋　泽泻　牛膝各一两

---

[1]煎：此后似脱"至"字。
[2]顶：原作"项"。据《普济本事方》卷一《中风肝胆筋骨诸风》"木瓜煎"改。

右细末，炼蜜和杵如梧子大，每服五十圆，温酒下，空[1]心夜卧服[2]。

凡中风用药速效者

排风汤 续命汤引竹沥诸汤，及神精丹[3]、茵芋酒[4]之类，更加以灸，无不愈者。然此疾积习之久，非一日所能致，皆大剂久而取效。唐书载王太后中风，喑默不语，医者蒸黄芪数斗以薰之得差，盖此类也。今人服三五盏便求效，责医也亦速矣。孟子曰：七年之病，三年之艾。久而后知尔。

白茯苓 去黑皮　独活 去芦头　麻黄 去根节，已上各三两　白鲜皮　白术　芍药　芎䓖　当归 去芦头　桂 去粗皮　防风 去芦头　杏仁 去皮、尖、双仁者，麸炒令黄色　甘草 剉炒，已上各二两

右为粗散。每服三钱，水一盏半，入生姜四片，同煎至八分，去滓温服，不计时候。

续断汤 治久年病风不差。王思和用此方，一月而愈。思和名医，寓仪真时，人少知者，后至都下，声名藉甚，为医官。

续断　杜仲　肉桂　防风　甘草　牛膝　白茯苓　细辛　人参　当归　白芍药 各一两　川芎　秦艽　熟干地黄　川独活 各三两

右为细末。每服二钱，水一盏，生姜三片，枣一个，同煎至七分，空心、食前稍热服。

胜金圆 治中风，吐痰即愈。张医博子发授此得省。

---

[1] 空：此后四字及其后五方，原书互了两叶到第二卷"震灵丹"方中，现据原目录及文义乙正。
[2] 服：原脱。据《普济本事方》卷一《中风肝胆筋骨诸风》"养血地黄圆"补。
[3] 神精丹：本书未收此方。方出《千金要方》卷十二《胆腑方》，全名"太乙神精丹"，由丹砂、雌黄、雄黄、曾青、磁石、金牙六味组成。
[4] 茵芋酒：本书未收此方。方出《千金要方》卷七《风毒脚气方》，"茵芋酒"由茵芋、乌头、石南、附子、细辛、独活、防风、川椒、女萎、卷柏、桂心、天雄、秦艽、防己、踯躅十五味浸清酒而成。

生薄荷[1]半斤　猪牙皂角二两，捶碎，水一升，二味一处捣[2]取汁，慢火熬成膏　瓜蒂末一两　藜芦末一两　朱砂半两，研

右将朱末一分，与二味末研匀，用膏子搜和，圆如龙眼大，以余朱为衣。温酒化一圆，甚者二圆，以吐为度，得吐即省。不省者，不可治。《必用方》论中风无吐法，引金虎碧霞为戒，且如卒暴涎生，声如引锯，牙关紧急，气闭不行，汤药不能入，命在须臾，执以无吐法可乎？但不当用银粉药，恐损脾，坏人四肢尔。予每用此二方，每每有验。

茶调散　治偏正头风，诸药不愈者，宜服此。李全总领云：此天下第一头风药。

香白芷二两半，炒　川芎一两，剉，炒　甘草一两，剉，炒　川乌头半两，炮，剉

右四味捣罗为末。每服二钱，好茶少许，薄荷三叶，沸汤调下。如暴伤风头疼，可加葱白二寸，细切，和茶下。

芎香散　治头风。解防御用此得效。

川芎　大香附子炒，去皮、毛，等分

右为细末。空心热酒调下二三钱，食后服。茶清调亦得，明目，又治妇人血风。

七乌圆　治风痹之疾，遍身走疰，服诸药不效。《素问》论痹云：风、寒、湿三气，而合为痹。风气胜者行痹，上下左右无留，随所至耳，惟服此药不终剂而愈。亦治风湿腰痛脚气之疾。有风气人大宜服此，活血驻颜，壮筋骨。

大川乌二两，去皮、尖　草乌二两，去皮、尖　赤何首乌二两　猪牙皂角二两　黑豆半升　乌梅五十个，捶破　天台乌二两，剉

右用无灰酒二升，米醋二升，用砂糖瓶[3]浸一宿，煮将干取出，

---

[1] 薄荷：原作"蔢苛"。乃"薄荷"之俗写，改用正字。后同径改。
[2] 捣：原作"扫"。据《普济方》卷八十八《诸风门》引"胜金丸"改。
[3] 砂糖瓶：《普济方》卷一百八十五《诸痹门》引"七乌丸"作"瓷瓶"。

用炭火焙，碾细末，用酒醋煮薄面糊，为圆如桐子大。每服三十丸，至五十圆。病上食后，病下食前，温酒、盐汤吞[1]。脚气，木瓜汤下[2]。些小疮疡，数服见效。

窦朝议经进仙酒方　治大风及偏风，一切风疾，延年益寿。

牛蒡根一斤　牛膝一斤　秦艽二两　鼠粘子二两　枸杞子炒，一斗　苍术蒸烂，二斤　防风二两　蚕沙二两　大麻子一升，炒，去壳，别研　桔梗二两　羌活二两

右为剉散，无灰酒二斗，净瓷器内浸，密封七日。开开时，不得对瓶口[3]。日进三服，每服一大盏，温服，常令面有酒色。甚者，不过一斗。忌面食并鱼肉、动风物。

御风膏　治口眼㖞斜。

向来临安各医家传。有人中风，传入阳明经，而口眼㖞斜者，宜用蓖麻子，去壳碾细，涂在手心，以一盂子置在手心，蓖麻子上以热水置盂中，口正，则急取盂。左瘫涂右手心，右瘫涂左手心。口眼才正，急洗去药。昨[4]在乡邑，亦常疗人，妙哉。此方又治生产难者，烂研，涂两脚心，才生便急洗去脚心药。

火枕草圆[5]　治一切风疾。张忠定公经进臣，本府有僧智坚，年八十余岁，颜色红润，行步如飞。臣怪如此，因问其由。云久服火枕草丸使然。令就其房录此方，臣当年修合服食。未久，臣家有老仆年七十岁，旧患冷痛风，已数年不差。忽一日厥疾瘥[6]愈，问其损，云臣付婢窃臣所服火枕草丸与之，顿觉强健。臣不住令病仆空心服之。臣庄在山口镇，约八十里，当令干事一日能往返，因知药大有神效。

---

[1]吞：原脱。据补同上。
[2]下：原脱。据补同上。
[3]不得对瓶口：《普济方》卷一百十五《诸风门》引"仙酒方"作"勿令面近瓶口，恐药气出，犯人眼目"。
[4]昨：此字疑误。或当作"向"，或"予"。
[5]圆：原前有"丸"字。据目录删。
[6]瘥：原作"痊"。据《风科集验名方》卷一《豨莶治风神效》及《普济方》卷八十九引"豨莶丸"均无此段话。据文义改。

右草于五月五日，或六月六日，悉不拘多少，先于急流水中滩上净洗去根及土，入甑，洒红酒或无灰酒，蒸一顿饭久[1]取出，与向日晒，生绢袋盛，于当风处挂。一斤为末，用白硇蜜一斤，和匀，捣七千下，不犯铁顺丰，圆梧子大，瓷合收。每服二十至三十丸，汤使于后。

虚冷，空心盐汤酒下；妇人血风，艾醋汤下；浑身疼痛，经年不差，骨碎补酒下；产后败血不散，性命难保，姜酒下；中风手足挛，口眼㖞斜，天麻酒下；肾脏下疰，腰脚广肿，行步不及，豆淋酒下；无力，颜色萎黄，饮食减少，姜汤下；贲豚小肠气，茴香酒下；食积，胸膈胀满，橘皮汤下；连年久嗽，黄耆汤送下；赤白痢及水泻，姜汤下；气疾攻刺，威灵仙酒下；冷劳癵疾，石斛酒送下。

有妇人二十岁，偶食中吃惊，发搐涎塞，不省人事，牙关紧急。以白梅擦牙，次用冷水茶调常山细末二钱，服下，吐出涎而省。后投《局方》乌沉汤而安。吐法壮实者可用。

有人忽然不省人事，身体软弱，牙关不紧，涎不潮塞。招数医皆言中风，投雄珠丸、星、附之属，病者转昏仆。诊其脉皆濡，气闭隔绝，所以脉濡。受以局货木香流气饮煎熟，入麝香少许，两服而痊。

有人病头旋。《经》云：眊为眼花，眩为眼黑。眩晕头旋，不省人事，皆是阳虚。又云：上虚则眩，下虚则厥。令服《局方》俞山人苏子降气汤、养正丹、来复丹、如圣饼子而安。

有一室女，每经候欲行，如风之状，发搐，不省人事，诊其脉心脉浮，冲任脉沉。此因经行伏惊致此。服《局方》黑神散，用朱砂、灯心、麦门冬煎汤调下数日。自后经行如常，前病不作。若腹痛，加大圣散服。

加减香苏饮[2]　有一妇人脚指赤肿，痛不可忍，加槟榔、木瓜，煎《局方》香苏饮，三服而痊。

---

[1] 久：原作"大"。据文义改。
[2] 加减香苏饮：原脱。据目录补。

加减平胃散[1]　有人每遇天阴，觉浑身重疼无力，此乃湿气。香苏饮与平胃散各一贴和，分四服，加木瓜煎，大有神效。治脚隐痛，行步难辛，只平胃散加赤曲同煎服，最妙。

加减养气丹[2]　有人常觉左眼眴动，忽然左边口㖞，食则不能收，求医。仆诊其脉浮而涩，气口脉迟而涩。遂授之《局方》香苏饮，和藿香正气散，加南木香、姜枣同煎，次以小续命汤加天麻，磨沉香水，同煎下，《局方[3]》养气丹，数服痊安。

加减五积散[4]　有人四十已上岁，平日好食面饮酒，苦右臂不能举。授以《局方》五积散，加木瓜、槟榔煎。又用生附子一两，去皮、脐，南木香二钱半，咬咀。分作三服，水二盏，生姜十大片，同煎一盏，去滓热服，数服而安。

贯众汤[5]　有人误服风药多，遍身麻，吐泻，致脉厥。一医欲投丹药。偶一道人乞至门，见云，此是中草乌之毒，用晋矾、青黛二味细研，用贯众煎汤调下便省，吐泻亦止。若中巴豆毒，芭蕉根煎汤服极妙。

又方，疗中风药毒，虀水调蛤粉，尤奇。

---

[1] 加减平胃散：原脱。据目录补。
[2] 加减养气丹：原脱。据目录补。
[3] 方：原作"中"。"养气丹"见《和剂局方》卷五《治诸虚》，据改。此方文繁不录。
[4] 加减五积散：原脱。据目录补。
[5] 贯众汤：原脱。据目录补。

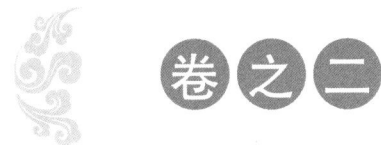

心气门

引神归舍丹 治心气，亦治心风。盛觉民传，王宣子尚书方。

大天南星厚去皮，取心秤，一两，生用　朱砂一两，水飞　附子一个，重七钱以上者，炮，去皮脐

右为细末，用猪心血为丸如梧桐子大。如不稠黏，入面糊少许。煎忘忧草根汤下，子午之交各一服，每服十五丸。神效。

朱砂散 治心气。桂真官方吕少张丁家难，积忧之后，遂成狂易之疾，服此一剂即定，继以蕤仁之类心气药，七日而安。廖硕夫知府云。

辰砂半两　麝香一钱

右为细末，以好酒二升，银石或砂器内慢火煮至半升许，入麝香更煎数沸，取出，随意饮之，以尽为度。心神既定，却服补心气药即愈。

养气镇心丹 长乐陆庆长寺丞，诊脉投剂与史载之许叔微为伯仲，其家传方书一编载此丹，云人以为补下元而使气实，杜壬谓不然，先补心气，而五脏实，心气正而元气自实也。若更以药补下元尤妙。此方杉养心气，若止补元气，耗心气，非养气之理也。中年以后宜服之。此说极有理，虽名医亦少知之。

远志二两，去心　人参一两，去芦头　辰砂一钱，别研　天门冬一两，去心　石菖蒲一两，去须　生龙脑一钱，别研　白茯苓一两，去皮

右为细末，炼蜜圆如梧桐子大，用朱砂、龙脑为衣，每服二三十圆。煎人参汤，食后、临卧服。

茯神散 宋明远教授母七十四岁，因戎马惊疾，如上证服此三方得力。予族弟妇缘兵火失心，制此方与之，服即愈。亲识多传去，服之皆验。出许氏方。

茯神　熟干地黄　白芍药　川芎　当归　桔梗　白茯苓　远志　人参已上各等分

右为细末，每服二钱，水一盏，灯心、枣同煎至七分，不拘时候。

宁志膏

人参一两　酸枣人一两　辰砂半两　乳香一分

右为细末，炼蜜和杵，圆如弹子大。每服一粒，薄荷汤化下。

远志圆 治因惊语言颠错，不能服温药。

远志　南星　白附子　白茯苓　酸枣人各半两　金箔五片　朱砂半两，入麝香少许同研

右为细末，炼蜜如梧子大，朱为衣。每服三十丸，薄荷汤下，食后、临卧服。

乳朱砂圆[1] 大治一切心气。盛觉民传，王宣子尚书方。

朱砂一两，有墙壁透明者方可用

右用石韦叶裹之，以布缚定，用人乳汁一小瓯，入银盂内，以物覆之，重汤内煮，候乳汁干，研细，圆如梧桐子大，空心温酒下六丸。石韦叶当以新布拭去毛方可用。

人参当归圆 治心气虚损。崑山神济大师方，献张魏公丞相，韩子常知府阁中服之有效。平江医者丁御干，为葛枢密云，此药本治心气怔忡而自汗者，不过二服即愈，盖奇药也。

人参半两，细切　当归半两，上去芦，下去细者，取中段切　猪腰子一只

右以腰子用水两碗，煮至一盏半，将腰子细切，入二药同煎至八分，吃腰子，以汁送下。有吃不心冰腰子，同上二味药滓焙干，为细末，山药糊丸如梧桐子大，每服三五十丸。此药多服为佳。

---

[1] 圆：原作"丸"。据目录改。

小补心圆[1]　绍兴府慧应都正方，钱文子传。

天门冬　麦门冬　干山药各一斤[2]　熟干地黄　五味子　石菖蒲各二十两　人参去芦　茯神去木　茯苓各十两　远志去心　官桂去皮，各六两　地骨皮　酸枣仁　龙齿各四两　柏子仁三两

右为细末，炼蜜为丸如梧桐子大，朱砂、麝香为衣。每服[3]三十丸，温酒、盐汤下。

辰砂远志圆[4]　安神镇心，治惊悸，消风痰，止头眩。此二方医官都君，予常用以疗心疾良验。

石菖蒲　远志　人参　茯神　川芎　山芋　铁粉　麦门冬　天麻　半夏曲　南星剉骰[5]子大，麸炒黄　白附子生，各一两　细辛　辰砂各半两

右为细末，生姜五两取汁，入水煮糊丸如绿豆大，别以朱砂[6]为衣，干之。每服三五十粒，夜卧生姜汤下，小儿减少服。

茯苓圆

辰砂　石菖蒲　人参　远志　茯神　白茯苓　真铁粉　半夏曲　南星牛胆制，各等分

右为末，生姜四两取汁，和水煮糊，圆如梧子大，别用朱砂[7]为衣，干之。每服十粒，加至三十粒，夜卧生姜汤下。

狗肝散[8]　治失心。张德明传，秦太师以治徐履之疾。

黄丹　硝石各二两

右煅硝石为汁，以皂角逐小段子投其中，直候无火方止，去皂角。以黄狗肝一具，用竹刀切作片子，掺药末数钱于中，煮食之。

---

[1] 圆：原作"丸"。据目录改。
[2] 斤：原作"片"。据《普济方》卷十六《心脏门》引"小补心丸"改。
[3] 服：原作"每"。据改同上。
[4] 圆：原作"丸"。据目录改。
[5] 骰：原为一字阙。据《普济本事方》卷二《心小肠脾胃病》"辰砂远志圆"改。
[6] 砂：原脱。据补同上。
[7] 砂：原脱。据《普济本事方》卷二《心小肠脾胃病》"茯苓圆"改。
[8] 狗肝散：此方组成或制法当有一误。组成中有"黄丹"无"皂角"，制法中则相反。因未在其他方书中检到此方，无法核对，现存疑。

宁志圆[1]　好辰砂一两，将熟绢一小片包裹，以线扎定。猕猪心一枚，以竹刀子切破，不可犯铁，用纸拭去血。入朱砂包子在猪心内，却用麻线缚合猪心，又以甜笋壳再裹了，麻皮扎缚。无灰酒二升，入砂罐子或银器内，煮令酒尽为度，去线并笋壳。取辰砂别研，将猪心以竹刀细切，砂盆内研令烂，却入后药末六件并辰砂，枣肉为丸，留少辰砂为衣。药末须隔日先碾下，枣肉于煮猪心日绝早煮熟，剥去皮核，取肉四两用。此方濮十太尉之子六将使传，乃侄尝患心风，服此一料，病减十之八。

人参半两　白茯苓半两　当归半两，去芦，去土　酸枣仁半两，用酸枣仁五两，汤浸，去皮，可剥半两净仁，炒赤香熟为度　石菖蒲半两　乳香半两，别研

右同和丸如梧桐子大，以留下朱砂为衣。每服五十丸，人参汤下，不拘时候。

朱雀圆[2]　治心神不定，恍惚不乐，火不下降，时有振跳，消阴养火，全心气。苏韬光传，此方极验。

茯神二两，去皮　沉香半两，并为细末

右炼蜜丸如小豆大。每服三十丸，食后人参汤下。

软朱砂法　补心气，轻健手足，治废忘。赵从简方。

颗块有墙壁辰砂一两，研如粉

右以好清油四两，白及二两、木通一两，于油内煎令焦黄，滤去。放令油如人体温，于瓷器内和辰砂末，令如糁糕，以皂角浆水洗去油，即用新汲水洗去皂角浆，于瓷盒内以新水养之，每日早晨换水，空心就舌上圆七粒如桐子大。若用一匙头许，以温酒化下亦得。有人病心虚，每见垂挂动摇之物辄恶之，服此遂愈。

密陀僧散　治惊气入心络，喑不能语。出《夷坚己志》十五卷章倅事。昔有人为狼及恶蛇所惊，皆以此药疗而愈。

---

[1]圆：原作"丸"。据目录改。
[2]圆：原作"丸"。据目录改。

密陀僧研极细如粉

右以茶调服一钱匕，一服即愈。田师中太尉秘方。亦治暗风。密陀僧大如两手者一块，以铁线密缠，留铁线一条，垂空挂之，四畔以火煅令通红，酒一升，醋一升，合和淬药，取酒醋尽为度，出火毒一宿，研令极细，每服一钱，麝香酒调下。

补心神效圆[1]　翟参政家方。

黄耆剉了，蜜汤少许拌匀，焙干　茯神去木　人参去芦　远志去心，各四两　熟干地黄三两　柏子仁别研　五味子各二两　朱砂一分，别研　酸枣仁汤泡七遍，去壳，炒熟，别研

右为细末，炼蜜圆如梧桐子大。每服五十圆，米饮或酒任下。盗汗不止，麦麸汤下；乱梦失精，人参、龙骨汤下；卒暴心痛，乳香汤下；虚烦发热，麦门冬汤下；吐血，人参汤下；大便下血，当归、地榆汤下；小便出血，茯苓、车前子汤下；中风不语，薄荷、生姜汤下；风痫涎潮，防风汤下。

人参散　补心气。史载之处此方，治心疾无不效验。

人参七钱　茯神　山药各半两　白芍药　熟干地黄　黄芪各一分　防风一钱半　甘草一钱，炙　官桂一分半　南星炮，二钱

右为细末。每服二钱，水一盏，生姜、枣少许，同煎至七分服。

枣仁圆　治心气不足，恍惚健忘，睡卧不宁，梦寐危檢[2]，心松如人捕。张承节累用有效。

酸枣仁炒，去皮　黑豆炒，去皮

右等分，为细末，炼蜜为丸如梧桐子大，朱砂少许为衣。每服三十圆，日午、临卧熟水或人参汤送下。

一醉膏　治心恙。武昌施倅云传此方于喻子才郎中家，已疗数人之疾矣。

无灰煮酒二碗　真麻油四两

---

[1] 圆：原作"丸"。据目录改。
[2] 檢：此字同"夜"，用在此处文义不通。疑为"險"字之误。

右和匀，用杨柳枝二十条，逐条搅一二百下，换遍，直候油酒相乳入如膏，煎至七分碗。狂者强灌之，令熟睡。或吐或不吐，觉来即醒。

麝香圆 治心风。张德明传。其阁中失心数年，此服药而愈疾，再作服第二方，遂安。

水银_{半两} 麝香_{一钱} 建茶_{好者，研，一分} 半夏_{一两，以生姜汁煮三五十沸，取出作块子切，更煮令熟，焙干，捣为细末} 生薄荷_{一大握，和水银，如泥研细}

右件药都入在薄荷泥内，更研千百转，圆如芥子大。金银汤下十五丸，临睡时服，三日再进一服。

琥珀圆

朱砂_{一分，别研} 乳香_{一分，别研} 酸枣仁_{温酒浸半日，去壳了，纸上炒令香熟，一分以一两半，浸去壳，只得一分仁} 人参_{半两} 远志_{酒浸半日，新布裹捶去心，焙干，以一两只得半两肉} 石菖蒲_{细而节密者} 白茯苓 茯神 琥珀_{各半两}

右为细末，炼蜜为丸如梧桐子大。每服二十丸，食后酒下，日进二服。如不能饮酒，以枣汤下。此药可常服。

震灵丹 治气虚心疾。盖心药多性寒，服之令人腹痛，饮食减少。此药治怔忪，恍惚健忘，睡卧不宁，益心进食，补虚去冷。张承节传授此方，用之无不效验。以《局方》震灵丹，不拘多少，重研细，用灯心、麝香少许，煮北枣去核皮，研细，搜圆如桐子大。每服三十圆，食空[1]枣汤或人参汤下。此丹不犯金石，飞走有性之药，不潜不燥，夺造[2]化冲和之功，大治男子真元衰惫、五劳七伤等疾。

禹余粮石_{火煅醋淬，不计遍次，以手捻得碎为度} 赤石脂 丁头代赭石_{如禹余粮石修事} 紫石英_{已上各四两}

右件四味，并作小块，入甘锅内，盐泥固济，候干，用炭一十斤，煅通红，火尽为度，入地炉出火毒二宿。

的乳香_{二两，别研令细} 没药_{二两，去沙石，研} 五灵脂_{二两，去沙石，研}

---

[1] 食空：《和剂局方》卷五《治诸虚》"震灵丹"作"空心"，同义。
[2] 夺造：此后原书因装订错误，互入前卷一之两叶，已乙正。

朱砂一两，水飞过

右件前后共八味，并为细末，以糯米粉煮糊，为丸如小鸡头大，晒干出光。每一粒空心温酒下，冷水亦得。常服镇心神，驻颜色，温脾肾，理腰膝，除尸疰蛊毒，辟鬼魅邪厉，久服轻身，渐入仙道。忌猪、羊血、滞气等物。妇人醋汤下。孕妇不可服。极有神效，不可尽述。

顺经散 治因惊之后，心气不行，小府淋沥，日及三十余次，渐觉黄瘦，宜服此剂主之。高逢辰制干传。予表侄十余岁时，尝游慧山，归已昏暮，遇一巨人，醉卧寺门，惊悸得疾，自是之后，一日便溺五六十度。医治数月不能效，遂以病证扣高逢辰，即授此方。服药未几日减，一日初则三十度，最后十数度，凡服两料而愈。

韭子一两，汤浸，退取白仁，干　益智半两，取仁，盐炒过　琥珀半两，令研　石韦一钱，去毛、土　白茯苓三分　狗脊燀去毛净，半两　石燕子火煅，醋炒，出火毒，令研极细，半两

右七味为末，和匀。每服一钱，用韭菜白煎汤调下，空心、食前各一服，日午一服尤妙。

熟干地黄散 治心气虚，忧恐恍惚，心腹痛胀满，食少。《太平圣惠方》常用，累有神效。

熟干地黄三分　陈皮三分，汤浸，去白瓤，焙　远志去心　桂心　芎䓖　白芍药已上各半两　人参去芦头　白茯苓　菖蒲各一两

右件捣粗罗为散。每服三钱，水一中盏，煎至六分，去滓温服，不计时候。

沙参散 治心实热，惊悸喜笑，心神不安，泄热安心。

沙参去芦头　白薇　川芒硝　羚羊角屑　子芩已上各一两　石膏二两半　人参三分，去芦头　茯神三两　栀子仁三两　甘草半两，炙微赤，剉

右件捣罗为散。每服三钱，水一中盏，煎至五分，去滓，入地黄汁一合，竹沥半合，更煎一两沸，食后温服。忌炙煿、热面。

神效正元散 治气不接续，气虚。仍专治滑泄，及小便数。王丞相服之神效。

蓬莪茂炮，去须[1]，一两，剉　　金铃子一两，去核，焙焦

右件药捣罗为末，更入硼砂一钱，炼过，研细，都和匀。每服二钱，盐汤或温酒调下，空心、食前服。

[1] 须：原作"鬓"。莪茂炮制无"去鬓"一说，而《证类本草·蓬莪茂》原方此药无炮制法。据文义，当为"鬚"之形误，今改。

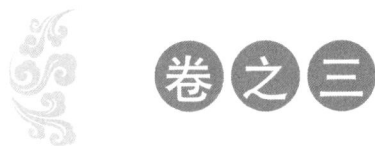

虚损门

巢氏论五劳七伤六极证候

五劳者，志劳、思劳、心劳、忧劳、瘦劳；又有心劳、肝劳、肺劳、脾劳、肾劳。心劳者，口内生疮，大便苦难，忽忽喜忘；肝劳者，目视不明，精神不守，面目干黑；肺劳者，气短，鼻不闻香臭，面目微肿；脾劳者，舌本苦，咽唾不得；肾劳者，腰背俯仰难，小便黄赤，阴湿，小腹满。

七伤者，阴寒、阴痿、里急、精连连[1]、精少、精清、小便数，临事不卒[2]。一曰大饱伤脾，面黄，困乏欲睡；二曰大怒伤肝，气逆血少，目暗，精神昏；三曰多欲伤肾，少精下冷，腰痛；四曰寒饮伤肺，气少咳嗽，鼻塞；五曰忧愁思虑，伤心多惊，多喜多怒；六曰风雨伤形，寒暑雾露所伤，肤发枯悴；七曰恐惧不节伤志，恍惚不宁。

六极者，气、血、筋、骨、肌、精。气极，令人内虚，五藏气乏，邪气多，不欲言；血极，令人无颜色，枯悴，忽忽喜忘；筋极，令人转筋，脚手指皆痛，不能久立；肌极，令人羸瘦，面无精光，食不生肉；精极，令人少气，噏噏然内虚，五藏气不足。

太上紫霞丹 升降阴阳，神仙药也。福州石医。

---

[1] 连：原脱。《诸病源候论》卷三《虚劳病诸候》云："七伤者，一曰阴寒，二曰阴萎，三曰里急，四曰精连连，五曰精少、阴下湿，六曰精清，七曰小便苦数，临事不卒。"据补。
[2] 卒：原作"举"。据改同上。"不卒"是指小便难，一时排不出。

硫黄四两,研细　　针沙四两,罗去细者　　五倍子一两,打破

右同用砂[1]锅内,以水煮一时,放冷,先拣了五倍子不用,然后淘去针沙,将硫黄用池纸一张,于灰上渗令干。团作球[2],用荷叶一枚裹之,安地上,以大火煅,俟药红即拦去火。经宿,研令极细,用饭膏和圆如皂角子大,阴干。每服一二圆,空心白汤下。此药治气虚头痛如神。

太素丹　治停寒肺虚,痰实喘急,咳嗽经久,痰中有血。及疗气虚感冷,脏腑滑泄,脾胃羸弱,不进饮食。此药治一切危困之疾,神效。周彦广侍郎传。

炼成钟乳粉一两　　真阳起石二钱,新瓦上用熟火煅过,通红为度,去火候冷,研极细

右二味合研令匀,用糯米粽子尖拌和,为丸如鸡头大。临合时,入白石脂一钱。须用大盘子,不住手转,候八九分坚硬,阴干。用新粗布,以滑石末出光。每服两粒至三粒,空心人参汤或陈米饮下。

蜀仙丹　大壮元气,去百病。钱观文方。

辰砂四两,细研,水飞过　　杏仁二两,去皮、尖,研

右用宣州木瓜二枚,切下盖子,以竹刀斡去穰,先入朱砂,实按,次入杏仁,填满,即以盖子覆之,用竹签定。以生绢袋子裹之,入瓷器中,蒸一百遍。候数足,取出,刮去木瓜粗皮,一处研细,候可圆,即圆如绿豆大。每服十粒,空心温酒、米饮下。木瓜忌铁,见铁即不作效。

雄朱丹　治宿寒痼冷,饮食呕逆,经隔五七年,即疲瘠异形,变为劳瘵。钱观文方。

朱砂二两　　雄黄二两

右用沙盒子一个,先以牡丹皮二两,外熏令黄色,入前药在内,用酽米醋和腊茶作饼子,盖定,以赤石脂固盒子口缝,又用赤石脂泥裹盒

---

[1]砂:原作"沙"。据文义改。
[2]球:原作"毬"。同"球",据改。

子一重，再用黄泥纸筋又裹一重，约一指厚。先以草火烧令盒子极干，再用五斤火，渐渐添至一秤，候火力渐消，取出，掘地坑一尺以来，埋一宿去火毒，取出细研，续入药。

附子炮裂，去皮、脐，别为末　胡椒　官桂去皮　赤石脂　木香　沉香　荜拔　丁香　白术已上各一两　乳香半两，与赤石脂同研细

右为细末，入前煅药同研匀。却以清酒二升，三分熬去二分，入附子末，煮成糊，为丸如梧桐子大，每服十圆，温酒、盐汤下，空心、食前。

资寿小金丹　补益真元，治诸虚不足，上盛下虚，喘急泄泻，手足厥逆，小腹结痛，翻胃脾寒，霍乱呕吐，食不腐化，白浊梦遗，便多盗汗，恍惚虚惊，耳鸣目眩，久痢赤白，肠风痔漏，妇人诸疾，经候不匀，带下崩中，子宫虚冷，久无胎孕。此丹温平不僭，常服镇养心气，溢益精神，轻身延年，活血驻颜。峡州王教授云：金丹治疟尤神效。

代赭石一斤　余粮石四两　石中黄二两　赤石脂五两一分

右四味各研为细末，再秤数足，同入罗三两遍，再匀研细腻。旋旋抄二三匙入盏中，滴水圆如桐子大。急手圆毕，再圆入盘，以光实无破裂为度。赤石脂性硬，故须旋旋圆之，待阴干。入新甘锅子内装载，用木炭，每排三两行，用炭排十字，眼中放药，锅子再四围聚木炭，以多为佳。自顶放熟火，令慢慢烧下，不得用扇，直至火与药通红。自冷，方取出，入干净瓷器中收。每服两粒或三粒，枣汤送下，或米饮下，妇人艾汤，空心、食前服。

王启玄传玄珠先生耘苗丹三方

序曰：张长沙戒人妄服燥烈之药，谓药势偏有所助，胜克流变，则真病生焉，犹悯苗不长而揠之者也。若禀气受血不强，合服此。而不服反忽略之，是不耘苗者也。

上丹 养五脏，补不足。秘固真元，均调二气，和畅荣卫，保神守中，久服轻身，耐老健力，能食明目。降心火，交肾水，益精气。男子绝阳，庶事不堪；女子绝阴，乃不能妊。腰膝重痛，筋骨衰败，面色黧黑，心劳志昏，寤寐恍惚，烦愦多倦，余沥梦遗，膀胱邪热，五劳七伤，肌肉羸瘁，上热下冷，难任补药。服之半月，阴阳自和，容色肌肉光润悦泽。开心意[1]，安魂魄，消饮食，养胃气。

五味子 半斤　百部 酒浸，别研　肉苁蓉 酒浸　杜仲 炒断丝　巴戟 去心　远志 去心　枸杞子　防风 去叉　白茯苓　蛇床子　山药　柏子仁 别研　菟丝子 酒浸，别研，已上各二两

右为末，蜜丸梧子大。食前温酒、盐汤任下三十丸。春煎干枣汤，夏加五味子四两，四季月加苁蓉六两，秋加枸杞子六两，冬加远志六两。食后，兼服卫生汤。

卫生汤 补虚劳，强五脏，除烦养真，退邪热，顺血脉，缓中，安和神志，润泽容色。常服通畅血脉，不生痈疡，养胃益津。

当归　白芍药 各四两　黄芪 八两　甘草 炙，一两

右为㕮散。每服四钱，水盏半，煎七分，去滓，不以时。年老加酒半盏煎。

中丹 补百损，体劣少气，喜[2]惊昏愦，上焦客热，中脘冷痰，不能多食，心腹弦满，脾胃气衰，精血妄行，容色枯悴。

黄芪　白芍药　当归 各四两　白茯苓　人参　桂心 各二两　川椒 炒出汗，一两　大附子 炮，去皮、脐，一两　黄芩 一两，先为末，姜汁和作饼

右为末，粟米饮搜和得所，捣千杵，丸如梧子大。酒、饮任下三五十丸，食前服。

小丹 补劳益血，去风冷。百病诸虚不足，老人精枯神耗，女子绝伤断绪。久服益寿延年，安宁神志魂魄，流滋气血脉络。开益智慧，释

---

[1]意：原作"憶"。据《三因极一病证方论》卷之九"上丹"改。
[2]喜：《三因极一病证方论》卷之九"卫生汤"作"善"。

散风湿，耳目聪明，筋力强壮，肌肤悦泽，气宇泰定。

熟地黄　肉苁蓉 酒浸，各六两　五味子　菟丝子 酒浸，各五两　柏子仁 别研　石斛　巴戟 去心　天门冬 去心　蛇床子 炒　覆盆子 各三两　续断　泽泻　人参　山药　远志 去心，炒焦　山茱萸　菖蒲　桂心　白茯苓　杜仲 剉，炒丝断，各二两　天雄 炮，去皮、脐，一两　炼成钟乳粉 扶衰三两，续老二两，常服一两，气完则删去

右为末，蜜丸如梧子大。食前酒服三十丸至五十丸。忌五辛、生葱、芜荑、饧、鲤。虚人多起，去钟乳，倍地黄；多忘，倍远志、茯苓；少气神虚，倍覆盆子；欲光泽，倍柏子仁；风虚，倍天雄；虚寒，倍桂心；小便赤浊，三倍茯苓，一倍泽泻；吐逆，倍人参。

张承节论劳瘵证

尝观劳《经》言，传尸瘵疾，其虫如人似鬼，形状可畏，及患者多相继而夭。愚见考之，断无是理。以此观之，譬如俗谈不晓事人害相思病也。与一妇人情密，忽而别离，念念不舍，至于失寐忘食，便觉容颜瘦瘁。再偿所愿，如沉疴去体，恍然而释。其劳病之说，岂不类此？《经》云：悲则气耗，思则气结。伏郁不散，久则气血俱虚，令人发寒发热，饮食减少，相搏作痛。或因感冒，遂添咳嗽，非嗽也，缘气虚易感风寒，在肺为嗽。久而着床，便作劳病治之，服柴胡、地骨皮、秦艽之属，凉药退热，致令真气消散，丧命之源。古之广客，蛇影仿皮，不可不审，因书为后人之警。

青蒿膏　治骨蒸劳。曾医洛阳周秀才小娘子，自为青蒿膏，在旅不能辩，令渠自作膏。病者恨患，自亲[1]手熬至成膏，只或火伴，出一身汗而愈。更不曾服此药，只更调青蒿酒一杯吃，肌[2]肉再生，饮食增美，此患永痊。此方得自颍阳卖五熟一隐者，闻金人杀逼撞入石中，

---

[1] 亲：原作"新"。据文义改。
[2] 肌：原作"饥"。据文义改。

后不复见。

青蒿二秤，净洗控干

右以水三斗，煎令滚，后入蒿一秤，煎令黄色熟，滤出。又入一秤煮，如此遍尽，用生布绞压汁在前者汤内，细滤过，熬将稠，换砂锅内熬，以竹箅搅，不得令住，直候成膏，以净瓷器贮之。右如患轻者，只此膏酒调，更用青蒿煎此酒，下一钱，食后服。若骨蒸患重甚者，用自然铜先捶碎，入铫子内炒令无鬼焰止，取铺地上，盆覆出火毒一日。乳钵研细，膏为圆如弹子。煎青蒿酒化下，被盖卧，取汗出为效。此药极神效。

灵宝丹 治丈夫妇人传尸劳，断一切邪梦。张丞节方。

天灵盖一个，蔡州者　鬼箭羽[1]　白术炒令黄　虎头骨涂酥炙令黄，已上各一两

右四味细捣罗为末后，更用好朱砂、雄黄、麝香各一两，并细研如粉，同拌匀，炼蜜为丸如梧桐子大。每服十九至二十丸，煎安息香汤下，米饮亦得，一日二服，不得嚼破。如修合时，须是拣子、寅、辰、午、申、戌日合和，余[2]日及午后并不得合。

香甲桃仁散 治五劳干瘦及传尸，梦寐不祥，日渐消瘦，肌体困倦，骨节疼痛，不思饮食，宜服此药最妙。

天灵盖半两，酥炙黄色　鳖甲一两，酥炙令黄色　柴胡三分，去苗　安息香半两　地骨皮三分　山栀子仁半两　人参半两，去[3]芦头　赤茯苓三分，去皮　贝母半两　桃仁半两，麸炒熟，去皮、尖　麦门冬三分，去心　阿魏半分，面裹煨令面熟　黄连半两，去须　生地黄三分　槟榔半两　当归半两

右年为粗散。每服四钱，童子小便一大盏，入葱白茎五寸，桃柳枝各七寸，生姜钱子二片，同煎至五分，不计时候服。夜后煎下，放患人床头，至五更已来，必梦人来辞别，此是药效也。

---

[1] 羽：原脱。据《普济方》卷二百三十三《虚劳门》引"灵宝丹"改。
[2] 余：此前原衍"和"字，据文义删。同上无此句。
[3] 去：原脱。据文义补。

玉抱肚 治停寒痼冷，心腹刺痛，常系于脐腹间，甚妙。梁都郑主簿涣传一方，用针砂如上法炒讫，止入硇砂半两，并不用余药。

针砂四两，铁铫内火炒，用木或竹棒儿不住手搅，烟出尽为度，放冷　白矾半两　硇砂一钱　粉霜半钱

右件白矾等三味同研为细末，与针砂拌和，只作一服。以水数点洒，用匙拌摊令匀，厚皮纸为贴，阔二寸以上，长四五寸。贴之，外以帕子包系疼处，或常[1]系脐下。如觉太热，即以衣衬之。若药力过，再洒水如前拌用，其热如初，可用四五次。药力退却，将针砂再炒过，别入余药仍可用。

麋茸圆 治肾经虚，腰不能转侧。许学士云：戊戌年八月，淮南大水，城下浸灌者连月。予忽脏腑不调，腹中如冰吼数日，调治得愈。自此腰痛不可屈折，虽颊[2]面亦相妨。服遍药不效，如是凡三月。予后思之，此必水气阴盛，肾[3]经感此而得。乃灸肾俞三七壮，服此药差。

麋茸一两，治如鹿茸，无麋茸以鹿茸代　菟丝子取末，一两　舶上茴香半两

右为末。以羊肾二对，法酒煮烂，去膜，研如泥，和圆如梧子大，阴干。如肾膏少，入酒糊佐之。每服三五十圆，温酒、盐汤下。

八仙丹 治虚损，补精髓，壮筋骨，益心智，安魂魄，令人悦泽，驻颜轻身，延年益寿，闭固天癸。有人年几七旬，梦漏羸弱，气惙惙然虚损，得此方服之，顿尔强壮，精气闭固，饮食如旧。予常制自服，良验。

伏火朱砂　真磁石　赤石脂　代赭石　石中黄　禹余粮五味并用醋淬　乳香　没药八味各一两

右为细末，匀研极细，糯米浓饮丸如梧子大，或如豆大。每服一粒，空心盐汤下。

---

[1] 常：原作"尝"。据《是斋百一选方》卷二"玉抱肚"改。古医籍中此二字常互用，后同径改。

[2] 颊：原作"頼"。据《普济本事方》卷二《心小肠脾胃病》"麋茸圆"改。

[3] 盛肾：原作"肾盛"。据乙正同上。

混元胎丹 乃阴阳始生之物，气精血初生之英华，盖人元宫真气所化，修真之士服饵，补漏壮气，固神益髓，通神明，延寿命，增益道涯超范围，外内丹之基。具服饵方如后，久无嗣息者服此有验。

以首儿衣二、八月者不用，收时连带中元血收

用长流水净洗，控干。入瓷瓶中，下无灰法酒三大升，脑子、麝香随力下之，多止一钱或半钱，以纸封瓶口，下用文武火煅，候酒将尽取出，再入酒三胜，依前煅，却用竹筹或金银筹不住搅，以觉烂糜似粥模样。待冷取，入砂盆内，细研如粉。别入外料：

人参二两　茯苓二两　乳香半两　朱砂半两，水飞眼[1]干取净　山药四两

右并为细末。入于所煮药内，如干时更用圆煅酒旋旋添，拌匀，一处搅，搜为圆梧桐子大，慢火焙干。每日空心五十粒，加至一百粒，用温酒、盐汤下，良久用甜淡饮食饱压。逐日荤味中减少五味，谓甜、淡、咸等物，服至五七日，微觉小腹连腰沉重，不须疑虑，乃是药力攻，元气相补助如此。

苁蓉茸附圆 平补真元，益养脾肾，固精壮气，暖胃思食。督府王翰林方，丞相兄旧苦脚气，自服此药，十余年不作。

鹿茸一两，先用草烧去毛，切作片子，用酥炙令香熟为度　真乌药一两　苁蓉四两，酒浸一宿，切作片子，焙干　川五味子一两　牛膝二两，酒浸一宿，切，焙　熟干地黄二两，炒焙　附子一两，炮，去皮、脐　菟丝子六两，酒浸两宿，炒令半干，捣作饼子，焙　白术一两　补骨脂炒　葫芦巴炒　茴香炒　干淡木瓜上各一两　沉香一分　木香一钱，面煨　丁香二钱，不见火

右件捣罗为细末，酒糊为丸如梧桐子大。每服三五十丸，空心、临卧米饮、温酒、盐汤下。

---

[1]眼：原作"浪"。当是"眼"之形误，据文义改。

卷之四

白浊门

博金散 便浊之疾，皆缘心肾水火不济，或因酒色，遂至以甚，谓之土淫。盖脾有虚热，而肾不足，故土邪干水。史载之常言，夏则土燥而水浊，冬则土坚而水清，此其理也。医者，往往多峻补，其疾反甚。此方中和，补泻兼之，服之水火既济，而土自坚，其流清矣。

人参一两，去芦　白茯苓二两，去皮　络石二两　龙骨一两，略煅

右为细末。每服三钱，空心、临睡米饮调下。

金锁丹 治男子妇人遗精鬼交，小便白浊。○陈氏云，余在连山得之黎昉渠，乃祖宣和、政和间御医，甚秘此方，力扣而得之。

茯神二钱　远志三钱，去心　五色龙骨三钱，煅红　牡蛎四钱，左顾者，炒赤黄　坚白茯苓二钱

右为末，酒煮糊为圆如桐子大。盐汤、温酒下三十丸，或四十丸，空心、食前服。

补气圆 治白浊，小便多。○陈氏云，今横守徐叔虞服此有效，录以相授。余顷常服之有益。

半夏四两，拣圆正大者，切作两片　石薜荔枝叶四两　斑蝥二十八个　糯米一升　远志肉二两　白茯苓二两，去黑皮净　石菖蒲去毛净秤，二两，同制了半夏一处为末

右先以半夏同荔叶、斑蝥、糯米四味同炒，慢火，不住手搅，候半夏微黄即取。上以炭五斤，掘地作小坑，烧令通红，以米醋一升，旋旋沃之，候醋尽，纳半夏与诸药于坑内，以杉木板覆其上，盐泥护盖一伏

时，取出。去余药，只用半夏，入远志、茯苓、菖蒲，醋糊为圆梧桐子大。空心冷酒或盐酒，下三十粒至五十粒。圆了，用木猪苓末拌和，炒圆子干，同入罐收之。

心肾圆 治水火不既济，恍惚多忘，心忪盗汗，夜梦惊恐，小便数而白浊，精滑梦遗，目暗耳鸣，悲忧不乐，腰膝缓弱，四肢酸疼。常服养心气，补气血，生津液，进饮食，安神定志。张茂之传此四方，用之累有神效。

鹿茸一两，燎去毛，酒涂炙　附子炮，去皮、脐，一两　牛膝去苗，酒浸，二两　熟地黄洗，再蒸，二两　当归去芦，一两，酒浸　菟丝子酒浸，蒸煨成饼，三两　远志去苗，甘草水煮，捶去骨，一两　苁蓉二两，酒浸　五味子去枝　山药炒　龙骨略煅　人参　白茯神　黄芪炙，已上并一两

右为细末，用浸药酒煮薄面糊为丸如桐子大。每服五七十圆，枣汤送下，空心、食前服[1]。

益母圆 治肺虚胆寒，气弱不得睡，心肾不交，精少，临事不兴，故子令母虚，水不生木，木气短，为能生火，所以不交，非不摄也。此常服滋养荣卫，抑阴壮阳，治便浊，耳作蝉声，腰疼，腿膝无力，妇人诸疾。

苁蓉酒浸　酸枣仁汤泡去皮　杜仲去皮，姜汁制炒　阳起石火略煅，研如粉　破故纸炒　白茯苓已上各一两　人参半两　葱白焙干秤，一两　泽泻半两，切成块再蒸　羊石子一对，切作片，酒浸，焙干

右为细末，酒煮薄面糊，为圆如桐子大，每服五七十圆，盐酒、盐汤，或麝香酒送下，食前服。

蜡苓圆 治白浊，补虚，润肠止渴，治肺损吐血。有人耳暴聋，服此药，却间服《局方》安肾丸而痊。

黄蜡四两　好雪白茯苓去黑皮，四两

右将茯苓为末，熔蜡和药，圆如弹子大，一圆，半饥半饱细嚼。治

---

[1] 前服：二字原脱。据《普济方》卷十八《心脏门》引"心肾丸"补。

妇人血海久冷，白带、白浊、白淫，身常湿，小便如米泔，加木猪苓去黑皮，切片，四两，用水同煮茯苓，却去木猪苓，只用茯苓，如前法为丸服。

千里笈圆 治真气不足，胁腹虚鸣，腰膝无力，气促心忪，小便滑数，禀受怯弱，尤[1]宜服之。

乡村道中千里笈_{乃旧草履也}

右不以多少，却于村道中，置于小遗缸内，遇晚以棒杖搅动。四十九日，将取出，于日晒令草鞋干，烧灰，将灰淋水，以锅如常煎，候水将尽，却于银器煎其色干，已成物，看多少。盖用千里笈，乃荷重之人，取其涌泉一穴之气成药。将药研细，用雪白茯苓为细末，煮糊圆如桐子大。每服三五十丸，米饮或人参汤下，食前。

茯苓圆 治心肾气虚，神志不守，白浊遗泄，小便淋沥或不禁。张真君方。

赤茯苓 白茯苓_{各等分}

右为末，以新汲水挼洗，澄去红沫，控干。别取地黄汁，同与好酒，银石器内熬成膏。搜和为丸如弹子大，空心盐酒嚼下。常服轻身延年。

秘精圆 治元气不固，遗精梦泄。华宫使方。

大附子_{炮裂，去皮、脐} 龙骨_{煅通赤} 牛膝_{酒浸一宿，焙} 肉苁蓉_{酒浸一宿，焙} 巴戟_{去心，已上各一两}

右为末，炼蜜为丸如梧桐子大。空心温酒、盐汤任下三二十粒，甚者日午再服。小便如米泔者，不过十服。

清心圆 治梦泄，因酒多积热所致者奇效。大智禅师方。

黄檗片 甘草_{等分}

右生为末，入脑子，炼蜜为丸如梧桐子大，空心临卧，温熟水吞下二十圆，麦门冬饮尤佳。

---

[1] 尤：原作"九"。据文义改。

矾附圆 治白浊漏精如米泔色，此方绝妙。

大附子一枚，端正，重七八钱者，炮裂，去皮、脐　绛矾半两，煅存性

右为末，水煮细面糊为丸如绿豆大。每十圆空心温茶清下，一十丸至十五、二十丸。忌生冷、毒物。

大山芋圆[1]　治诸虚百损，五劳七伤，肢体沉重，骨节酸疼，心中烦悸，唇口干燥，面体少色，情思不乐，咳嗽喘乏，伤血伤气，夜多异梦，盗汗失精，白浊，腰背强痛，脐腹弦急，嗜卧少起，善惊多忘，饮食减少，肌肉瘦瘁。又治风虚头目眩晕，心神不宁，及病后气不复常，渐成劳损。久服，补不足，愈风气百病。叶伯才用此二方累验。

山芋七两半　当归　桂心　神曲炒　熟地黄　大豆卷各二两半　甘草　人参一两七钱　川芎　芍药　白术　麦门冬去心　杏仁麸炒，去皮，各一两半　柴胡　白茯苓　桔梗各一两一分　阿胶麸炒，一两七钱半　干姜炮，三分　白蔹半两　防风去叉，一两半　枣一百个，炊，去皮、核

右为末，炼蜜[2]与枣肉同和丸如弹子大，每服一圆，温酒、米汤任化下，嚼下也得[3]。加琥珀一两、远志（去心炒）二两、茯苓二两半，即是养心丹。虚劳，遗泄浊甚，加龙骨二两。

大神圆　治元脏虚惫，血气不足，白浊遗泄，自汗自利，口苦舌干，四肢羸瘦，妇人诸虚，皆主之。

木香炮　附子炮，去皮、脐　茴香炒　苁蓉酒浸　川椒炒去汗，各十两　桃仁炒，去皮尖　葫芦巴　牛膝酒浸　巴戟去心　五味子　黄芪　白蒺藜炒，去刺　泽泻各五两　羌活　槟榔　天麻　川芎　桂心各二两

右为末，蜜丸梧子大。盐汤、酒空腹任下三五十丸。

草还丹　大治虚劳白浊。乃翊圣真君降授与张真人方。服之百日百病除；二百日精髓满，视听倍常，神聪气爽，瘟疫不侵；服三百日，步骤轻健，鬓须如漆，返老还童。久服延年益寿，耐寒暑，能双修德行，

---

[1]圆：原前有"丸"字。据目录删。
[2]炼蜜：原作"蜜丸"。据《和剂局方》卷五《治诸虚》"大山蓣圆"改。
[3]化下嚼下也得：原脱四字，作"嚼下"。据补改同上。

可登地仙。

　　补骨脂　熟地黄　远志　地骨皮　牛膝　石菖蒲

　　右等分，末，酒糊为丸梧子大。每三五十丸，空心、日午温酒、盐汤下[1]，熟水亦可。

　　摩腰膏　补下元虚败，白浊。若摩一丸，腰下如火；至二丸，血脉舒畅；三丸，颜色悦泽；十丸，骨健身轻，气全精足，骨髓坚充；至百丸，其功就可用五百[2]童女之精；日月满，足可以升天，长生不死。不为过当，故知道术难究难测，孰谓药力之功能如是。邦蜀士骆仲宾进此方，赐号冲虚先生。

　　母丁香　木香　朱砂　藿香　附子　干姜　沉香　桂　生硫黄　白矾枯　吴茱萸　雄黄　杏仁　陈皮 已上各一两　麝香 一分　轻粉 一分

　　右除麝香、轻粉，捣为末，再入二味研匀，蜜丸小鸡子大。每用老生姜汁煎滚，倾在盏中，将一丸浸汁中，良久化破，研之为汁匀，于净密室中，令人蘸药于腰上摩之，药尽为度。果肚系之，逡巡腰上如火。疗男子阳道衰，伤败虚弱，五劳七伤，腰背疼痛，头白，疝气下坠，面色萎黄，水脏久冷，耳聋眼暗，及肠风痔疾，但是诸虚之疾，悉能治疗。兼治子宫久冷，不受胎。头发疏薄，赤白带下，面生䵟䵳，风劳血气，产后诸疾，摩之即得神效。神仙之法，玄之至玄，千万宝惜，勿非人传[3]。

　　既济丹　调阴阳，正气血。治一切虚惫，白浊。乃京师气主丹，何太丞方。

　　陈皮　青皮 各四两，去白，焙　五灵脂 去沙石，四两　硝石　硫黄 各二两，火上制砂

　　右为末，糊丸梧桐子大。每空心米饮下二十丸。

　　神仙打老圆　此药性温，无毒。上治百病，下至婴儿光润皮肤。此

---

[1]下：原脱。据文义补。
[2]百：原作"伯"。通"百"，据改。后同径改。
[3]勿非人传：即"勿传非人"之宾语前置。

系宣徽收南蛮，到钟南山路边，见村庄有一村妇人，年方二八，持杖责一老儿，年约百岁。宣徽驻车，令问何故。妇人遂前至车前，复云：此老儿是妾长男。宣徽怪此，下车问其仔[1]细。妾云：适来责此长男，为家中自有此神药，累训令服，不肯服，至令老迈，须发如霜，腰曲头低，故责之。宣徽闻之，恳求数服。常服延年益寿，颜貌婴儿，气力倍常，齿落再生，发白再黑，补接下元。

生干地黄　熟干地黄各五两　川椒十两，不去核　牛膝五两，酒浸了，为末　大黑豆一升，生用　干山药五两　雌雄何首乌各十两，雌者白，雄者赤，雄者不碾　肉苁蓉五两　枸杞五两　藁本十两，洗

右将雌何首乌为末用，水甑内，旦辰蒸，日入晒，夜间露，如此九蒸九晒九露数足，焙焦。为末，酒糊丸梧子大，空心温酒、盐汤下。忌萝卜。

助寿丹　一名御爱丹，一名四妙丹。

半夏　木猪苓各二两，同炒黄色，去半夏　桑螵蛸一分，炒　附子一两，炮切，入荔石草[2]炒，去草　鹿茸一两，去毛　茴香半两，斑蝥十个同炒，去斑蝥　阳起石半两，煅　山茱萸半两　龙齿一分，煅　远志去心

右为末，蜜丸梧子大。吞下任意。

秘真丹　治白淫，小便频数，精气不固，及有遗沥，或梦寐阴人通泄。《素问》云：思想无穷，所愿不得[3]，意淫于外，入房太甚，筋绝[4]，发为筋痿，及为白淫。随溲而下，故为劳弱。张氏秘传方。

羊胫炭三两，火烧通红，窨杀，金银铺用者最妙　朱砂一两，熟者　厚朴三两，净去皮，用生姜三两制炒

右为细末，煮薄面糊为丸如桐子大。每服三五十丸，空心米饮汤送下。

---

[1]仔：原作"子"。通"仔"，据改。后同径改。
[2]荔石草：本草书中未查得此药，作用不明。
[3]得：原作"怯"。据《素问·痿论篇》改。
[4]筋绝：同上作"宗筋弛纵"。

金樱子煎 补肾秘精，小便[1]遗泄，白浊，牢关键神妙。沈存中云：金樱子当半黄时采，干末用之，取其性温而涩。

金樱子一升，捶碎，入好酒二升，银器内熬之，候酒干至一升以下，去滓，再熬成膏　桑白皮一分，炒　鸡头粉半两，夏采日干　桑螵蛸一分，酒炙　白龙骨半两，烧赤，为末　莲花须二分

右为末，入前膏子，搜为丸[2]如梧子大，空心盐汤、温酒下三丸。不就，即为酒面糊为丸。

卓剑丹　乃吕真人方诗。

一乌二木三茴香，久服令人寿命长。

但是食中无所忌，早晨[3]三七用盐汤。

神仙不老元歌[4]

不老仙方功效殊，驻颜全不费工夫。

人参牛膝川巴戟，蜀地当归杜仲俱。

一味地黄生熟用，菟丝柏子石菖蒲。

更添枸杞皮兼子，细末蜜丸桐子如。

早午临眠三四服，盐汤温酒任君需。

忌食三白[5]并诸血，能使须乌发亦乌。各一两，依常事持。

---

[1] 便：原脱。据《普济方》卷三十三《肾脏门》引"金樱子煎"补。
[2] 丸：原作"末"。据补同上。
[3] 晨：原作"辰"。通"晨"，据改。后同径改。
[4] 神仙不老元歌：此歌与本书卷五载"神仙不老圆"中"歌曰"重复。此单出，保留不删。
[5] 三白：据本书卷五所载"神仙不老圆"方后注，"三白"为葱白、薤白和萝卜。

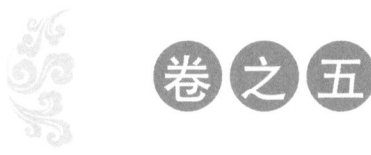

盗汗门

巢氏论[1]虚劳盗汗自汗[2]证候

盗汗者，因眠睡而身体流汗也。此由阳虚所致。久不已，令人羸脊枯瘦，心气不足，亡津液故也。

或自汗[3]，多因伤风伤暑，及喜怒惊恐，房室虚劳，皆能致之。无问昏醒，浸浸自出者，名曰自汗。或云寝汗[4]。若其饮食劳役，负重涉远，登高[5]疾走，因动汗出，非自汗也。人之气血，犹阴阳之水火，平则宁，偏则病。阴虚阳必凑，故发热自汗，如水热自涌。阳虚阴必乘，故发厥，自汗如水溢自流。考其所因，风暑涉外，喜怒惊恐涉内，房室虚劳不内外，理亦甚明。

牡蛎散 治诸虚不足，及新病暴虚，津液不固，体常自汗，夜卧即甚，久而不止，羸瘠枯瘦，心忪惊惕，短气烦倦。

牡蛎_{米泔浸，去土，煅，取粉} 麻黄根 黄芪_{各一两}

右为剉散。每服三钱，水一盏半，小麦百余粒，同煎至八分，去滓，不拘时。又一方为细末，每三钱，水三盏，葱白三寸，煎一盏半，

---

[1] 论：原脱。据正文补。
[2] 自汗：原脱。据正文补。
[3] 或自汗：此后所论出《三因极一病证方论》，而非《诸病源候论》。
[4] 或云寝汗：《三因极一病证方论》卷十《自汗证治》作"或睡著汗出，即名盗汗，或云浸汗"。故此"寝汗"当指盗汗言，而非自汗。
[5] 高：原作"颊"。据改同上。

分三服。

麦煎散 治荣卫不调，夜多盗汗，四肢烦疼，饮食进退，肌瘦面黄。

秦艽二两　柴胡去苗，二两　大鳖甲二两，醋煮三五十沸，净去裙，别用醋涂炙黄　干漆炒青烟尽　人参　茯苓　干葛　川乌炮，去皮、尖，各一两　玄参三两

右为末。每服二钱，先用小麦三七粒，煎汤一盏，去麦入药煎七分，食后温服，或临卧服。如久患后，亦宜服此药，以退其劳倦，调顺经络。

大建中汤 治虚热盗汗，百节酸疼，肢体倦怠，日渐羸弱，口苦舌涩，心忪短气。○《素问》云：肾病传心，筋脉相引而急，小腹痛热，出白液。又《左传》云：以丧志名为蛊病，乃真精不守也。若小便滑数，日夜无度，由脬门不闭，水液不藏，因思虑过多，心气散溢，服之尤妙。

绵黄芪炙　远志灯心煮，去心　当归洗　泽泻各三两　白芍药　龙骨　人参各二两　甘草一两，炙

右㕮咀。四钱重，水二大盏，生姜五片，同煎八分，去滓热服。气弱加附子二两，炮用；腰痛筋急，增官桂去皮，一两。

白术散 治盗汗。陈氏云：余为通倅日得于同官翟旦叟，每传于人，无不作效。

好白术四两，切作小骰子块，劳作四分　黄耆一两，炒一分　金钗石斛一两，炒一分　牡蛎一两，炒一[1]分　麦麸一两，炒一分

右去四味，只将白术四两碾为细末。每服二钱，用粟米三百粒煎汤调，空心服。

牡蛎汤[2] 治盗汗。吴内翰备急方云：余家有妇人盗汗，服之即

---

[1]一：原脱。据文义加。
[2]汤：原作"散"。据目录改。

愈，后试之累验。

牡蛎火煅，为细末　**小麦麸**炒黑焦，为末

右各贴之。每服牡蛎末一钱，麸末二钱，以熟猪皮，去尽脂膜，煎汤临卧调服。

粟米粉　治体虚自汗。赵从简通判传此二方。

牡蛎粉煅过，研　**麻黄根**为末　**粟米**为粉

右等分，和匀，生绢袋之，时以扑身。

蒸饼法　临卧时放令少饥，吃宿蒸饼一枚，不可吃汤水，只干吃尽便就枕，不过两次即止。

人参当归散　治心液为汗，宜服此药，收敛心经。富次律云：史丞相家方。渠与王叔东母子皆曾取效。

人参去芦，片切　**川当归**去芦并细者，片切

右二味等分，每服秤五钱。先用猪心一枚，破作数片，并心内血煎汤，澄清汁煎药服。

术附散　治盗汗不止。孙盈仲云：绍兴壬子冬，予病中亲曾服此药，的有神验。

附子炮裂，去皮、脐，切作骰子块如小指面大，碎者不用，与小麦同炒，以附子黄色为度，如麦先焦，即易之，易三五次不妨　**白术**　**白茯苓**

右三味等分，碾为细末。米饮调下，食前。

茯苓散　治脾虚盗汗。华宫使传。

白术三两　**白茯苓**二两

右为粗末。每服五钱，水一盏半，生姜三片，枣二枚，煎至八分，去滓，通口服，空心、食前三服。

粉汗散　止汗出过多。明州陈山谷道人传此四方。

麻黄根一两　**龙骨**半两　**牡蛎**一两，火煅　**赤石脂**半两

右件为细末，经绢袋盛，如扑粉用之。

椒目散　治盗汗日久不止。

麻黄根　**椒目**各等分

右件为细末。每服一钱，无灰酒调，乘热食后服。

黄耆散 治盗汗。

黄耆洗净控干　浮麦淘净控干

右不以多寡，剉[1]黄耆如麻豆大，以盐拌和，炒令香熟，筛拣去盐。却以浮麦淘净，控干。每一服用黄耆、浮麦各五钱，水一盏半，煎至八分，空心、食前通口服。

麻黄散 治虚汗。

麻黄根半两　半夏一钱　天花粉一钱

右件为细末，临睡米醋调傅两乳上。

止汗温粉

川芎　白芷　藁本

右并为细末，各一分，入米粉三分，绵裹，扑于身上，渐觉其病自愈也。

杏子汤 治发热恶风，自汗，嗜卧身重，小便难，潮热而哕。叶伯才《三因方》集此自汗三方。

杏仁去皮、尖　半夏汤去滑　五味子各二钱半　芍药　桂心　细辛　干姜炮　大黄蒸　甘草炙，各三钱　茯苓四钱

右㕮咀。每服四钱，水一盏半，煎至七分，去滓，食前服。

却暑散 治冒暑伏热，自汗，头目眩晕，呕吐泄利，烦渴背寒，面垢。

赤茯苓　甘草生，各四两　寒食面　生姜各一斤，切，搜面令匀

右为末。每服两钱，新汲水调下，或汤点服，不以时。

防己黄芪汤 治伤风、湿、寒，脉浮紧细，身重，自汗，恶风。并治风水，脉浮，身重不渴。

防己四两　黄芪五两　甘草炙，二两　白术三两

右为剉散。每服五钱，水盏半，姜五片，枣两枚，煎七分，去滓，

---

[1] 剉：原作"州"。据文义改。

空腹服。喘者，加麻黄；胃中不和，加芍药；气上冲，加桂；下有陈寒，加细辛。服药后，当如虫行皮中，从腰以下如水。后坐被上，又以一被绕腰以温下，令微汗，差。

朱[1]砂散 治盗汗。

朱砂研，水飞　白芷

右等分，为末，和匀，临卧酒调下二钱。

左顾散 治盗汗。

左顾牡蛎粉火煅为粗末，入瓶中，泥固济，候干，却以火煅令红为度　麻黄根炒　甘草芦头炒　蛀小麦炒

右各等分，为粗末。二钱，水一盏，姜七片，煎至七分，去滓服。

当归散 治盗汗。

当归半两　人参半两　猪心一个，分四片

右每用一片，水三盏，煎至一盏半，作三服。

防风散 治盗汗。

防风

右为末，用浮麦煎汤服之。每至大屋则凛，须以帐幕遮敝，用此即安。

---

[1] 朱：原作"珠"。据目录改。

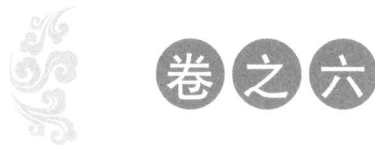

中暑门

巢氏论中暑证候[1]

伤暑乃夏至前后各三十日有奇,少阳相火用事之时也。炎热大行,烁石流金,草萎河涸,人或伤之。则身热恶寒,头痛,状如伤寒。或往来寒热如疟,烦躁渴甚,眩晕呕吐,背寒面垢,泄泻,昏闷不清,其脉阴阳俱虚缓而微弱,皆由伤暑之所致也。

冰黄散[2] 治伏热烦渴引饮,呕逆恶心,肢体倦怠。陈氏云:四明魏丞相家常施此药。余每登长途[3]必饮,从者少有中暍,间有闷绝,一服即苏。

头面一斤　生姜十两,洗净,和皮切作片子,和面盦一宿,焙干　甘草四两四钱

右为细末,每服二钱,新汲水调下。胜如大顺、五苓[4]。

大黄龙圆　治中暑身热,头疼,状如脾寒,或半热半寒,或寒热来往,或烦渴呕泄,昏闷不省,或不能饮食,此方曾合治暑甚妙。尝有中暍已昏欲死者,灌之立苏。李子英传。

舶上硫黄　硝石各一两　白矾半两　雄黄半两　滑石半两　白面四两,

---

[1] 巢氏论中暑证候:此段论述来自《三因极一病证方论》卷五《伤暑叙论》与《伤暑证治》。
[2] 冰黄散:此方出《和剂局方》卷二《治伤寒附中暑》。原方尚有"赤茯苓(去皮)"四两一味。末句"五苓"即五苓散,故似当有"茯苓"一味。
[3] 途:原作"涂"。通"途",据改。
[4] 大顺五苓:指本卷下文之"大顺散"及"五苓散"。

飞罗者

右五味研为极细末，入面在内，滴水为圆如梧桐子大。每服十丸至二三十丸，新汲水下。小儿黍米大。如无硝石，以盆硝代之。

水瓢圆 治暑毒，解烦渴。中书何舍人希深方。

乌梅肉四两　甘草二两　青盐二两　干木瓜一两　檀香一两　白茯苓一两　麝香二钱半，蜜炼过，随药加减使

右除麝香别研，余并为细末，炼蜜为丸，每两作三十丸。每服一丸，含化，或新汲水、温水嚼下，不计时候。

乌金散 治中暑，不拘老少皆可服。朱子新传，云：吴内翰备急方用皂角五斤，去皮弦，炙焦黑存性，甘草五两

皂角不蛀者　甘草

右以皂角不计多少，刮去黑皮，烧烟欲尽，用盆合于地上，周四用土遮缝，勿令透烟，每一两皂角灰用甘草末六钱。每服一钱，新汲水调下。如气虚人用温浆水调下，昏迷不省者不过两服。

加减小柴胡汤 治伏暑烦躁发渴，极妙。若躁闷，煎，放水沉冷服。

柴胡半斤，去芦　黄芩三两　人参三两　甘草三两，炙　半夏三两，汤泡

右㕮咀。五钱，水二盏，生姜五大片，枣子一个，加栝蒌实一个。若渴，去半夏、人参，加[1]栝蒌、赤茯苓各一两；腹痛，去黄芩，加赤芍药三两；胁下痞硬[2]，去枣，加牡蛎；心下悸，小便不利，去黄芩，加赤茯苓四两；若不渴，外有微热，去人参，加桂三两，取汗愈；若嗽，加五味子三两、干姜二两。

枇杷叶汤 治伏暑暴泻，兼去暑毒。赵从简亲服此方立效。

枇杷叶去毛，三钱　罂粟壳去穰、蒂，三钱　生姜三钱，湿秤

右三味细剉。用水二大盏，蜜一合，酒半合，粟米百余粒，同煎至一盏以下，温服，一服即愈。

---

[1] 加：原脱。据文义加。
[2] 硬：原作"鞕"。同"硬"，据改。

十味香薷饮 治脾胃不和，乘冒暑气，心腹膨闷，饮食无味，呕哕恶心，五心潮热，力乏体倦，并宜服之。常服消暑健脾，进饮食。傅公实方。

香薷叶一两　人参去芦　白术　白茯苓　陈皮温汤浸少时，去白　黄耆去芦　厚朴去粗皮，剉碎，生姜自然汁拌和，炒至黑色　干木瓜　白扁豆炒，去壳　甘草炙，半两

右为粗末。每服三钱，水一盏，枣一枚，同煎至七分，去滓，不拘时候服。

冷香汤 治夏秋暑湿，恣食生冷，遂成霍乱，阴阳相干，脐腹刺痛，胁肋胀满，烦躁，引饮无度。王元礼传。

附子二两，炮裂，去皮、脐　良姜二两　檀香二两　丁香二钱　川姜三分，炮　甘草二两，炒令赤　草豆蔻五个，去皮，面裹煨

右为细末。每用药末五钱，水二升，煎十数沸，贮瓶内，沉井底，作熟水服，大能消暑止渴，服之永无霍乱。

大蒜水 治暑暍逡巡，闷绝不救者。《石林避暑录》云，亲治一御马之仆，立苏。且云，沈存中尝著其说。

道上热土　大蒜

右略等多少，烂研，冷水和，去滓脚，饮之即差。此方在徐州沛县城门上板书揭之，不知何人所施之。

地榆散 治中暑昏迷，不省人事欲死者。并治血痢。华宫使传此方，妙不可言。

地榆　赤芍药　黄连去须　青皮[1]去白

右等分，为细末。每服三钱，浆水调下。如无，只以新汲水调亦得。血痢，水一盏，煎至[2]七分，去滓温服。

五苓散 治伤暑烦躁引饮，发黄。渴欲饮水，水入口即吐，名曰水

---

[1] 皮：原作"白"。据《是斋百一选方》卷十四"地榆散"改。
[2] 至：原脱。据补同上。

逆。若吐出涎沫，头痛烦躁，五苓散内增吴茱萸、人参。

木猪苓去黑皮　泽泻剉成块，再蒸　赤茯苓去黑皮、筋膜　白术用有芦者，各一两半　肉桂去皮，半两

右为咬咀。三钱，水一大盏半，灯心五茎，同煎至八分，去滓热服。发黄，加茵陈同煎；小便不利，加去心麦门冬；烦躁，睡卧不安，加朱砂；躁渴热极如狂，加大黄。

橘皮汤 治中暑，痰逆恶寒。

陈皮去白，二两　甘草炙，半两　人参半两

右咬咀。每服五钱，水二盏，刮竹茹一块如弹子大，生姜五片，枣子一个，同煎八分，去滓热服。如不恶寒，只服竹叶汤。

香薷圆 治大人小儿伤暑，伏热躁渴，瞀闷，头目昏眩，胸膈烦满，呕哕恶心，口苦舌干，肢体困倦，不思饮食。或发霍乱，吐利转筋，并宜服之。庐州知录周汝功中暑，晕闷烦渴，服此方立效。

干木瓜　紫苏去粗梗，茎叶并用　香薷去土，已上各一两　藿香叶去土　甘草炙剉　檀香剉　白茯神去木　丁香已上各半两

右为细末，炼蜜和圆，每一两作三十圆。每服一圆至二圆，细嚼，温汤下。或新汲水化下亦得。小儿服半圆，不计时候。

枇杷叶散 治冒暑伏热，引饮过多，脾胃伤冷，饮食不化，胸膈痞闷，呕哕恶心，头目昏眩，口干烦渴，肢体困倦，全不思食。或阴阳不和，致成霍乱，吐利转筋，烦躁引饮。刘驻泊汝翼亲用此方，无不效验。

香薷三分　厚朴去粗皮，姜汁炙，四两　甘草炙，一两　麦门冬汤浸去心，焙干　干木瓜　白茅根已上各一两　枇杷叶去毛令尽净，炙　陈橘皮汤浸，去穰　丁香已上各半两

右件药捣罗为末。每服二钱，水一盏，入生姜二片，煎至七分，去滓温服。温水调下亦得。如烦躁，用新汲水调下，不计时候。小儿三岁已下，可服半钱，更量大小加减。

谷神散 治夏月暴泻。赵从简方。

楮实_{青者蒸一次，晒干用，一斤}　陈仓米_{一升}　干姜_{一两}　甘草_{一两，炙}

右为末，饭饮调下。

大顺散　治冒暑伏热，引饮过多，脾胃受湿，水谷不分，清浊相干，阴阳气逆，霍乱呕吐，脏腑不调。刘子寿上舍伏暑泄泻，水谷不分，服此甚验。

甘草_{剉长一寸许，三十斤}　干姜　杏仁_{去皮、尖}　肉桂_{去粗皮，已上各四斤}

右先将草用白砂炒及八分黄熟，次入干姜同炒令姜裂，次入杏仁，又同炒，候杏仁不作声为度。用筛隔净后，入桂，一处捣罗为散。每服二钱，水一中盏，煎至七分，去滓温服。如烦躁，新汲水调，不计时候。以沸汤点服亦得。

异功敌暑圆　专治暑毒如水泻，米饮下即愈。赵教授得之泉州沈医方，用之甚效。

黄连_{一斤，去须，洗净}　仓陈米_{二升，淘去糠秕}

右拌匀，用锅内如罨饭相似，饭熟水干为度。晒干，碾为细末，以水丸如梧桐子大。每服三五十丸，冷水下。

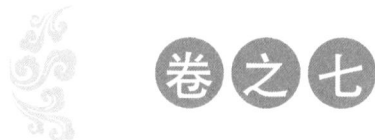

瘴疟门

治疟总论证候

夫疟之病，其名虽同，其状不一，盖其受之有所不同，其治之不得不异。先寒而后热者，名之为寒疟。先热而后迷走紧张素者，名之为温疟。其次有五藏疟，心、肝、脾、肺、肾。又有五种疟，风、寒、暑、湿、气。有劳疟、瘴疟、瘅疟、牝疟、疫疟、鬼疟，其状不一，当随证而治之。

吴茱萸散 治寒疟，临发时先寒战动，相次发热，便头痛，不可胜忍，热极即汗出烦渴，相次便醒，宜服此方。须是先寒后热，方可服此药。杨子建一宗六方，用之累验。

吴茱萸一两 甘草 半夏 干姜 川芎 细辛 麻黄 高良姜 藁本 官桂生使，已上各一分 羌活 牵牛炒熟，各半两

右件细捣罗为末。每服三钱，以水一盏，煎取九分，临发时和滓空心热吃。若寒了以热，更不用[1]吃，须只用初发寒时服也。寒未定，更进一盏，吃药后不可[2]卧，须臾病减八分也。若是太岁遇六壬、己亥之年，常疟未发，常吃暖脾药。

麻黄羌活散 治温疟，初发浑身大发热，头痛不可胜忍，临醒时即寒慄战动，逡巡便醒，宜服此方。须是先热后寒，方可吃此药。

---

[1]用：原作"请"。据《普济方》卷一百九十八《诸疟门·寒疟》引"吴茱萸汤"改。
[2]可：原作"请"。据改同上。

麻黄去根　羌活　牡丹皮去心　独活　山栀　柴胡去毛　桔梗　升麻　荆芥穗　大黄　知母　黄芩各一分　半夏四铢　牵牛半两

右件细捣罗为末。每服三钱，水一盏，生姜二片，同煎取九分，临发壮热时，和滓吃。须是用初发热时服，仍是食后吃也。发了已寒，即更不要吃，待第二发热时吃也。

苍术鳖甲散　治脾疟，寒热不定，非时发作，肌肉黄瘦，吃食减少，大腑不调，心中常如战栗，频频腹痛，宜服此方。

吴茱萸　苍术　鳖甲醋炙　防风　人参　川芎　藿香　柴胡去毛　肉豆蔻各一分　甘草四铢

右细捣罗为末。每服二钱，水一盏，生姜一片，同煎取八分，空心去滓服。

半夏汤　治痰疟，发作有时，热多寒少，头痛不可胜忍，额角并胸前肌肉跳起，食才入口，即便吐出，面色带赤，宜服此方。

半夏　藿香　羌活　川芎各一分　牵牛半两

右细捣罗为末。每服二钱半，食后熟汤调下，和滓吃。以吐涎为度，未吐更进一服。

山茵陈汤　治瘴疟，发用有时，热多寒少，忽热而不寒，头痛不安，身上肌肉忽然通身俱黑，大腑秘结[1]，小便黄赤，宜服此方。

山茵陈　山栀　柴胡去毛　黄芩　桔梗　升麻　牡丹皮去心　贝母去心　荆芥穗　杏仁　半夏　羌活　独活　麻黄各一分[2]　细辛三铢[3]

右件捣罗为末。每服三钱，水一盏，生姜二片，煎一沸，急泻[4]出。临发热头痛时，和滓热服，仍须是食后吃也。但此疟须热多寒少，并初发时，先壮热，然后吃此方。

鳖甲麝香散　治劳疟，乍寒乍热，毛发枯焦，寒热不定，吃食减

---

[1] 结：原作"热"。据《圣济总录》卷三十四《疟病门》"茵陈蒿汤"改。
[2] 一分：同上作"半两"。
[3] 三铢：同上作"一分"。
[4] 泻：原作"写"。通"泻"，据改。后同径改。

少，肌肉消瘦，面色青黑，两足无力，忽非时足冷，小便频数，大腑不调，夜梦泄精，宜服此方。若大腑秘，骨蒸热，勿服[1]。

鳖甲醋炙黄　天灵盖酥炙香，黑色　续断　菟丝子　牛膝　黄耆已上各半两　茯苓　川芎　山茱萸各一分　独活　柴胡去毛　藿香　羌活各三铢　干地黄　黄橘皮各四铢　麝香二铢，别研细，方入诸药末令匀

右为细末，每服三钱，水一盏二分，入盐少许，同煎取一盏，空心和滓吃。或[2]炼蜜丸如梧桐子大，空心盐汤下四十丸。

菩萨丹　治诸疟。亦名五方丹。陈氏云：余昨经豫章，俞子清为漕，语及此方，求得十粒。沿路中外病者，用之立效。后作书觅方，遂裒一料，一年之间，良贱用之皆愈，仍施他人。

巴豆不去皮　桂心别为细末　青黛　硫黄　白矾

右件各等分，下三味同研如粉。于五月五日，合药人沐浴净衣斋戒，念"救苦难观世音菩萨"一千遍，至午时，入净室内，面南，将巴豆入乳钵内，先研如泥后，入下四味同研半时辰久，圆如桐子大。勿令鸡、犬、孝子、妇人见。入在净器内，于神佛前安顿供养。凡有患者，于发日前，令男子取一圆，以新绵裹，合炻上烘令热，与男子，乘热塞在病人耳窍中，男左女右。若女人病，亦令男子取药塞耳，候不发日亦令男子取出，却收入盒子内。遇有患者再用，可医三五人。轻者便差，重者须臾重发一次即愈。须不发一两日，方取出药，其验如神。若病者用药日，斋戒至诚，念"救苦难观世音菩萨"五百声，其效尤灵验，故名菩萨丹。如药大干难丸，须用端午日粽子烂研，相和匀圆之，勿太湿。

瘴疟饮子　辛御史谪广西传此方。

常山　甘草各四两　大青一钱或半钱　人参三钱

右㕮咀。水一碗，二钱，煎至中碗。未发隔夜，露[3]一宵，临发

---

[1] 骨蒸热勿服：原作"骨槽热不请吃"。据《普济方》卷二百《诸疟门·劳疟》引"鳖甲煮散"改。
[2] 或：原脱。据补同上。
[3] 露：此后原衍"早月"二字。据文义删。

日早晨空心温服。不吐，三滓并煎一服。

七宝散 治一切疟疾，及不伏水土，山岚瘴气，寒热如疟。张承节处此四方，累用有效。

常山水煮　青皮不去白　槟榔　草果子仁　甘草炙　厚朴去皮，汤泡姜制　乌梅连核。已上各半两

右咬咀。每服半两重，水一碗，酒一盏，煎至一盏，去滓，露一宿，来早再温，面东服。隔夜煎下，发日早服。

四圣散 治诸般疟疾。

山栀子仁　常山　川升麻　鳖甲去裙，用好醋煮

右等分，咬咀。每服三钱重，水一盏半，乌梅肉二个，同煎七分，去滓热服，不计时候。

断疟丹 治疟疾不问逐日、间日发，不过两日而愈。

雄黑豆四十九粒，取末　信砒研极细，一钱　黄丹一钱，为衣　蜘蛛三个，研

右和匀，滴水为圆如豌豆大。临发日早用桃柳头，入井花水，面北送下一圆。醋汤放温服亦得。忌食热物一日。

冷附汤 治疟疾痰实，痞塞不通。

附子一只重九钱一两，去皮，炮，去皮、脐

右切作片。分二服，生姜十大片，水二大盏，煎至一钱，隔夜煎下，用绵蒙盏露一宿，至五更初，取冷服。凡患疟疾，无过是痰实痞塞不通，脾胃虚弱，热在上，停于胸膈，不得入于脏腑。所以五更冷服，乃使药下达，壮脾胃，去痰实，除虚热，降心气，屡用屡效。

半夏草果饮 治疟大效。朱子新方，曾合累效。

半夏十枚，汤洗七遍　大枣十枚　甘草三寸，炙　青皮五枚，汤浸过，连白用　陈皮四个，汤浸连白用　乌梅十个，槌碎　草果五个，大者，去皮　生姜三大块，连皮　厚朴三寸，去粗皮，姜汁制[1]

---

[1] 制：原脱。据文义补。

右九味为粗末。以水三大碗,煎一碗半,去滓。当发日五更初服一盏,五点又服一盏,平明又服一盏。此至饭前,要分服令尽,再将滓以水碗半,煎七分,慢慢呷吃。神妙。

白虎加桂汤 治温疟,先热后寒,恶风多汗。叶伯才集此数方,治诸疟疾无不效验。

石膏四两半 知母一两半 桂心一两 粳[1]米一合

右㕮散。每服四钱,水盏半,煎七分,去滓,未发前三服。

麻黄白术汤 治伤风寒暑湿,不留经络,与卫气相并,病以日作,寒热交煎。

麻黄去节,汤浸 白术 茯苓 桂心各一两 陈皮 青皮 桔梗 白芷 甘草 半夏曲 紫苏 乌梅各三分 干姜半两

右为㕮散。每服四钱重,水两盏,姜三片,枣两枚,煎七分,去滓,当发日空心一服,临发一服,尤妙。亦治时疫。

桂姜汤 治牝疟,寒多微热,或但寒不热。

柴胡八两 桂心三两 黄芩三两 牡蛎煅 甘草 干姜炮,各三两 栝萎根四两

右为㕮散。每服四钱,水二盏,煎七分,去滓,空心服,日三服。初服微烦汗出愈。一法有半夏三两。

七枣汤 治五脏气虚,阴阳相胜,作为痎疟,不问寒热先后,与夫[2]独作、叠、间日,悉主之。

附子一枚,炮制,以盐水浸,再炮,如此凡七次,至第七次不浸,去皮、脐

右为㕮散。水一碗,姜七片[3],枣七个,煎至八分盏。当发日,空心温服,仍吃三五个枣子。忌如常。《良方》用乌头,兼不用盐水浸,不特服之僭燥,亦不能分利阴阳。去滓服。

四兽饮 治五脏气虚,喜怒不节,劳逸兼并,致阴阳相胜,结聚涎

---

[1]粳:原作"䅽"。据《千金要方》卷十《伤寒方·温疟》"白虎加桂汤"名方改。
[2]夫:原作"大"。据《三因极一病证方论》卷六"七枣散"改。
[3]片:原脱。据补同上。

饮，与卫气相得，发为疟疾，悉主之。兼治瘴疟，最效。

半夏汤去滑　茯苓　人参　草果　陈皮　甘草　乌梅肉　白术　生姜　枣子各等分

右为剉散，盐少许，淹食顷。厚皮纸裹，水淹，入慢火煨香熟，焙干。每服秤半两，水二盏，煎至七分，去滓，未[1]发前并进三服。

草果饮　治脾寒等疟。

草果　川芎　白芷　紫苏叶　良姜　甘草炙　青皮去白，炒。各等分

右为粗末。每服二大钱，水一盏，煎七分，去滓热服，当发日连进三服。

经效疟丹　治鬼疟，殊效。

真阿魏半两　桃枝　柳枝各长一尺七茎　雄黄通明好者，半两，别研　辰砂一钱，别研，留一半

右为末，以重午日五家粽角为丸如梧子大，辰砂所留一半为衣。遇发时，用净器水磨一丸，涂鼻尖并人中。未[2]退，以冷水服一丸。合时须五月五日。

大正气散　治山岚瘴气，发作寒热，遂成疟疾。

附子炮，去皮、脐　厚朴姜汁制　桂心　甘草炙　干姜炮　陈皮各一两　茱萸半两，微炒

右为细末。每服二大钱，水盏半，姜五片，枣一枚，同煎至七分，热服，不拘时。兼治霍乱吐泻，一切气疾。

红圆子　治食疟，尤妙。

蓬莪术　京三棱各二两，醋煮一伏时　胡椒一两　青皮三两，炒香　阿魏一分，醋化

右为末，别研仓米末，用阿魏醋煮米糊，搜和丸如梧子大，炒土朱[3]为衣，每服五十丸至百丸，以老疟饮下。古方虽有鳖甲煎等，不

---

[1] 未：原作"水"。据《三因极一病证方论》卷六"四兽饮"改。
[2] 未：原作"木"。据《三因极一病证方论》卷六"经效疟丹"改。
[3] 土朱：原作"上朱"。据《三因极一病证方论》卷六"红圆子"改。土朱，即代赭石。

特服不见效，抑亦药料难备。

老疟饮 治久疟结成癥瘕，癖在腹胁，诸药不去者。

苍术㳓浸 草果去皮 桔梗 青皮 陈皮 良姜各半两 白芷 茯苓 半夏汤洗去滑 枳壳麸炒，去穰 甘草炙 桂心 干姜炮，各三钱 紫苏叶 川芎各二钱

右为剉散。每服四大钱，水二盏，盐少许，煎七分，去滓，空心服，日三夜一，仍吞下红圆子。

常山饮 治劳疟，虚人、老人皆可服。

常山 穿山甲醋炙 木通 秦艽各一分 辰砂半字，别研 甘草炙，半两

右为剉散。作一剂，水三盏，乌梅、枣子各七枚，煎半盏，再入酒一盏，煎至八分，去滓，入辰砂温服。

治诸般疟疾 《局方》正藿香气散加草果子，去皮，槌碎，同煎服。

有人患疟疾几三年，连绵不断，黄瘦，饮食减少。虽有时歇两日，每劳力或吃少物相犯，寒热立至。令服《局方》丁香煮散数日，其病不作。

治寒热因伤脾胃，久积成痰。若痰不去，何由得断。若壮实者，倍加常山煎《局方》常山饮，隔夜煎，露一宿，临发早温服，一吐而安。气弱不可服。

治先寒后热，热退汗出，饮食减少。《局方》橘皮半夏汤和治中汤加草果仁、生姜同煎服。

有人患疟疾，每日时刻不差，略略寒，发则热，饮水。令服《局方》小柴胡汤加枳实、大黄，煎一服而痊。盖是伏暑而得，若寒多不可服。

患疟疾连绵不断，每发则极寒极热，疟退汗如雨。令服《局方》已寒圆，用生姜、枳实煎汤送下，一服不作。

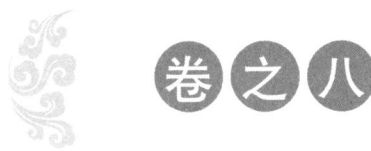

霍乱门

论治霍乱证候

夫霍乱之病，为卒病之最者。以人起居无它，挥霍之间便至变乱，闷绝不救，甚为可畏。临深履危，不足以谕，有生之流，不可不达其旨趣。霍乱者，心腹卒痛，呕吐下利，憎寒发热，头痛眩晕。先心痛，则先吐；先腹痛，则先下；心腹俱痛，吐利并作。甚则转筋，入腹则毙。霍乱恶证，无越于斯。此盖阴阳反戾，清浊相干，阳气暴升，阴气顿坠，阴阳痞隔，上下奔逸，遂成霍乱之疾。

论干霍乱证候

夫人忽然心腹烦满短气，不吐不泻，此名为干霍腹痛，死人如反掌间。此证盖由风冷搏于肠胃，肠胃先实，故不吐利。治法急以通利和气为佳。

三宛汤 治干霍乱，不吐不泻，腹胀如鼓，筑刺心痛。柳宗元方。

盐二两　生姜一两，切

右件药炒令转色，以童子小便一大盏，煎至六分，去滓，分二服，温温服之。

理中汤 治霍乱吐下，胀满，食不消，心腹痛。叶伯材处此数方，累用有效。

人参　干姜炮　白术　甘草炙，各三两

右为剉散。每服四大钱，水一盏，煎七分，去滓，食前。远行防霍乱，炼蜜为丸如梧子大，每服三五十丸。如作散，每服方寸匕，酒调下亦得。若转筋者，加石膏，煅，三两。若脐上筑者，肾气动也，去术，加桂心四两。肾恶燥，故去术，恐作奔豚，故加桂。吐多者，去术，加生姜三两。下多者，复用术。悸者，加茯苓二两。渴欲得水，加术，合前四两半。腹中痛，加人参，合前成四两半。若寒者，加干姜，合前成四两半。腹满者，去术，加附子。服药后食顷，食热粥一杯，微自温覆，勿发揭衣被。

七气汤　治喜、怒、忧、思、悲、恐、惊七气郁发，致五脏互相刑克，阴阳反戾，挥霍变乱，吐利交作，寒热眩晕，痞满咽塞。

半夏汤洗，五两　厚朴姜制　桂心各三两　茯苓　白芍药各四两　人参一两　紫苏叶　橘皮各二两

右为剉散。每服四钱，水盏半，姜七片，枣一个，煎七分，去滓，空腹服。

胃气圆　治忧思过度，脾肺气闭，聚结涎饮，留滞肠胃，气郁于阴，凝寒于阳，阴阳反戾，吐利交作，四肢厥冷，头目眩晕。或复发热。兼治老人胃寒，大便反秘。妊娠恶阻，全不纳食。

硫黄不拘多少，猪脏内，缚两头，以米泔、酒、童子小便各一碗，煮干一半，取出，洗断秽气，控干秤，十两　半夏汤洗去滑秤，五两　白茯苓[1]　人参各[2]一两　石膏一分，煅，一法同硫黄煮

右为末，生姜自然汁释炊饼糊，为丸如梧子大。每服五十丸至百丸，空腹米汤入少生姜汁下。

真珠散　治喜怒不常，忧思兼并，致脏气郁结，留积涎饮，胸腹满闷，或腹[3]疠痛，憎寒发热，吐利俱作。

---

[1] 苓：此后原衍"一"字，据《三因极一病证方论》卷十一"胃气圆"删。
[2] 各：原脱。据补同上。
[3] 腹：原作"復"。据《三因极一病证方论》卷十一"真珠散"改。

附子二个，一生一炮，各用去皮脐　滑石半两　半夏汤二十一次洗，去滑，一两半　辰砂三钱，别研　成炼钟乳半两

右为末，每服二钱，水二盏，姜七片，藿香两三叶，蜜半匙，煎七分，食前冷服。小便不利加木通、灯心、茅根煎。

红圆子[1]

蓬术　三棱剉各二两，同以醋煮一伏时　胡椒一两　青皮三两，炒　阿魏一分

右为末，醋化阿魏，入陈米粉为糊，丸如梧子大，矾朱为衣，每服一百丸至二百丸，煎生姜甘草汤下。

胡椒汤　治霍乱吐利极妙。

胡椒七粒　绿[2]豆三七粒

右为末，煎木瓜汤调下。

水浸丹　治伏暑伤冷，冷热不调，霍乱吐利，口干烦渴。

黄丹一两一分，炒　巴豆二十五个，去皮

右同研匀，用黄蜡镕作汁，和为圆如梧子大。每服五圆，以水浸少顷，别以新汲水吞下，不以时候。

如神汤　治霍乱吐[3]。

厚朴二两，去粗皮，生姜汁炙黄　高良姜一两　甘草半两，炙

右为末，以新汲水调下二钱。素有冷气者，用温酒下。

香朴散　治霍乱吐逆及利，并脚转筋。

厚朴姜汁炙　陈皮　人参　白术　干木瓜各一两　干姜炮　甘草炙，各半两

右为末。每服三钱，水一中盏，以生姜半分煎，去滓服，不以时候。

---

[1] 红圆子：此方与上卷"治食疟"之红圆子重复，《三因极一病证方论》亦于"卷六"与"卷十一"重出，然主治不同。前治疟，此治霍乱。
[2] 绿：原作"荳"。据《三因极一病证方论》卷十一"胡椒汤"改。
[3] 吐：此后疑有脱字。

姜附汤 治中脘虚寒，久积痰水，心腹冷痛，霍乱转筋，四肢厥逆。王德肤治霍乱简要数方，大有神效。

干姜二两　熟附二两

右㕮咀，每服四钱，水一盏半，煎七分，去滓服。或虑此药太燥，以附子理中汤相继服。

缩脾饮[1] 止吐利霍乱之后，服热药太多烦躁者，尤宜服。

草果　乌梅　甘草　缩砂各四两　干葛二两

右㕮咀，每服五钱，水一碗，生姜十片，煎至八分，以[2]水浸冷，极冷旋服之。

平胃散 治霍乱及五噎八痞，膈气反胃，并宜服之。

厚朴五两　苍术八两　橘红五两　甘草三两

右㕮咀。每服四钱，水一盏半，姜五片，枣一个，煎至六分，去滓食前服。

养正丹 治霍乱转筋，咳逆不定。出宝林真人谷伯阳方，一名交泰丹。

硫黄研细　黑锡去滓净秤，与水银结砂子　水银　朱砂细研，已上各一两

右用黑盏一只，火上镕黑锡[3]成汁，次入水银，以柳杖子搅匀，次下朱砂，搅令不见星子，放下少时，方入硫黄末，急搅成汁，和匀，如有焰，以醋洒之，候冷取出。研如粉极细，用糯米粉煮糊，为丸如绿豆大。每服二十粒，加至三十粒，盐汤下。此药升降阴阳，既济心肾。空心食前枣汤送下，神效不可具述。

四逆汤 治霍乱吐泻，手足厥冷，或咳或悸，内寒外热，下利清谷，四肢沉重。

甘草一两　干姜三分　熟附三分

---

[1] 缩脾饮：《和剂局方》卷二《治伤寒附中暑》载"缩脾饮"，主治组成均大致相同。彼多一味"白扁豆"。

[2] 以：原作"侵以熟"。据删改同上。

[3] 锡：原作"铅"。据《和剂局方》卷五《治诸虚·治痼冷》"养正丹"改。与前方子组成合。

右㕮咀。每服四钱,水一盏半,煎六分,去滓温服。

感应圆 治霍乱吐泻,大便频并,后重迟涩,虚中积冷,气弱有伤,停积胃脘,不能传化。或因气伤冷,因饥饱食,饮酒过多,心下坚满,两胁胀痛,心腹大疼。高殿前家方。

新拣丁香一两半　南木香去芦头秤,一两半　肉豆蔻去粗皮,用滑仁子二十个　巴豆七十个,去皮、心、膜,研细,出尽油如粉　百草霜用村庄家锅底上刮,细研,二两　川干姜炮裂秤,一两　杏仁拣肥者,去双仁者,一百四十个,去尖,汤浸一宿,去皮,别研极烂如膏

右七味,除巴豆粉、百草霜、杏仁三味外,余四味捣为细末,与前三味同拌研令细,用好蜡匮和。先将蜡六两熔[1]化作汁,以重绵滤去滓,更以好酒一升,于银石器内煮蜡熔,滚数沸,倾出,候酒冷,其蜡自浮于上,取蜡秤用圆。春夏修合,用清油一两,于铫内熬令末散香熟,次下酒煮蜡四两,同化作汁,就锅内乘热拌和前项药末。秋冬修合,清油一两半,同煎煮热作汁,和匮药末成剂,分作小铤子,以油单子裹之,旋圆服饵。

---

[1]熔:原作"镕"。据前后文义改。

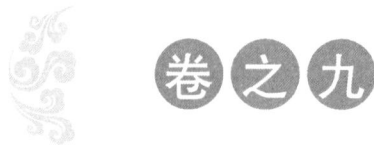

痰饮门

论痰饮证候

人之有痰饮病者，由荣卫不清，气血败浊，凝结而成也。内则七情汩乱，脏气不行，郁而生涎，涎结为饮。四饮者，即悬饮、溢饮、支饮、痰饮是也。悬饮者，饮水流在胁下，咳唾引痛；溢饮者，饮水流于四肢，当汗出而不汗，身体疼重；支饮者，咳逆倚息，短气不得卧，其形如肿；痰饮者，其人素盛今瘦，肠间漉漉有声。又有留饮者，背寒如手大，或短气而渴，四肢历节疼，胁下痛引缺盆，咳嗽则转甚。又有伏饮者，膈满喘咳，呕吐，发则寒热，腰背痛，目泪出，其人振振恶寒，身瞤惕。故曰四饮生六证，或云五饮者，即留饮、伏饮合为一证是也。

丁香五套圆 夫胃气虚弱，三焦否涩，不能宣行水谷，故为痰饮。结聚胸臆之间，令人头目昏眩，胸膈胀满，咳嗽气急，呕逆腹疼。伏于中脘，亦令臂疼不举，腰腿沉重，久而不散。流入于脾，脾恶湿，得水则胀，胀则不能消化水谷，又令腹中虚满而不食也。此药主之。傅公实方，其子宣赞安民传。

半夏一两，切破　天南星一两，每个切作十数块，二味先用水浸三日，每日易水，次用白矾三两，研碎，调入水内，再浸三日，洗净焙干　干姜炮，一两　良姜一两　白术一两　茯苓一两　木香半两　丁香半两，不见火　青皮去白　陈皮去白，各半两

右十味为细末，用神曲一两，大麦蘖二两，同碾取末，打糊和药，

为圆如梧桐子大。每服三十丸至五十丸，温熟水送下，不拘时候。常服温脾胃，去宿冷，消留滞，化饮食，辟雾露风冷，山岚瘴疠，不正非时之气。但是酒癖停饮，痰水不消，累服汤药不作效者，服之如神。

千金圆 治中寒停饮不散，痰实，不入食。王嗣康方。

硫黄二两，通明者，别研如粉　青皮四两，去白　白茯苓二两　半夏一两，汤洗去滑[1]　干山药二两　附子一两，去皮、脐，生用

右为细末，拌匀，汤浸炊饼圆，或用淡面糊圆如梧桐子大。每服三十丸至五十丸，空心、食前服。

枳壳半夏散 治远年痰饮，发作有时，诸药未效者。

半夏汤洗七遍　枳壳麸炒黄　缩砂仁　陈皮去白　白茯苓各半两　丁香二钱半　木香二钱半

右件七味，并为粗末。每服四大钱，水一盏半，煎八分，食前热服，可断根本。

三奇散 治一切嗽，不问新旧，喘顿不止，昼夜无时。陈氏云：予家一仆[2]久苦此疾，数令医治，如水投石。偶在曲江置得沅州一婢，亲制此药，两服而愈。

款冬花二百文　熟干地黄二两　佛耳草五十文

右焙干，碾为粗末。每次二大钱，装猛火，于香炉中烧之，用纸作筒子，一头大一头小，如粽子然，安在炉上，以口吸烟尽为度，即以茶清烟下，有涎出任之。

三妙汤 治痰嗽。武昌赵都统传，其家屡服得效。

大罂粟壳四枚　乌梅二枚　北枣二枚

右于银石器中，用水两大盏，煎一半，候熟，入少饧，临睡随意热、温、冷饮，略仰卧，少定嗽止。

快活圆 常服消食化痰，养生之家不可阙。韩倅子髦传此方，

---

[1] 滑：原作"脐"。据《是斋百一选方》卷五"千金元"改。
[2] 仆：原作"荻"。据《普济方》卷一百六十二《咳嗽门》引"三奇散"改。

甚验。

枳壳一两半，炒　桔梗二两　半夏二两，汤洗七遍　桂一两

右为末，姜汁糊丸桐子大。每服二十丸，姜汤下，食后。

前胡散　治痰客于上焦，久之令人昏眩。

前胡去芦　人参去芦　紫苏子真者　赤茯苓各三分　甘草炙　陈皮去白　枳壳麸炒　半夏汤洗七遍　木香生用，各半两

右九味㕮咀。每服三钱，水一大盏，生姜十片，煎至半盏，去滓热服。

紫芝圆　治痰。

五灵脂粒粒取全者，去砂石　半夏汤浸七遍，慢慢浸，令心透

右二味等分，为细末，生姜自然汁浸蒸饼为圆如桐子大。每服二十丸至三十丸，生姜或茶汤下，食空、临睡时服。

三仙圆　治中脘气滞，胸膈烦满，痰涎不利，头目不清。

天南星生，去皮　半夏沸汤泡七遍，二味各五两，碾为细末，用生姜自然汁和，不可太软，但手捏得聚为度，摊在筛内，用楮叶盖之，令发黄色，晒干收之。须是五六月内，做曲和酱黄法　香附子略炒，于砖上磨去毛，五两

右用南星、半夏曲饼子二两净，香附一两，同为细末，水煮面糊为丸如梧子大。每服二十至三十丸，食后、临卧姜汤下。

导痰汤　费达可运使传。

白茯苓　桂心　半夏汤洗十次　干生姜　橘红　枳壳炒香　甘草

右等分，为末。入生姜三片，煎七分，非时温服。

半夏汤　治痰饮。捷径赵从简方。

白茯苓　半夏汤洗七遍

右等分，各剉如小豆。每服秤三钱，水一盏半，生姜十片，煎至七分，去滓服。

神效化痰飞矾丹　张承祖运干传。

飞过枯矾二两，北矾、绛矾尤佳，如无，只用通明南矾　半夏一两，生姜制一宿　天南星一两，切作片子，用皂角挼水浸过一宿，来日就用铫子熬，水尽为度

白僵蚕一两，半两生用，半两米醋浸一宿

右同为细末，姜汁糊为丸如梧桐子大，小丸亦得。每服十五丸至二十丸，生姜汤下。兼治喉闭，用薄荷两叶，新汲水浸少时，嚼薄荷吞药，以水送下。如咽不得，即以十五粒捣细，用皂角水调灌下即开。又治小儿急慢惊风，牙关紧急不可开者，亦用皂角水调涂牙龈上，入咽即活。

神仙化痰圆 亦治风秘，甚妙。

天南星四两　半夏四两，二味生姜、皂角各四两，水五升，同煮水尽，去姜及皂角　丁香一两　橘红二两

右为细末，白水面糊为丸如梧桐子大。每服三十丸，生姜汤下，食后。

下痰圆 李镛解元传。

橘红四两　白术两半　半夏一两，姜制　天南星二两，炮

右为细末，姜汁面糊为丸如梧桐子大。姜汤下四十粒，不拘时候。

破痰消饮圆 治一切气，一切饮，其效甚速。何自然中丞传。

京三棱一两，灰炮，槌碎　半夏三两，汤泡七次　蓬术一两，灰炮，槌碎　青皮一两，洗　草果一两，面裹炮　陈皮一两，洗　良姜一两，湿纸裹煨　川姜一两，炮裂

右并焙干秤，为细末，水煮糊为圆如桐子大，阴干。每服五十圆，姜汤或熟水下，不计时候。

薛氏桂辛汤 下痰饮，散风邪，止涎嗽，聪耳鼻，宣关窍，利咽膈，清头目，解冒眩，进饮食。邓左丞方。

桂去皮　细辛去苗土　干姜　人参去芦　白茯苓去皮　甘草炙，各二分　五倍子　陈皮去白　白术　半夏汤浸洗七遍，细切如豆，不捣，各三分

右件除半夏外，捣罗为粗末，再同拌匀。每服二钱，水二盏，同煎至一盏，去滓温服，食前。

宣肺散 钱医产家方，盛公纪传。

白茯苓四两　干姜一两半，炮　五味子二两半　细辛二两半　甘草二两

半，炙　人参二两，去芦

右为细末。每服二钱，沸汤调下，食后、临卧服。

新法半夏汤　治痰。郭医传。

半夏四两，汤洗七次，每个切作两片，用白矾一两，碎之，沸汤一碗，乘热浸半夏一昼夜，汤洗去矾，摊干，一片切作两片。再用生姜自然汁，于银盂中没头浸一昼夜，却于重汤中顿令姜汁干尽，慢火焙干，为细末。再用生姜自然汁搜成饼子，曝或焙干，炙黄，勿令焦　甘草二两半，炙　陈橘红　草果煨，取肉　神曲炒　缩砂仁各一两　丁香　白豆蔻仁各半两

右八味，为细末。每服抄一钱，先用生姜自然汁一匙调成膏子，入少炒盐，沸汤点服。

治痰茯苓圆　本治臂痛，具《指迷方》中，云：有人臂痛，不能举手，或左右时复转移，由伏痰在内，中脘停滞，脾气不流行，上与气搏。四肢属脾，滞而气不下，故上行攻臂，其脉沉细者是也。后人谓此臂痛，乃痰证也，用以治痰，无不效者。

茯苓一两　枳壳麸炒，去瓤，半两　半夏二两　风化朴硝一分

右四味为末，以生姜自然汁煮糊为丸如梧桐子大。每服三十丸，生姜汤下。累有人为痰所苦，夜间两臂常若有人抽牵，两手战灼，至于茶盏亦不能举，只以此药治之，皆随服随愈。世间所谓痰药者多矣，至于立见神效，未有若此药之妙也。

破饮圆　治一切停饮不散，时呕痰沫，头眩欲倒，膈脘不利。漳州周判官炳传。

白术一斤二两　干姜六两，炮　肉桂六两　赤茯苓七两　旋覆花八两　枳实二两

右件为末，面糊为丸如梧桐子大。每服五十丸，熟水下，不拘时。

搜饮圆[1]　宇文尚书方。

木瓜一个，切下顶，作罐儿，去瓤　生白矾　半夏曲各等分

---

[1] 圆：原作"丸"。据目录改。

右将二味药填在木瓜内，却用元顶盖定，用麻缕扎缚，于饭甑上炊[1]两次，烂研，以宿蒸饼为丸，不拘多少，但和得聚即止，如梧桐子大。每服三五十丸，生姜汤下，不计时候。

倍术散 治酒癖痰饮，此药大有功效。

白术二两 附子炮，去皮、脐，一两

右咬咀。分三服，水一大瓟[2]，姜十片，煎七分，去滓，空心服。脏腑微动，即安。

芎辛散 治壅塞痰盛，清头目。辛丑年，葛丞相作正言苦此疾，逾月语音不出，服柴胡之类亦不能去，医者云是燥，用此药数服而愈。

川芎 细辛 防风 桔梗 白芷 甘草 羌活已上各一两 桑白皮半两

右为细末。每服二钱，水一盏半，生姜二片，薄荷三叶，煎至七分，不饥不饱时温服。

人参紫菀汤 治肺气不调，咳嗽喘急，胸膈烦闷，痰涎不利，坐卧不安，昼夜不止，久不愈者，以致形容瘦减，力气羸劣者，并宜服之。苏司法次参传之于滕举二方。

人参一分 京紫菀半两 款冬花半两 五味子一分 杏仁半两 甘草一分 缩砂仁一两 罂粟壳去顶、穰，用姜汁制炒，一两 桂枝一分

右并为饮子。每服四钱，水一盏半，姜五片，乌梅两个，煎至七分，去滓温服。

星砂圆 消痰积，温中顺气。治一切风痰，利胸膈，壮脾胃，及内伤生冷，腹胁胀痛。酒后痰实呕吐，服之神效。镇江邢医方，朱子新传。

天南星四两，汤浸洗七遍 良姜四两 缩砂仁二两

右为细末，以生姜自然汁煮面糊，为圆如梧桐子大。每服十五、二

---

[1] 炊：原作"吹"。据《普济方》卷一百六十五《痰饮门》引"搜饮丸"改。
[2] 瓟：piè，古代盛茶或酒的器皿，相当于"盏"。

十丸，生姜汤下，不计时候。夏月吃生冷尤宜服，虽多至七八十丸无害。加香附子二两尤妙。

化痰圆 治停痰宿饮。

半夏汤洗七遍，别作末　人参去芦　白茯苓　白术　桔梗切作小块，姜汁浸，已上各一两　枳实　香附子　前胡　甘草已上各半两

右为细末，用半夏姜汁煮糊丸，如梧桐子大。每服三四十丸，姜汤下。

玉尘散 治痰饮。出《千金方》。

桑白皮自取东向未出土者，净洗，二两　桔梗三两　半夏一两，沸汤泡七遍　南星一两，沸汤泡七遍

右为粗末。每服三钱，水一盏半，生姜七片，煎至七分，去滓温服。一方加北五味子各等分。

十枣汤 治悬饮，咳唾引胁下痛。又治支饮，咳烦，胸中痛至百日一岁，其脉弦者。叶伯材处此数方，大有神效。

芫花微炒　甘遂　大戟炒

右等分，为末。水一盏半，枣十个，煎至八分，去枣调药。壮人一钱，羸人半钱。平旦温服，不下者，次日更加半钱。下后，糜粥自养。若已下，不可与之。

大青龙汤 治溢饮，身体疼重，汗不出，拘急痛。

麻黄去节[1]，七钱半　桂心　甘草炙，各二钱半　石膏鸡子大　杏仁四十枚，炒，去皮尖

右为剉散，每服四大钱，水一盏半，姜五片，枣二枚，煎七分，去滓，空腹服，温覆一服汗者，勿再服，复汗出多亡阳虚逆，恶风烦躁，不得眠也。

小青龙汤 治溢饮、支饮，倚息不得卧及喘满者。

麻黄去节　芍药　细辛　桂心　干姜炮　甘草炙，已上各三钱三字　五

---

[1] 节：此后原衍"汤"字。据《金匮要略·痰饮咳嗽病脉证并治》"大青龙汤"删。下一方同药同据删，不另注。

味子二钱　半夏汤洗七次，三钱

右为剉散。每服四大钱，水一盏半，煎七分，去滓，空腹服。渴者，去半夏，加栝楼根三钱三字；微利，去麻黄，加芫花一鸡子大，炒入；噎者，去麻黄，加附子一枚炮；小便不利者，去麻黄，加茯苓半两；喘者，去麻黄，加杏仁三钱三字；咳而上气，肺胀，其脉浮，心下有水气者，胸中痛引缺盆，加石膏二钱半，研。

防己桂枝汤　治膈间支饮，其人喘满，心下痞坚，面色黧黑，其脉沉紧，得之数十日，医吐下之不愈。

木防己三两　桂心二两　人参四两　石膏六两

右四味为剉散。每服四大钱，水一盏半，煮七分，去滓温服。虚者即愈，实者三日复发，再服不愈，宜去石膏，加茯苓四两、芒消一两半，微利则愈。

小承气汤　治支饮胸满。

厚朴四两，姜制　大黄二两，蒸　枳实一两，麸炒，去穰

右为剉散。每服四大钱，水一盏半，煎至七分，去滓，不拘时服。

参苓散　治胸中停痰宿水，自吐出痰后，心胸间虚气满，不能食，宜服此方，大有神效。

茯苓　人参　白术各三两　枳实麸炒，去穰，二两　橘皮一两半

右为剉散。每服四大钱，水二盏，姜三片，煎七分，去滓，空腹温服。

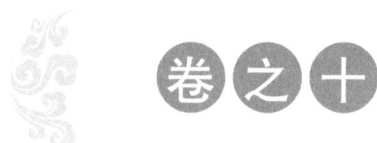

呕吐门

治诸呕吐发作所因证候

呕吐虽本于胃,然所因亦多端,故有寒热、饮食、血气之不同,皆使人呕吐。据论云:寒气在上,忧气在下,二气并争,但出不入。此一涂未为尽论。且如气属内因,则有七种不同。寒涉外因,则六淫分异,皆作逆,但郁于胃则致呕,岂拘于忧气而已?况有宿食不消,中满溢出;五饮聚结,随气翻吐。痼冷积热,及瘀血凝闭。更有三焦漏气走哺,吐利泄血。皆有此证,不可不详辨也。

寒呕证治

病者胃中寒,心下淡淡,四肢厥冷,食即呕吐,名曰寒呕。或因饮食多致伤胃气,或因病曾经汗下,致胃气虚冷之所为也。叶伯材处此数方,大有神效。

四逆汤 治寒呕,脉弱,小便复利,身有微热见厥者,难治。

甘草一钱,炙　干姜三钱三字　附子六钱重,生,去皮、脐

右为剉散。每服三钱重,水二盏,煎七分,去滓,食前温服。

灵液丹 治胃中虚寒,聚积痰饮,食饮不化,噫醋停酸,大便

反坚，心胸胀满，恶闻[1]食气。妇人妊娠恶阻，呕吐不纳食者。

硫黄打碎，一两　附子一两，去皮、脐，切绿豆大　绿豆四两，水一碗，煮，焙干

右为末，生姜自然汁煮面糊，为丸如梧子大。每服五十丸，米汤下，食前服。

热呕证治

病者胃中挟热，烦躁，聚结涎沫，食入即吐，名曰热呕。或因胃热伏暑，及伤寒伏热不解，湿疸之类，皆热所为也。

小柴胡汤　治呕哕烦渴，寒热往来，身面皆黄，小便不利，大便秘涩，并宜服之。

柴胡去芦头秤，半斤　黄芩　人参去芦头　甘草炙，各三两　半夏汤洗七次，焙干秤，二两半

右五味同为粗末。每服三大钱，以水一盏半，入生姜五片，枣一个，破，同煎至七分，去滓，稍热服，不拘时。

痰呕证治

病者素盛令瘦，肠中沥沥有声，食入即呕，食与饮并出，名曰痰呕。或因气郁，涎结于胃口；或因酒食甜，冷聚饮之所为也。

大半夏汤　治心气不行，郁生涎饮，聚结不散，心下痞硬，肠中沥沥[2]有声，食入即吐。

半夏二两，汤洗十次完用　人参三钱三字[3]，切

---

[1] 闻：原作"间"。据《三因极一病证方论》卷十一"灵液丹"改。
[2] 沥：原脱。据《三因极一病证方论》卷十一"大半夏汤"改。
[3] 三钱三字：原作"钱三"。据补正同上。

右分四服，每服水三盏，蜜二钱重，和水扬令匀，入[1]药煎至六分，去滓温服。一法有生姜七片。治法曰：呕家先渴[2]，今反不渴者，以心下有支饮故也。治属支饮，无不取效。

食呕证治

病者胸腹胀闷，四肢厥冷，恶闻食臭，食入即呕，朝食暮吐，暮食朝吐，名曰食呕。此由饮食伤脾，宿谷不化之所[3]为也。

大养胃汤 治饮食伤脾，宿谷不化，朝食暮吐，暮食朝吐，上气复热，四肢冷痹，三焦不调。及胃虚，寒气在上，忧气在下，二气并争，但出不入，呕不得食。

厚朴 去皮　生姜各二两，剉　肥枣三两，剉，同上二味炒　白术　山药炒　人参　川芎　橘皮　当归　五味子　藿香　甘草炙　枇杷叶刷去毛，用姜炙　黄芪各一两

右为剉散。每服四钱，水一盏半，姜三片，枣一个，煎七分，去滓，空腹服。或为细末，米[4]汤调下亦快。

血呕证治

病者心下满，食入即呕，血随食出，名曰血呕。此由瘀蓄冷血，聚积胃口之所为也。

茯苓汤 治忧怒兼并，气攻血溢，停留胃管，嗳闻血腥，呕吐食饮。及妊娠中脘宿冷，冷血侵脾，恶闻食气，病名恶阻。

半夏三两，汤洗七次　茯苓　熟地黄各一两八钱　橘皮　细辛　人参

---

[1] 入：原作"水"。据改同上。
[2] 渴：原作"谒"。据改同上。
[3] 所：此后原衍一"所"字。据《三因极一病证方论》卷十一"食呕证治"改。
[4] 米：原作"大"。据《三因极一病证方论》卷十一"大养胃汤"改。

芍药　川芎　旋覆花　桔梗　甘草炙,各一两二钱

右为剉散。每服四大钱，水二盏，姜七片，煎七分，去滓，空心服。有客热烦渴，口疮者，去橘皮、细辛，加前胡、知母；腹冷下利者，去地黄，入桂心炒；胃中虚热，大便闭，小便涩，去地黄，加大黄一两八钱、黄芩六钱。

当归汤　治三焦虚损，或上下发，泄吐唾血，皆从三焦起。或因热损发，或因酒发，悉主之。

当归　干姜炮　熟地黄　蘗皮　小蓟　羚羊角镑　阿胶炒,各三钱三字　白术　芍药各半两　黄芩　甘草炙,各一分

右为剉散。每服三钱，水二盏，竹茹一块如指大，煎至八分，去滓，入伏龙肝半钱匕，头发灰半钱匕，蒲黄半钱匕，再煎至七分，不以时服。

气呕证治

病者心膈胀满，逆于胸间，食入即呕，呕尽却快，名曰气呕。胃者，足阳明合荣于足，令随气上逆，结于胃口，故生呕病也。

茱萸人参汤　治气呕，胸满，不纳食，呕吐涎沫[1]，头疼。

吴茱萸汤洗数次,五两　人参三两

右为剉散。每服四大钱，水一盏半，姜五片，枣三枚，煎七分，去滓，不以时服。

藿香汤　治心下虚满，饮食不入，时呕吐，悒悒短气，大病将理不复，胃气无以养，日渐羸弱。

藿香　人参　桂心　桔梗　木香　白术各半两　茯苓半两　枇杷叶十片,去毛　半夏一两,汤洗,用姜汁制

右为剉散。每服五钱，水二盏，入炒姜丝一分，煎七分，去滓，食前服。

---

[1]涎沫：原作"涯沐"。据《三因极一病证方论》卷十一"茱萸人参汤"改。

哕逆治法

橘皮竹茹汤 治咳逆呕哕，胃中虚冷，每一哕至八九声相连，收气不回，至于惊人。

橘皮二两　人参一两　甘草炙，半两

右为剉散。每服四钱，水一盏半，竹茹一小块，姜五片，枣二个，煎七分，去滓，不以时服。

大藿香散 大治一切心肺脾胃气变为万病，服之皆愈。盛季文传于贺方，回云：顷在河朔，因食羊肝，生脾胃泄泻脓血，仍发脾气，呕吐霍乱，心腹撮痛，时出冷汗，四体厥逆，殆不可忍。邑宰万俟湜怀此药，煎以进，再服即定。既而求其方，常服万能，和气进食。

藿香叶一两　木香　陈皮去白　肉豆蔻面裹煨　诃子煨，去核　人参去芦　大麦蘖炒　良姜炒　神曲炒　白茯苓　甘草炒　青皮去穰，面炒　厚朴姜汁制炒，已上各一两　白干姜半两，炮

右为细末。每服二钱，吐逆泻痢，不下食，或呕酸苦水，翻胃恶心，并用水一盏，煨生姜半块，拍破同煎，盐一捻，安盏中，候煎药及七分，热呷。

安脾散 治翻胃吐食，及吃食咽酸，日吐黄水，曾经诸方不差者，服之神效。顷者以事至临安，寓止詹翁店，詹翁年六十余，苦翻胃危殆，已治棺在床侧。予往别去，其翁已不能言。及再自淮上归，过其门访问，此翁已出迎揖。见其颜色极红润，甚惊异之，问其所以。乃云，有一川官来歇，得药数服，遂无事，其后授得此方。昨以此[1]在建康，医朱机宜新妇，及近日医圆通观维那皆作效，其妙不可具述。詹承宗书。

高良姜一两，以百年壁上土二三合，敲碎，用水二碗，煮干，薄切成片　草果

---

[1] 此：原脱。据《是斋百一选方》卷二"安脾散"补。

面煨，去壳　南木香　胡椒　白茯苓　白术　丁香怀干　人参去芦　陈皮去穰，已上各半两　甘草一两半，炙

右同为细末。每服二大钱，空心、食前，米饮入盐点服。盐酒亦得。

半夏圆　治翻胃，及不饮饮食。杨叔子知府传，甚效。

半夏汤洗十遍　胡椒

右等分，为细末，姜汁为圆如桐子大。每服三五十圆，姜汤下。

丁香圆　治呕吐。无为徐医。

半夏七个，汤洗去滑　丁香十四粒　胡椒二十一粒

右同为细末，生姜自然汁圆如鸡头大。每用一圆，以干枣一枚，擘破去核，入药在内，以湿纸裹煨熟，放温，以米饮汤烂嚼送下。

丁香温气汤　治胃寒，呕吐涎沫，甚妙。张上舍传，云其母常服有效。

丁香一两　白茯苓二两　人参一两半，去芦　黄耆二两，去芦　白术一两半　附子二两，炮，去皮、脐　桂心一两，去粗皮　良姜一两半　吴茱萸一两，汤浸，微炒　半夏一两半，沸汤泡十次　甘草七钱，炙　沉香少许　诃子面煨，去核，三分

右件㕮咀。每服四钱，水一盏半，姜五片，枣二个，煎七分，去滓，不拘时候。

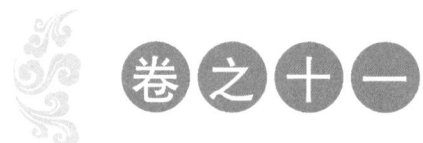

肿满门

治十水肿满证候

十肿证候，以短气不得卧为心水，两胁疼痛为肝水，大便鸭溏为肺水，四肢苦重为脾水，腰痛足冷为肾水，口苦咽干为胆水，乍虚乍实为大肠水，腹急肢瘦为膀胱水，小便秘涩为胃水，小腹急满为小肠水。各随其经络，分其内外，审其脉证，而甄别之。然此十水，谓之正水，外有风水、皮水、石水、黄汗。以义考之，风合归肝，皮合归肺，黄汗归脾，石合归肾。虽名理不逾[1]，奈[2]证候少异，古方备列，不可不辨。但风水脉浮，必恶风；皮水亦浮，按不没指；石水脉[3]沉，腹满不喘；黄汗脉沉迟，发热多涎，久而不愈，必致痈脓。

五伤证候，诸唇黑则伤肝，缺盆平则伤心，脐出则伤脾，足平则伤肾，背平则伤肺。凡此五伤，必不可疗也。治法曰：腰以上肿宜发汗，腰以下肿宜利小便。学者当知之。

苦葫芦散 治遍身水肿，如神。吕大资宅经效秘方。

木通一两半，细剉　泽泻三分　苦葫芦子一两半　防己三分　猪苓一两，去黑皮　海蛤一两，细研

右件药捣罗为末。每服五钱，水七分，酒七分，入葱白五寸，煎至

---

[1] 逾：原作"踰"。同"逾"，据改。后同径改。
[2] 奈：原作"柰"。据《三因极一病证方论》卷四"水肿证治脉例"改。
[3] 脉：此后原衍"浮不恶风皮水亦浮按不没指石水"14字。系与前文重复。据删同上。

八分，去滓，食前温进。当下小便数升，肿消。

大蒜圆 治气虚水肿浮胀。滁州公使酒库攒司陈通，患此一病垂死，医者已不下药。偶一妇人传此方，云是道人所授。服之病自小便而下几数桶，遂愈。

大蒜一个　蛤粉

右以蒜研烂，以蛤粉和，无分两，可圆即止，如梧桐子大。每服十圆，白汤下。若气不升降，即以大蒜一头，每瓣切开，逐瓣内八[1]茴香七粒，用湿纸裹煨香熟，烂嚼，白汤送下，不以多少。若脏腑不止，即以丁香如茴香法，煨服，每瓣用三粒。

吴茱黄汤 治脾虚脚肿，面黄，小便黄赤，腹胁胀满疼痛，或大小便涩。钱昭远知县传。

吴茱萸一两，去枝，汤泡　枳实麸炒，去麸，半两　赤茯苓一两　半夏汤泡，半两

右㕮咀。三钱重，水一盏半，生姜七片，同煎八分，去滓热服，不以时候。

冬瓜散 治水气极有神效。

冬瓜一枚，着中者，去穣　肉桂十两，剉

右以肉桂内冬瓜中，盖口，湿纸裹数重，撅地坑，簇以炭火，煅令存性，为细末。每服二钱，米饮调下，日二服。一料可绝根本。

枣仁散 治浮肿。俞子清少卿家传方，云得效甚多。

红枣核捶破取仁　白茯苓等分

右为细末，米饮调下。

黄鱼汤 治水气。王尚之提刑传，云武义县方，已治数人甚妙。

黄颡鱼一个　绿豆一合许

右煮淡羹，顿食。绍兴张医升之云，以商陆根煮绿豆令熟，去商陆，取绿豆任意食之，亦妙。王氏《博济方》第二卷逐气散，与此二

---

[1] 八字后疑脱"角"字。

药大同小异。

木瓜汤 治水气。郑签判名本中云。

宣木瓜一个　吴茱萸

右以木瓜用竹刀切下盖子，去子并穰，入吴茱萸在内，却将盖子用竹签签定，蒸熟，各研细，焙干，同为细末，以紫苏熟水调下，不计时候，积日水自消退[1]。

消肿圆 治水气肿，腹胀，头面、四肢、阴囊皆肿，喘[2]急咳嗽，睡卧不得，服之小便自利，肿胀悉消。须忌盐酱藏淹之物。

淡豉二两，新好者，研　巴豆一两，去壳，河水半升，煮干去心，出油取霜　五灵脂去砂石，一分　京三棱煨切　大戟新者　杏仁烧留性，研细，三味各半两

右件为细末，以生面水调，搜和杵千下，圆如绿豆大，每服五丸，浓煎桑白皮汤送下，食后服。大便秘者，加至十丸。喘急者，用杏仁去皮尖，研细，浓煎汤送下。忌甘草三日。

塌胀圆 治水病，浑身肿胀，喘急，小便不利。

白樟柳根三两，剉细　赤小豆五两　陈皮去白，二两

右件为细末，滴水和丸如绿豆大。每服三十丸，煮赤小豆汤下，不拘时候。

冬瓜圆 治十种水气，浮肿喘满。

大冬瓜一枚，先于头边切一盖子，取去中间穰不用，以赤小豆水淘净，填满冬瓜中，

---

[1] 消退：此后原书阙一叶，所阙为导水圆、茯神琥珀圆。前方见元代《瑞竹堂经验方》卷四载："导水丸，黄芩（二两，去粗皮）、大黄（二两，去粗皮，酒浸二三时，纸裹火煨）、滑石（四两，碾细，飞去灰石）、牵牛（四两，其治法正用一斤，炒香，取头末四两）。右为细末，滴水为丸，如梧桐子大，每服五七十丸，临卧温水送下。"后方见宋代《杨氏家藏方》卷十载："茯神琥珀圆，治水气乘肺，遍身浮肿，中焦痞膈，气不升降，咳嗽喘促，小便不利。赤茯神（去木）、汉防己（二味各一两半）、陈橘皮（去白，一两三钱）、苦葶苈（拣令净秤，三两半，隔纸炒）、紫苏子（拣净）、真琥珀（别研，二味各一两）、郁李仁（拣净秤，一两钱半，汤浸去皮）、杏仁（汤浸去皮、尖及双仁者，麸炒，一两一分）。右件将前三味为细末，后五味各研为膏，同前药拌匀，炼蜜为圆如梧桐子大。每服三十圆，煎人参汤送下，不拘时候。"此二方均为治水肿方，仅供参考。

[2] 消肿圆……喘：凡18字随所阙叶亦阙。据《普济方》卷一百九十二《水病门》引"消肿丸"补。后文之方子组成与原书一致，当是此方无误。

再用盖子合了，用竹签签定，以麻线系，纸筋黄泥通身固济，窨干，用糯谷破取糠片两大箩，埋冬瓜在内，以火着糠内煨之，候火尽取出，去泥，刮冬瓜令尽，薄切片子，并豆焙干

右为细末，水煮面糊为圆如梧桐子大。每服五十丸，煎冬瓜子汤送下，不拘时候，小便利为验。

海蛤汤 治水气，肢体肿满，元气发动，遍身壮热，小便不通，此药最妙。

海蛤　泽泻　木猪苓去皮　木通　滑石　桑白皮　葵菜子七味各一两

右件为细末。每服二钱，水一盏，入灯心十茎，通草二寸，同煎至七分，温服，食前。

消胀圆 治蛊胀，推气退肿。

法曲四两,焙　干葛二两　肉桂去粗皮,一两　蕤仁三十粒　巴豆二十五粒,去皮、油,生用　陈皮去白,一两　槟榔半两　木香一两　缩砂仁一两　黑牵牛一省升,用无灰酒半升,浸一宿,取出焙干

右件为细末。用猳猪肚一枚，净洗，将前件牵牛盛在内，用无灰酒五升，慢火煮之酒尽肚烂。取出，于臼中捣极烂，和前药末一处杵为圆如绿豆大。每服五十丸，空心、日午、临卧温酒送下，更量虚实加减之。

萝卜子圆 治蛊气胀满，四肢虚浮，上气喘急，大小便秘涩，服此有效。

萝卜子四两,炒令黄　雷丸一两,炒黄　白附子一两半,炮　槟榔半两　陈皮去白,二两　蓝根二两,炒黄

右件为细末，酒煮面糊为丸如绿豆大。每服十丸至三十圆，橘皮汤空心吞下。

独胜散 治水气肿胀，无比之妙。大理孙评事传。一家专货此药，盛行，服者皆痊。

川独活

右用巴豆炒，去巴豆，碾为细末。煮精猪肉，蘸药服。

气实[1]圆 治腰胁俱病，如抱一瓮，肌肤坚硬，按之如鼓，两脚

---

[1] 实：原作"宝"。据目录改。

肿满，曲膝仰卧，不能屈伸，自头至膻中，瘦瘠露骨，胸膈塞隘，四肢无力，饮食无味，气积食积，并皆治之。

青皮一两，去白　羌活半两　川芎半两　陈皮半两，去白　茴香半两　南木香半两　槟榔一两　大黄一两半　当归半两　黑牵牛末二两

右细末，用不蛀皂角熬膏，为丸如桐子大。每服五七十丸，至百丸，生姜、灯心煎汤送下。一切气血凝滞，风毒炽盛，及脚气走疰作肿痛，或大便秘，并宜服。脚气入腹，心胸满闷，寒热往来，状类伤寒，更兼服《局方》苏子降气汤。治痈疽、疮疖、便毒尤宜。

青龙圆[1]　治久新水蛊病。

轻粉二钱　白丁香二钱　硇砂一钱　青黛一分

右同研匀，水和成块，硬软得所，用生蒸饼面裹一重，以桑柴慢火煨熟。不去已烧熟面，再以生面又裹一重，再如前煨候香。放冷取出药，不用面。别煮好面糊，为丸如黍米大。用茴香汤下三丸，日三服；第二日四丸，日三服；第三日五丸，亦一日三服。每日如此加服，自然水尽。其水有自三服下，有自五服下者，凡水下即溺，至七日即止。

葶苈圆　治一切水蛊气，通身肿满，喘急。

人参一两，剉炒　苦葶苈四两，铺纸在铫中炒

右为细末，煮枣去皮核，擂细，搜丸如桐子大。每服三四十丸，桑白皮煎汤送下。喘急食后，不计时亦得。

复元丹　治水肿。夫心肾真火能生脾肺真土，今真火气亏，不能滋养真土，故土不制水，水液妄行，三焦不泻，气脉闭塞，枢机不通，喘息奔急，水气盈溢，渗透经络，皮[2]肤溢满，足胫尤甚，两目下肿，腿[3]股间冷，口苦舌干，心腹坚胀，不得正卧[4]，卧[5]则咳嗽，小便不通，梦中虚惊，不能安卧。叶伯材处此数方，医肿累有神效。

---

［1］圆：原前有"丸"字。据目录删。
［2］皮：原作"支"。据《三因极一病证方论》卷十四"复元丹"改。
［3］腿：原作"腿"。据改同上。
［4］卧：原作"偃"。据改同上。
［5］卧：原为一字阙。据补同上。

附子炮，二两　南木香煨　茴香炒　川椒炒去汗　独活　厚朴去皮，剉，姜制炒　白术略炒　陈橘皮　吴茱萸炒　桂心已上各一两　泽泻一两半　肉豆蔻煨，半两　槟榔半两

右一十三味为末，糊丸梧子大。每服五十丸，紫苏汤下，不计时。此药世传屡验，未尝示人。其间君臣佐使，与造物同妙，服者自知。要当屏去诸药，一日三服，先次旋利如倾，次乃肿消喘止。盖药能助真火，以养真土，运动枢机，安平必矣。法当禁欲，并绝咸半年，乃不再作。

当归散　治如前。

当归洗　木香煨　赤茯苓　桂皮　槟榔　赤芍药　牡丹皮　陈皮　木通　白术各剉，焙干秤，等分

右为末。脚膝头面肿大，小便不快，每服二钱，水一盏，紫苏二叶，淡木瓜一片如指大，同煎八分，温服，日三。如已愈，常服，早晚二，觉气下，或小便快，是效。脏寒，去槟榔；脐已凸，添大腹皮、木猪苓各一两。忌乌鸡肉、咸酸海味物。

消肿圆　治消肿喘满，小便不利。

滑石　木通　白术　黑牵牛炒　通脱木　茯苓　茯神去木　半夏汤去滑　陈皮已上各一分　木香半分　瞿麦穗半钱　丁香半钱

右为末，酒糊丸如梧子大。每服三十丸，灯心、麦门冬汤温服。

消肿散　治水气浮肿，喘呼不得睡，烦热躁扰，渴燥，大小便不利。

大黄蜜蒸　山栀炒　甘草炙　干葛　橘皮　麻黄去节，烫[1]　马牙硝　川芎已上各等分

右为细末，蜜汤调下二钱。

第一退水圆　能化气，退水肿，去苑莝，利湿，通小便。

蓬术炮　三棱煨　桂心　青皮　益智已上各半两　巴豆二十粒，去皮、油，别研

---

[1]烫：原作"汤"。通"烫"，据改。

右为末，面糊丸如梧子大。用黄栀十个，劈破，荆芥、黑牵牛、酸浆草各少许煎汤，空腹下二三十丸。

第二**退水饼**　服前药未效，即服此方。

甘遂　大戟

右为末，入面打水调为饼如棋[1]子大，火煨熟，五更淡茶汤嚼下一饼。

第三**大腹子散**　取转后，调正胃气，进食。

大腹子炒　桂心　茴香炒　陈皮各半两

右为末。每服二钱，米饮调下。

换金散　治水气肿满。

苦葫芦子

右炒，为细末。每服二三钱，木通、陈皮煎汤调下。

异功散　治水气蛊胀。

池中立死干荷叶

右烧灰。每服一钱，米饮调下，日三服，不拘时。

嘉禾散[2]　治水蛊腹胀。

右取嘉禾散、四柱散细末各等分，合和令匀，依法煎服。绍兴术士朱襄衣名甫，苦此疾，医者但令服嘉禾散，久之不效。葛丞相授以此法，遂安。

神仙所授秘方[3]　治水气。神仙所授。

右用冬瓜自然汁，和大麦面作馎饦，食之。

商陆根[4]　治水蛊。

商陆根赤者，捣烂，贴脐心，以绢帛系缚定，病自小水而去。商陆有二种，白者不可用。

---

[1] 棋：原作"碁"。同"棋"，据改。
[2] 嘉禾散：原脱。据目录补。
[3] 神仙所授秘方：同上。
[4] 商陆根：同上。

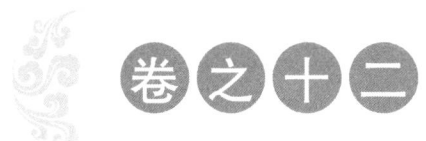

疝气门

治诸疝气发作证候

经论虽云七疝、诸疝等，更不见名状，但出寒疝、癫疝而已。唯《大奇论》列五脏脉为五疝证，所谓肾脉大急沉为肾疝，肝脉大急沉为肝疝，心脉搏滑急为心疝，肺脉沉搏为肺疝，三阴急为脾疝，三阴即太阴脾脉也。大抵血因寒泣则为瘕，气因寒聚则为疝。但五脏脉理不同，不可不辨。且肾脉本沉，心脉本滑，受寒则急，于理乃是。肝脉本弦，肺脉本涩，并谓之沉，未为了义。又脾不出本脉，但云急为疝，亦文义之缺也。凡云急者，紧也，紧为寒，亦可类推。且贼风入腹亦为疝，冒暑履湿皆能为疝，常随四气改易急字。风则浮弦，暑则洪数，湿则缓细，于理甚明。要知疝虽兼脏气，皆外所因也。寒则温之，风则散之，暑则利之，湿则燥之，各有成法。

失笑散 治疝气肿硬。徐都承叔至传，云是钱参政方。

防风_{去芦}　牡丹皮_{去心}

右等分，为细末。食前酒服方寸匕，巳[1]日三。亦治癫卵偏坠。又一方加黄蘗、桂心二味等分，治气上下肿胀。

大戟圆 治膀胱气阴肿，或小肠气痛。泗州杨介吉老方，累用有效。

---

[1] 巳：此字疑衍。

槟榔一两，略炮过　麝香半分，好者　葫芦巴四两，炒香　大戟拣好者，寸剉，去皮，炒令黄色，秤半两　木香一两　舶上茴香一两　黑附子一两，炮，去皮、脐　诃梨勒炮，去核，一两

右件药为末。用川楝子五两，好酒二升，葱白七枝长三四寸已来，一处煮令楝子肉透软，去皮核，只取肉，和上件药末丸如梧桐子大。每服五七丸，加之十丸，每日空心温酒少许下之。生姜盐汤亦可。如潮发疼痛，可用炒生姜热酒下十五丸，一服立效。吃药后，消尽气肿，且却减药。

茴香散　治寒湿气，小腹疼，外肾偏大肿痛。军头司何押番传与陈端。遇发时，只一两服立定。何云等子辈常服此药，故无下部之疾。

茴香　柿楂子本草名糖毬子

右二味等分，为细末。每服一二钱，盐酒调，空心热服。

蛇床子散　治淋溧。

蛇床子　川椒　木通　石茱萸　藁本　陈橘皮各一两

右为粗末。每用连根葱白七枝，水三碗，药两匙，煎五七沸，先嘘，候通手淋洗。

木香散　治疝气。汉阳洪签判名价传，复州史君亲服得效。并下三方。

木香　青皮去白　玄胡索　马扑儿新瓦上焙干　土茴香炒

右等分，为细末。每服抄二钱，空心酒调服。忌滞气食物，如豆腐、鸡鸭子、湿面、薑菜等，病愈任意食无害。

桃仁散

桃仁三十粒，炒

右细嚼，热酒吞下茴香丸，食前。

皂子圆

肥皂子独肾者，四十九个

右烧过存性，为细末，再研如粉，用陈米饭烂研如膏子，丸如梧子大。每服四十丸，茴香煎汤下。又治疝气，细末，热酒调下。

茱萸桃仁散

茱萸拣，四两　桃仁一百二十粒

右二味同炒香熟，去萸不用。止将桃仁去皮、尖，葱白十寸，细剉，沙盆内烂研，银铫内炒香熟，用酒二盏浸，作一服，热吃，有汗便解。

金铃圆　治丈夫本脏气并膀胱气往往冲心脐下，胸胁刺痛，及妇人血气冲心，并皆治之。消容饮食，通三焦气。

金铃子四十个，去皮、核，只取肉，用巴[1]豆二十粒，去皮，入麸同炒，金铃子肉如桑根色为度，弃却巴豆、麸，只使金铃肉　茴香轻爁过，舶上者　蓬莪茂醋浸，纸裹炮　荆三棱醋浸，纸裹炮　枳壳麸炒，去穰　陈皮汤浸，去穰，已上各二两　川根[2]子焙，一两　木香半两　百部炒，一两

右件拣净，细为末，醋煮面糊为丸如梧桐子大。每服三十丸至四十丸，不计时候，茶酒任下，消酒食。如若只为散，用酒调，或入盐点更佳。

大乌头桂枝汤　治风寒疝，腹中痛，逆冷，手足不仁，身体疼痛，灸刺、诸药不能疗。及贼风入腹，攻刺五脏，拘急不得转侧，发作叫呼，阴缩，悉主之。医官杜壬以此五方治寒疝极验。

大乌头五枚，实者，去皮、尖，蜜一[3]大盏，煎减半，滤出汤洗，切　桂心三钱三字　芍药三钱三字　甘草一分，炙

右为剉散。每服四大钱，水盏半，姜五片，大枣三个，入前煎乌头蜜半合，同煎至七分盏，去滓，食前服。

仓卒散　治寒疝入腹，心腹卒痛，及小肠膀胱气绞刺，脾肾气攻，挛急，极痛不可忍，屈伸不能，腹中冷重如石，白汗出。

山栀子四十九个，烧半过　附子一枚，炮

右末，每服二钱。水一盏，酒半盏，煎至七分，入盐一捻，温服

---

[1]巴：原脱。据文义补。
[2]根：当为"楝"之误。
[3]一：原脱。据《三因极一病证方论》卷七"大乌头桂枝汤"补。

即愈。

神应散 治诸疝，心腹绞痛不可忍。

玄胡索　胡椒等分

右为末。每服二钱，酒半盏，水半盏，煎七分，食前服。

牡丹圆 治寒疝，心腹刺痛，休作无时。及治妇人月病，血刺疼痛。

川乌头炮令焦黑，去皮、尖　牡丹皮四两　桂心五两　桃仁炒，去皮、尖，五两，别研

右为末，炼蜜圆梧子大。每服五十丸，温酒下。妇人醋汤下。

补肾汤 治寒疝入腹，上实下虚，小腹疼痛，时复泄泻，胸膈痞满，不进饮食。常服温脾补肾。

人参　茯苓　白术　黄芪　附子炮，去皮、脐，各一两　沉香四钱　木瓜一两半　羌活半两　甘草炙　芎藭各一分　紫苏三分

右为㕮咀散，每服三钱，水一盏，姜三片，枣一枚，煎七分，去滓，食前服。呕加半夏半两，添水作[1]盏半，姜七片煎。

世宝圆 治一切厥心痛，小肠膀胱痛不可忍。

附子炮，去皮、脐，一两　郁金　姜黄各半两

右为细末，醋糊为丸如桐子大，朱砂少许为衣。每服三十丸，温酒下。妇人淡醋汤，更服代针散。

神圣代针散 治小肠气，搐得如角弓反张，膀胱肿硬。一切气刺虚痛。张氏处此数方，的有神效。

乳香研　没药研　安息香研　当归洗，去芦　川芎　白芷各半两　蚖青[2]去足、翅，二钱

右为细末。每服一字，病甚半钱，先点好茶一盏，将药掺在茶上，

---

[1] 作：原脱。据《三因极一病证方论》卷七"补肾汤"补。

[2] 蚖青：蚖，原作"元"。据《普济方》卷二百四十七《癞疝门》引"神圣代针散"改。《普济方》在"蚖青"后注云："即斑蝥虫。"然据《本草纲目·地胆》蚖青乃地胆之别名，斑蝥则为另一味虫类药。

不得吹搅动，立地细细呷之。

脱铃圆 治奔豚肾余肿坠，小肠气痛，并下部一切疾。

葫芦巴炒　破故纸炒　蓬术炒　京三棱炒，已上各一两　槟榔半两，生用　南木香半两，不见火　川楝子一两，用巴豆七个，炒，去巴豆

右为细末，面内入少许硇砂细末同煮糊，为丸如桐子大。每服三四十丸，温酒、盐汤送下，空心、食前服。

妙应散 治大人小儿偏坠。

防风二两　官桂去皮，一两

右为细末，二钱，温酒、盐汤调下，服了食压之。治小肠气，用葱白入茴香煨，同嚼缩砂仁，妙。

木香趁痛圆 治下部诸疾，不问虚实，往来作痛，时发寒热。

南木香二两，不见火　胡椒　大黄炒　青皮去白　全蝎炒，已上各一两　黑牵牛四两，半炒半生

右为细末，面糊为丸如桐子大。二十丸至三十丸，盐汤空心下。

半夏汤 治心脾疼，及小肠奔豚等痛患。

吴茱萸去枝并目　半夏汤泡，切片　肉桂去皮，等分

右咬咀。三钱重，水一大盏半，生姜十片，同煎八分，去滓热服。

肠风门

辨肠风痔漏下血证候 夫有五痔，人奏圊则下血，或点滴，或洴箭，或清或浊，面黄唇白，心忪脚弱，头目眩晕。此因饱食坐久，肠癖所为。亦有饮酒、房室过度所致。世医多指此为肠风脏毒，然肠风脏毒自属滞下门。脏毒即是脏中积毒，肠风即是邪入脏，纯下清血，谓之风利。今五痔下血，乃是酒痔、脉痔，其血自肛门边别有一窍，如针孔大，滴淋而下，与泄物不共道，不可不知。

黄连汤 治脉痔，下血不止，量冷热加减法。此数方系叶伯材累用

有神效。

黄连去须　乌头炮，去皮、尖，各等分

右为剉散。每服二钱，水一盏半，煎七分，去滓，空心服。热则加黄连，冷则加乌头。

酒连圆　治酒痔下血，伏暑久治不效。

黄连不以多少，燎去须，酒浸，银器中重汤煮，漉出晒干，添酒煮七次止

右为末，以余酒为圆如梧子大。每服五十丸，米汤下。

加味四君子汤　治五痔下血，面色萎黄，心忪耳鸣，脚弱气乏，口淡，食不知味。

人参　茯苓　白术　甘草炙　黄芪　白扁豆蒸，各等分

右为末。每服二钱匕，汤点服。此方人未之信，服者颇效，所谓看不上手面，自有奇功。

猪牙皂角散　治五种肠风下血。粪前有血，名外痔；粪后有血，名内痔；大肠不收[1]，名脱肛；谷道四边有胬[2]肉如乳头，名鼠奶痔；有穴肠出血，名漏。并皆治之。

黄牛角䚡一枚，槌碎　白蛇蜕一条　猬皮一两　猪牙皂角七铤　穿山甲一片，七十鳞

右并剉碎，入砂瓶内，以盐泥封固，候干。先少着火烧令烟出，后用大火煅令通赤为度，取出摊冷，为末。先以胡桃一个，分四分，一分临卧时细研如糊，酒调下便睡，先引出虫。至五更时一服，次日辰时一服，并三钱药末。久患者不过三服即愈。

黄耆圆　治肠风泻血。吕大资宅经效方，石寺丞服后得验。

黄耆　黄连各等分

右件药为末，以面糊为丸，如赤豆大。每服二三十丸，米饮下。

厚朴煎　王嗣康为蔡昭先处此方，治积年下血。韩县尉名楚卿传，云：乃尊主藏服之作效。

---

[1]不收：原脱。据《普济方》卷三十八《大肠脏门》引"皂角散"补。
[2]胬：原作"努"。据文义改。

厚朴五两，用生姜五两，同捣开，于银石器内炒令紫色　白术一两　大麦蘖神曲二味各一两，同炒紫色

右为细末，白水面糊，为圆如梧桐子大。疾作，空心米饮下一百元。平时三五十丸。翮康云：肠胃本无血，缘气虚肠薄，自荣卫渗入，今用厚朴厚肠胃，神曲、麦蘖消酒食，白术导水，血自不作也。

荆芥散　治脉痔下血。

荆芥穗　槐花炒焦，各一两　石菖蒲一两半

右为末。米饮调下二钱，食前服，日二。

白玉丹　治久年肠痔下血，服百药不效者。

凝水石不以多少，煅红，研细，水飞，再入银窝中煅

右糯米糊丸如梧子大。陈米饮下五十丸，只一服愈。

消毒圆　治肠风，外痔结核，或痒或痛，消毒定痛，令结核自散。杨氏用此数方，治诸肠风痔漏，大有功效。

黄耆一两半，蜜涂，慢火炙　荆芥穗一两　枳壳三两，汤浸，去穰，切作片子，麸炒黄色　薄荷叶去土，半两　槐花一两，炒赤　皂角子仁一两，炒香　蜗牛十四枚，炙，去壳，焙干

右件为细末，炼蜜为圆如梧桐子大。每服三十丸，至五七十丸，茶清送下，食后。

聚金圆　治大便下血，发热烦躁，腹中热痛作渴，喜妄，舌涩目昏，脉来弦数。多因蓄热，或有酒毒，即此见证。

黄连四两，一两水浸，晒干；一两炒；一两灰火炮；一两生用　黄芩一两　防风去芦头，一两

右件为细末，煮面糊为丸如梧桐子大。每服五十丸，量意加减，以米泔浸枳壳水下，不拘时候。冬月入大黄一两，三时不须。

北亭散　治肠风痔漏，积年脓血不干。

白矾别研　乳香别研　黄连去须，已上各一两　硇砂半两，别研　全蝎一钱，取末

右件为末。用大鲫鱼一枚，去肠鳞，入药末在内，湿纸裹，麻皮

缠，盐泥固济，文武火煨熟。去泥纸，却用慢火炙焦，同为细末。每服二钱，空心粟米饮调下。

凤眼草散 治肠风下血。

凤眼草拣净，即椿[1]荚也　褐油麻水淘净，二味各四两　枳壳去瓤，二两，麸炒　轻粉一字

右件为细末。每服二钱，温酒调下。米饮亦得，食前服。

地榆散 治肠风下血不止。

地榆　诃子煨，去核　赤芍药　橡斗子各一两

右件为细末。每服二钱，陈米饮下，食前。

皂角子散 治肠风痔漏下血，经久不差者。

皂角子一百枚，烧留性，研细　榼藤子一枚，全[2]者，去壳研，不可捣

右件为细末。每服二钱，热酒调下，如人行三五里，再饮热酒一盏投之。

猬皮汤 治肠风下血。

白刺猬皮一枚，于铫子内煿针焦，去皮，只用针　木贼半两，炒黄

右件为细末。每服二钱，热酒调下，空心服。

松皮散 治肠风下血过多。

松木皮就木上以刀刮去粗浮者，只取贴木嫩皮

右剉细，焙令半干，入铫子内，慢火炒干，为细末。每服一钱，入腊茶一钱，白汤点服，食前。

立圣散 治年深日久肠风下血，或如鸡肝，日夜无度，全不入食，通身黄肿者。兼治尿血。

黄连去须，一斤

右为细末。每服一钱，浓煎荆芥、蜜汤调下，空心、食前。

橄榄散 治肠风下血久不差者。

---

[1] 椿：原作"拣"。据《杨氏家藏方》卷十三"凤眼草散"改。
[2] 全：原作"金"。据《杨氏家藏方》卷十三"皂角子散"改。

橄榄核不以多少

右件灯上烧灰，为细末。每服二钱，陈米饮调下，空心。

万灵圆　治五种痔漏。凡谷道生瘤似鼠奶，时时发动，或出血者，名曰酒痔，又曰冷痔。若生核子者，曰肠风痔。发时热，大便难下，脱肛[1]，良久不入，名曰气痔。大便或出清血，名曰血痔。此因湿地久坐，肠胃虚冷，搏结得之。

硫黄二钱，别研　白矾枯，二钱　猪牙皂角半两，炙　附子一两，炮，去皮、脐　皂角刺一两，烧留性　刺猬皮一两，烧留性　榼藤子一枚，生广中圆者，色如肥皂子

右件为细末，煮稀面糊为丸如梧桐子大。每服二十丸，空心温酒下。如已有头者，用朱砂少许，同药三五丸一处细研，涂于头上，旬日自落。又用米醋调药三五丸，傅疮上，即愈。在里面，即将米醋和糟拌药三两丸，烧薰之。

治酒毒下血　多至升斗者。庐州郭医云，赵俊臣帅合肥日，其婿司马机宜患此，服四物汤，每料加炒焦槐花二两，如常法煎服止[2]。久之，不复作效。于一同官处得此方，遂安。猕猪肚一枚，洗净，入去须土了净黄连四两，以酒醋各二升半，文武火煮，候干控起。将猪肚并黄连一处研杵极烂，丸如梧桐子大。每服五十丸，米饮汤下。

治下血如猪肝片　煎四顺饮子，下驻车丸。僧保俊患，此服而愈。

治下血　汉阳章教授传。

葱须，新瓦上炒干，碾为细末，每服三二钱[3]，米饮调下，甚妙。

---

[1] 肛：原作"红"。据《普济方》卷二百九十七《痔漏门》引"万灵丸"改。

[2] 止：此前原有"必"。据《普济方》卷三十八《大肠脏门》引"治酒毒下血"删。

[3] 二钱：原为二字阙。据《是斋百一选方》卷十四"治下血"补。

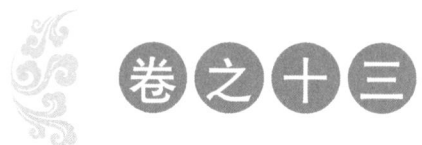

胎产门

治妇人胎前产后诸疾证候

大率治病，先论其所主，男子调其气，妇人调其血。气血，人之神也，不可不谨调护。然妇人以血为基本，气血宣行，其神自清。所谓血室，不蓄则气和，血凝结，则水火相刑[1]。月水如期，谓之月信。不然，血凝成孕，此乃调燮之常。其血不来，则因风热伤于经血，故血不通。或外感风[2]寒，内受邪热，脾胃虚弱，不能饮食。食既不充，荣卫抑遏，肌肤黄燥，面无光泽，时[3]发寒热，腹胀作痛，难于嗣息。子脏冷热，久而劳损，必挟带下，便多淋沥，忽致崩漏。《经》[4]云：腹中如块，忽聚忽散，其病乃瘕。血涸不流而搏，腹胀，时作寒热，此成痕也。或先后爽期，虽通而或[5]多或寡，究疾之原，盖本于此矣。

内补圆 治妊娠冲任脉虚，补血安胎。此三方诸集皆载之，在人用之如何尔。大率妇人妊娠，唯在抑阳助阴。《素问》云：阴搏[6]阳别，为之有子。盖关前为阳，关后为阴，尺中之脉，按之搏手而不绝者，妊子也。妇人平居，阳气微盛无害。及其妊子，则方闭经隧以养胎。若阳

---

[1] 刑：原作"形"。据《妇人大全良方》卷一《调经门》"产宝方序论"改。
[2] 风：原脱。据补同上。
[3] 时：原脱。据补同上。
[4] 沥忽致崩漏经：此6字，原损缺。据补同上。
[5] 或：原脱。据补同上。下一"或"字同补，不另注。
[6] 搏：原作"博"。同"搏"，据改。后同径改。

盛搏之，则经脉妄行，胎乃不固。《素问》所谓"阴虚阳搏谓之崩"也。抑阳助阴之方甚多，然胎前药唯恶群队。若阴阳交杂，别生它病，唯是枳壳散所以抑阳，四物汤所以助阴故尔。枳壳散差寒[1]，若单服之，恐有胎寒胀痛之疾。以内补圆佐之，则阳不至强，阴不至弱，阴阳调匀，有益胎嗣，此前人未尝论及也。

熟干地黄二两　当归一两，微炒

右细末，炼蜜和圆如桐子大。每服三四十丸，温酒下。

益血四物汤　治妇人荣卫气虚，挟风冷，胸胁膨胀，腹中疼痛，经水愆期，或多或少，崩伤漏下，腰腿痛重，面色青黄，嗜卧无力，安胎止痛，补虚。

当归　芎䓖　熟干地黄　白芍药各等分

右为粗末。每服四钱，水一盏，煎至八分，去滓温服，不拘时候。

枳壳散　此虽孙真人滑胎易方，然抑阳降气，为众方之冠。

商州枳壳二两　甘草一两

右细末。每服二钱，百沸汤点服，空心、食前，日三服。凡怀孕六七月以上即服，令儿易生。初生胎小微黑，百日以后肉渐变白。

宁志膏　治妇人因出血多，心神不安，不得睡，语言失常。滕生色家方，极有效。

辰砂　酸枣仁　人参　茯神去木　琥珀已上各一分　滴乳香一钱，别研

右为细末，和匀。每服一钱，浓煎灯心、枣汤调下。

拱辰丹　妇人当壮年，而真气犹怯，此乃禀赋素弱，非虚衰而然也。憯燥之药，尤宜速戒，勿谓手足厥逆，便云阴多，如斯治之，不惟不能愈疾，大病自此生矣。滋益之方，群品稍众，药力微细，难见功效，但固天元一气，使水升火降，则五脏自和，百病自去，此方主之。行在孙琳郎中方，葛丞相夫人少年时服之，果效。

鹿茸酥炙，去毛、皮，四两　山茱萸新好有肉红润者，四两　川当归洗去

---

[1]寒：原作"塞"。据《妇人大全良方》卷十六《坐月门》"内补圆"改。

土，四两　麝香半两，别研

右三件为末，入麝香拌匀，酒煮面糊为圆如梧桐子大。每服一百粒，或五十粒，温酒、盐汤下。

琥珀散　治妇人月经壅滞，每发心腹脐疞痛不可忍。及治产后恶露不快，血上抢[1]心，迷闷不省，气绝欲死。此方许学士秘方也。若是寻常血气痛，只一服，产后血冲心二服便下，常服尤佳。予前后救人急切不少，此药易合，宜多合以救人。

荆三棱　蓬莪术　赤芍药　刘寄奴　牡丹皮　官桂　熟干地黄　菊花　真蒲黄　当归干秤，已上各一两，细剉

右以前五味用乌豆一升，生姜半斤切片，醋四升，同煮豆烂为度，焙干。入后五味，同为末。每服二钱，温酒调下，空心、食前服。一方不用菊花、蒲黄，用乌药、玄胡索亦佳。

桃仁煎　治妇人血瘕血积，经候不通。此出《千金方》。顷年在毗陵，有一贵人妻患小便不通，脐腹胀不可忍，众医皆作淋治，如八正散之类数种，治皆不退，痛愈甚。予诊之曰，此血瘕也，非瞑眩药不可去。予用此药更初散，至日午痛大作不可忍，遂卧少顷，下血块如拳者数枚，小便如黑汁者一二升，痛止得愈。此药治病的切，然猛烈太峻，气虚血弱者，更斟酌与之。

桃仁去皮、尖，麸炒黄　大黄　川朴消已上各一两　䖟虫半两，炒黑色

右四味末之。以醇醋二升半，银石器中慢火煎取一升五合，下大黄、桃仁、䖟虫等，不住手搅，当欲可[2]元，下朴消，更不住手搅，良久出之，丸如桐子大。前一日不用吃晚食，五更初用温酒吞下五丸，日午取下如赤豆汁、鸡肝、虾蟆衣。未下再作，血鲜红即止，续以调气血药补之。

通经圆　治妇人室女月候不通，疼痛，或成血瘕。徽州医巫张扩，

---

[1] 抢：原作"怆"。据《三因极一病证方论》卷十《妇人诸疾》"琥珀散"改。
[2] 当欲可：原作"欲下"。据《千金要方》卷六"桃仁煎"改。

顷年缘事在推勘院，有王医者，以医职直宿，日夜与之稔熟，口传此方，渠甚秘之。予后得此方，以治妇人疾不可胜数，且欲广行，不敢自秘。寻常血气凝滞疼痛，数服便效。

桂心　青皮去白　大黄炮　干姜　川椒　蓬莪术　川乌　干漆　当归　桃仁各等分

右细末。一两为率，先将四钱，米醋熬成膏，和余六钱末成剂，臼中治之，丸如桐子大，晾干。每服二十丸，用淡醋汤下，加至三十丸。温酒亦得。空心、食[1]前服。

艾煎圆　治妇人一切虚寒，胎前产后赤白带下，或成血瘕，久服此药，自然融化。汉阳苏司法孝祥传，名次参。

伏道艾揉去尘土，择净枝梗，取叶秤，五两　大淮枣十二两，砂瓶内水煮烂，去核，同艾叶一处捣烂如泥，捻成薄饼子，猛火焙干　汉椒去目、枝梗，并合口者，取净秤[2]，五两，以阿胶二两，米醋三升，用椒于砂瓶内煮极干，取出焙燥，碾为细末　当归[3]去芦及须[4]，酒洗　白芍药真白者　熟干地黄如铺上卖者，须净洗，漉去浮者，晒干，酒浸，蒸，晒，再入酒浸蒸五七[5]次，如糖煎香美方可用　川芎　白薇　附子大者，炮，去皮脐　卷柏取青叶　泽兰去枝梗，已上各焙干秤

右件同为细末，与前艾叶、椒末拌匀，米醋面糊为丸梧桐子大，每服五七十丸，至一二百丸，艾醋汤空心食前服。

当归散　治妇人天癸以过期，经脉不匀，或三四月不行，或一月再至，腰腹疼痛。《素问》云：七损七益，谓女子七[6]七数尽，而经脉不依时者，血有余也。不可止之，但令得依时不腰痛为善。

当归　川芎　白芍药　黄芩各剉，炒，各一两　白术半两　山茱萸一

---

[1] 食：原作"養"。当为"食"之形误，据文义改。
[2] 口者取净秤：5字原损缺。据《是斋百一选方》卷十八"艾煎元"补。
[3] 当归：从该药始，此后凡八味均未出剂量。同上原方亦如此。
[4] 须：原作"用"。据改同上。
[5] 七：原作"十"。据改同上。
[6] 七：原作"十"。据《妇人良方大全》卷一《调经门》"妇人天癸过期经脉不调方论"改。

两半

右细末。每服二钱，酒调下，空心食前，日三服。如[1]冷者[2]，去黄芩，加桂一两。

煮附圆 治妇人室女一切血气，经候不调，脐腹疼痛，面色萎黄，心忪乏力，腹胀胁疼，头晕恶心，饮食减少，崩漏带下，大肠便血，积聚癥瘕，并皆治之。若以其名，人人言之耗气，不喜此药，出讹之久，疑惧不肯服者甚多，殊不知获效非常。古书所载妇人仙药，不可轻忽。况修制相感，岂同日而语也，服之自显其功耳。出张氏方，极效。

香附子_{不计多少，先擦去毛净用}

右以好醋煮，出焙干，碾细末，煮醋糊丸如桐子大。每服三丸，米饮送下，不计时候。妇人数数堕胎，由气不下降，所以胎气不固，此药尤妙。

生熟地黄散 治妇人血隔，若血崩者服之住，血隔者服之效。李秀传此方，甚验。

生地黄　熟地黄　甘草_炙　柴胡　白芍药　当归　地骨皮　牡丹皮　玄胡索　川芎_{各一两}

右为粗末。每服三钱，水一大盏，同古老钱一两文，煎至熟，入麻油一两点，候煎及八分，去滓热服，空心食前。忌鱼腥之类。

十柔圆 补治妇人气血。蒋签判传。

熟地黄_{四两}　当归_{二两}　桂　苁蓉_{酒浸，无以鹿茸代之}　紫菀　补骨脂　鹿角胶_炒　柏子仁　熟艾_{别研，酒熬膏}　白茯苓_{各二两}

右为细末，艾膏丸如梧桐子大。每服七八十丸，温酒或米饮汤下。

猬皮散 治产后血气中风，上喘躁渴，欲投入水者，宜服此方。张氏传，用之无不取效。

---

[1] 如：原作"次"。据《妇人良方大全》卷一《调经门》"当归散"改。
[2] 者：原脱。据补同上。

猬皮　乌蛇[1]　血余烧灰存性，为末，五钱　自然铜醋淬，三五片　乌金石炭各三两

右件药细研为散。每服一钱，和白散一钱，酒调下立效。白散者，用近水岸干枯蜗牛壳，净去土，为细末，与前药同调服。如大渴，新汲水调服尤妙。有积物及滞血，则用此散下后方。

杏仁丸子

杏仁去尖　巴豆各十四个，并于灯焰上燎存性，各燎七遍　硇砂一钱　没药　木香各半钱　麝香二字　鲤鱼鳞烧灰，一钱　肉豆蔻末，一钱

右件药捣罗为细末，用狗胆和丸如绿豆大。临时看虚实加减，随散子下三五丸。

麒麟圆　治妇人血风劳，体热面黄，血刺血块，四肢少力，身体困倦，不思饮食。兼通经脉，极妙。

麒麟竭三分　穿山甲七片，近上者，炙令焦黄色为度　干漆炒令半生半熟　硇砂别研如粉面细　没药研　京三棱炮，别捣为细末　当归酒浸，切细，焙干，已上各一两　巴豆七粒，去皮膜，出尽油

右件除巴豆、硇砂、三棱末外，都一处捣罗为末。后入已前三味，同研令匀细。用醋煮面糊，为丸如绿豆大，调京三棱末汤下。初服第一日吃四丸，二日五丸，三日六丸，第四日七丸，第五日八丸，第六日九丸，尽是空心服之见效，大病半月安。

参附圆[2]　消腹内血块。大庆通盐院方。

附子两个，炮，去皮、脐　舶上茴香　益智仁　玄胡索　陈橘皮　肉桂　蓬术　川姜各半两　乳香　白术　人参　当归　木香　白芍药　沉香各一两

右为细末，枣肉为圆。每服六十圆，米醋汤吞下。温酒亦得。

姜葱散　治妊孕伤寒。

---

[1] 蛇：原作"虵"。同"蛇"，据改。此前两味未出剂量，而最后一味后有"各三两"3字，而其前一味已出剂量，故疑各药位置有互移。

[2] 圆：原作"元"。据目录改。

生姜三十片　葱十茎，连根须

右用水二大碗[1]，煎八分盏，服之。

缩砂散　治妊孕吃撅，或闪肭着。钱报毅传。

缩砂仁

右去膜，熨[2]斗内略炒，为细末。每服二钱，温酒调下。不饮酒人，米饮调下，盐汤亦得。

瓜蒌根散　治胎死腹中，其证指甲青，胀[3]闷舌青，甚者口中作屎臭。郭宅心方，王顺伯运使传。

瓜蒌根

右一味焙干，为细末。每服二钱，倒顺水调下，一服取效。仍先备防晕药。

催生丹　孔世贤方、赵太叔方同。用之累有神效。

萆麻十四个，去皮　朱砂　雄黄各一钱半　蛇退一尺

右件为细末，浆水饭和圆弹子大。临产时先用椒汤淋漤脐下，次安药脐内，用醋纸数重，傅药上，以阔帛系之，须臾即生。急取下药，一丸可用三遍。

下胎蛇蜕散　治妇人生产不下，死胎在腹，横生倒生，胞衣不下，一切危急，神效。史丞相方，苏韬先传。

蛇蜕一条全者，断者不可用，以火箸挑起令直，用麻油纸撚从尾烧上，以乳钵接贮，研细，罗过，须要是雄者，墙头或篱上者是　蠮螉窠一个，泥须通透，儿出了者，研细

右二件和匀。作一服，以无灰酒半盏，暖热，再以童子小便半盏浸平之，服下即分娩[4]。

白术散　治妊娠气不和，调饮食。《经》云：饮食自倍，肠胃乃伤。

---

[1] 碗：原作"斃"。据《是斋百一选方》卷十八"妊孕伤寒"补。
[2] 熨：原作"慰"。据《是斋百一选方》卷十八"治妊孕吃撅"补。
[3] 胀：原作"涨"。据文义改。
[4] 娩：原作"免"。通"娩"，据改。

又云：阴之所生，过在五味。阴之五宫，伤在五味。若妊[1]子饮食不节，生冷毒物恣性食啖[2]，致脾胃之疾，故妊娠伤食，难得药，唯此方稳捷。

白术炒　干紫苏各一两　白芷微炒，三钱　人参三钱　川芎　诃子皮　青皮各半两　甘草一钱

右细末。每服二钱，水一盏，姜三片，煎七分，不拘时候温服。

萆麻膏　治妇人生产数日不[3]下，及胞衣、死胎不下者。政和中，一乡人女子产二日不下，予令温试之，一涂俄顷便下，自后常用极验。

萆麻七粒，去壳

右研如泥，涂妇人足心，才下便急洗去。此崔元亮《海上方》，人但未知耳。

鹿屑汤　治妊娠热病，胎死腹中。

鹿角屑一两

右用水一碗，葱白五茎，豆豉半合，同煎至六分，去滓温服。

五[4]灵脂散　治妇人胞衣不下，恶血冲心。

五灵脂

右用拣择砂石及铁屑之类，一半炒，一半生，为细末。每服二钱，小酒调下。

六物汤　安胎和气，治胎动不安，腰腿疼重，恶露频下。《杨氏家藏》此数方，并试验者。

阿胶蛤粉炒成珠子　糯米炒　黄耆蜜炙　川芎　当归洗焙　熟干地黄洗焙

右六味各等分，为㕮咀。每服三钱，生姜三片，葱白一寸，同煎至七分，去滓温服，空心。

---

[1]妊：原作"任"。通"娠"，据改。
[2]啖：原作"噉"。同"啖"，据改。
[3]不：原作"而"。据方后注云"才下便急洗去"。
[4]五：原脱。据目录补。

人参调中散 调脾肺气，治胸胁满闷，四肢烦热，及妊娠阻病，心胸注闷，呕逆，可[1]思饮食。

人参去芦头　甘草炙，各半两　枳壳麸炒，去穰　厚朴姜炙制　白术　白茯苓去皮，各一两　柴胡去苗　细辛去叶、土　藿香叶去土　陈皮去白，各三分

右件为㕮咀。每服三钱，水一盏，生姜三片，同煎至七分，去滓温服，食前。

赤茯苓散 治妊娠恶阻，心胸烦闷，头运恶心，四肢昏倦，呕吐痰水，恶闻食气。

赤茯苓去皮　半夏汤洗七遍　陈皮去白　桔梗去芦头　熟干地黄洗焙，各一两　白术　川芎　人参去芦头　赤芍药各三分　旋覆花　甘草炙，二味各半两

右㕮咀。每服三钱，水一盏半，生姜三片，煎至一盏，去滓热服，不拘时。

芎劳圆 安胎，补冲任，止胎漏，调血脉。及疗子脏风冷，腰腹疼痛。或久无子息，或妊娠损坠。

干姜炮　附子炮，去皮脐　山茱萸　续断　川芎　白芍药　蒲黄各一两　生干地黄三分　白术　菟丝子酒浸令软，别捣　肉苁蓉酒浸一宿，切焙　黄耆各二两

右件为细末，蜜糊为丸如梧子大。每服三十丸，煎木香热米饮下，空心食前。

---

[1] 可：《杨氏家藏方》卷十六《妇人方》"人参调中散"同。疑为"不"之误。

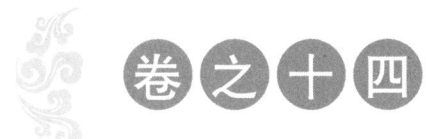

淋闭门

论诸淋闭结证候

诸淋大率有五，曰冷，曰热，曰膏，曰血，曰石。五种不同，皆以气为本。多因淫情交错，内外兼并，清浊相干，阴阳不慎，结在下焦，遂为淋闭。

宽气汤 利三焦，顺脏腑，治大便多秘。孙盈仲传，吕子厚右司阁仲服之有效。

香附子六两，须新，沙盆内打令净洁，焙干秤　乌药二两，去心取肉秤，须用真天台者　缩砂仁一两　甘草一两一分，炒

右为细末。服一大钱，浓煎橘皮汤下，不拘时候。此方比官局小乌沉汤加缩砂仁[1]，分两不同。

葱白阿胶散 治老人虚人大便不通。吴内翰母夫人服之效。

葱白一条　阿胶一片

右先将葱白以水煎，候葱熟不用，入阿胶溶开，温服。

皂角汤 治风秘。攒宫有老人患八九日不通，有木匠授以此方，只一服见效。

不蛀皂角当中取一寸许，去黑皮

右以沸汤半盏泡上，用盏盖定，候通口服之。先办少粥，通后

---

[1] 仁：原作"二"。药名无"缩砂二"，据文义改。

即食。

琥珀散 治老人虚人小便不通。吴内翰方，陈彦修侍郎服验。

琥珀

右研如粉，人参汤调下一钱止。

瓜蒌散 治腹胀，小便不通。绍兴刘驻泊汝翼云，魏邸[1]知明州时，宅库之妻患此疾垂殆，随行御医某人治此药，令服遂愈。

瓜蒌不拘多少

右焙干，碾为细末。每服三钱重，热酒调下。不能饮者，以米饮下。频进数服，以通为度。

葱豉膏 治大小便不通。颜尚书方，屡验。

连根葱一葱根，不得洗　淡豆豉二十一粒

右用盐一捻，生姜一块胡桃大，同研令烂，炒温，填脐内，以绢帛缚定，良久即通。

硫黄圆 治腹肚胀痛，脏腑秘。俞教授方，甚验。

苍术　厚朴姜[2]汁炙　陈皮各一两　生好硫黄二两，用萝卜煎沸汤浴之三两次

右捣罗为末，浸蒸饼糊为丸如梧子大。每服三十丸、五十丸，日两服，米汤下。

生附散 治冷淋，小便秘涩，数起不通，窍中疼痛，憎寒凛凛。多因饮水过度，或为寒泣心虚志耗，皆有此证。

附子去皮、脐，生用　滑石各半两　瞿麦　木通各三分　半夏汤洗七次，三分

右为末。每服二大钱，水二盏，姜七片，灯心二十茎，蜜半匙，煎七分，空腹服。

石韦散 治热淋。多因肾气不足，膀胱有热，水道不通，淋沥不宣，出少起数，脐腹急痛，畜作有时，劳倦即发。或尿如豆汁，或便出

---

[1]邸：原作"邠"。邠同"邸"，据改。
[2]姜：原作"菱"。据文义改。

沙石。叶伯材处此数方，大有神效。

木通　石韦去毛，各二两　甘草　王[1]不留行　当归各一两　滑石　白术　瞿麦　芍药　葵子各三两

右为细末。每服二钱，煎小麦汤调下，食前，日三。兼治大病余热不解后为淋者。

地肤子汤　治下焦有热，及诸淋闭不通。

地肤子三两　知母　黄芩　猪苓去皮　瞿麦　枳实麸炒　升麻　通草　葵子炒　海藻洗去腥，各二两

右为剉散。每服四钱，水一盏半，煎七分，去滓，空腹服。

立效散　治血淋。多因下焦结热，小便黄赤，淋闭疼痛，所出如血。或外挟风冷风热，或内伤志劳神，或房室过度，丹石发动，便鲜赤者，为风热伤心。瘀血者，为风冷伤肾。及小便俱出血者。

瞿麦穗一两　甘草炙，三分　山栀子炒，半两

右同为末。每服五钱至七钱，水一碗，入连须葱根七个，灯心五十茎，生姜五片，同煎至七分，时时温服，不拘时候。既云血寒则瘀，此药未必匀治，宜煎木通汤[2]下麝香鹿茸圆、菟丝子圆等。所以养生方云，不可专以血得热则淖溢为说，于理甚明，不复详引。

沉香散　治气淋，多因五内郁结，气不得舒，阴滞于阳而致壅闭，小腹胀满，使溺不通。大气分泄，小便方利。

沉香不焙　石韦去毛　滑石　王不留行　当归炒，各半两　葵子炒　白芍药各三分　甘草炙　橘皮各一分

右为细末。每服二钱，煎大麦饮调下。饮调亦得，食前。

霹雳煎　治大便不通，累服转药不能通者。出张仲景经验方。

好蜜一匙头

右于铫内熬，不住以匙搅，次下盐一钱，成膏，以匙刮出，急手捻

---

[1] 王：原作"羊"。药名无羊不留行，据本草药名改。下文"沉香散"此药同改，不另注。
[2] 汤：原作"阳"。据《三因极一病证方论》卷十二"立效散"改。

之如小枣大，莲子形，放冷自硬。先以温水浴下部，次用油涂药丸子，深内入谷道中，如人行三里，取下。腹内积聚恶物，便与承气汤散吃。如一丸未透，再用一丸。如三丸不通，是脏气绝也。

子芩散 治血淋。

甘草　芎藭[1]　伏龙肝[2]已上各一两。乃灶下黄土是也　子芩　赤芍药已上各二两

右件药粗捣罗[3]。用水一升，药半两，煎至七合，分三服，去滓温服，一日服尽。以变色为大效。

石韦饮子 治气淋，小遗涩痛。

石韦汤浸，刷去皮，一两　瞿麦一两　木通　陈橘皮三分，去瓤，炒　茯苓　芍药　桑白皮已上各三分　人参二分

右件药杵罗为细末。每服二钱，入生姜一分，水一大盏，煎至七分，温服，早食后、临卧各一服。忌冷物。

蜡圆[4]子 治淋经效方。

黄蜡二两，净，铫子内化　木香　肉豆蔻各一分，为细末　硇砂半两，研，水飞去砂石　灯心二束子，寸切

右件药末并灯心，并入蜡油铫子内，铁箸搅，候烟尽烟青细便可，放冷取出，丸如梧桐子。以温酒调舶上茴香末一钱下，每服三丸。先[5]炒灯心欲烟尽，然后入三味药，更炒，移时候稍冷丸之。

大效香枳散[6] 治大肠秘涩，调风顺气，宜服此方。

枳壳一两，去瓤，面炒　防风一两　甘草半两，炒

右三味并捣罗为细散。每服二大钱，百沸汤点服，空心、食前各一服。

---

[1] 藭：原脱。据《鸡峰普济方》卷十四"伏龙肝散"（同此方）补。
[2] 肝：原作"胆"。据改同上。
[3] 粗捣罗：同上作"捣罗为粗末"，义长。
[4] 圆：原作"丸"。据目录改。
[5] 先：原脱。据文义补。据《鸡峰普济方》卷十四"蜡丸子"补。
[6] 散：原作"汤"。据目录改。

麻皮散 治热淋，小腹胀满急痛。

麻皮一两　甘草三分，炙微赤

右件细剉。水二大盏，煎一盏三分，去滓，食前分三服。

发背门

治发背痈疽证候

发背[1]痈疽者，该三因而有之。论云：痈疽瘰疬，不问虚实寒热，皆由气郁而成。《经》亦云：气宿于经络，与血俱涩而不行，壅结为痈疽。不言热之所作，而后成痈者，此乃因喜怒忧思有所郁而成也。又论云：身有热，被风冷搏之。血脉凝泣不行，热气壅结而成。亦有阴虚，阳气凑袭，寒化为热，热成则肉腐为脓者，此乃外因寒热风湿所伤而成也。又服丹石及炙煿酒面、温床厚被所致，又尽力房室，精虚气节所致者，此乃因不内外所伤而成也。故知三因矣。

《千金》内补散 治痈疽发背，恶肌不尽，服此消肌生肉。近胡丞得一方，甚宝秘之，持以献洪丞相，与之作序，言重于世已遍行矣。其方乃此方也，添黄芪，加人参，减桂。间有轻者，服之稍效，若真痈疽为害反甚。内补散当用在第四节，当前服内消等药，俟脓尽方得投，苟专用之，亦所谓守一法也。孔子不尝未达之药者，良有旨哉。士夫当深味斯言，无轻信医方误，天下后世谨之。

当归　桂心各二两　人参　川芎　厚朴姜制炒　防风　甘草炙　白芷　桔梗各一两

右为末。每服二钱匕，酒调，空腹服。不能饮酒，以木香汤调下。

---

[1]背：原作"痟"。字书查无此字，据《三因极一病证方论》卷"痈疽叙论"改。余同此改者，不另注。

鹿朴散 治脑疽、发背、肾痈、奶痈、一切疮肿等疾。詹判院传。

鹿朴在处人取其叶，捣汁，投溪潭中以醉鱼，江西人谓之鱼酩草，绍兴人谓之鹿木

右腊中取根，捣到为㕮咀。每服三四大钱，无灰酒一大碗，煎至七分盏，去滓，空心食前带热服。忌葱、酱、酒等，煎时不得犯铜铁器。病深者日进三四服，并不用膏药贴，无问男子妇人，癃老幼小，远年近岁，体虚气实，一切肿疮凡在身者，种类殊异，悉皆治之。已溃脓自出，未溃毒自消，不耗真元，不动脏腑。入少甘草、石薜荔同煎尤佳。有娠妇人不可服。

瓜蒌酒 治一切痈疽发背疮肿。治便毒最验。韩市舶宁道方。此即淮西赵参议所传，刘鹏察院万金散，东平陈彦哲有序，多不复录。如大便秘涩，可服拔毒黄耆散。

大甘草半两，为粗末　没药一分，研　大瓜蒌一个，去皮，切

右三物用无灰酒三升，熬至一升，放温顿服之。如一服不尽，分三服进，屡有神效。

粉草汤 治谷道前后所生痈，谓之悬痈。韶州医人刘从周方，林谦之祭酒传。

粉草好者，一两，四寸截断

右以溪涧长流水一碗，井河水不可用，文武火慢慢蘸水炙之，约自早炙至午后，炙水令尽，不可急性。擘甘草心，觉水润，然后为透。细剉，却用无灰酒二小青碗，入上件甘草煎至一碗，温服之。一二服便可保无虞。此病初发如松子大，渐如莲子，数十日后始觉赤肿如桃李，即破。若破则难治。服此药虽不能急消，过二十余日必消尽矣。投两服亦无害。林判院康朝尝患此痈已破，服此药两服疮即合，甚妙。

阿胶散 治痈疽发背。汤寿资云：光州有人患肾痈，大小便皆秘，甚以为苦。本州胡判官令以此方，云：凡疮肿皆可服，不计多少，以脏腑通利为度。

牛皮胶明净者，不以多少

右炭火上烧成黑灰，研极细。每服五钱，以米饮调下。服至二两许方通，所下皆秽恶物，痈肿遂消，不复出脓。

仙翁指授散　按[1]：仙芝圆者为阴，方者为阳，阴阳对生，面青背紫，茎黑色，根盘如蜈蚣，四叶对芳，五月而花，有花无实，凌冬不凋，丛秀异于他草。生于深山大泽水石之间，采以五月五日。采讫择根令齐，便于急水中摆去砂土，挂于微带风日处，不可令把束重叠，恐烂不佳，而气味无力。方圆各收一处，不可相杂。既干，临时用方圆[2]两根各作一包[3]，无令差误。每用磨子磨之，不得近铁，再三取极细为度。忌僧尼、妇人、孝子、鸡、犬、一切厌秽见之。拣天德月德天医，或七月七日吉日合之。如此法则，其验如神。寻常疏纵不依此法，但功效差迟耳。方具于后。

杀毒定疮傅散初入门下第一服

用酽醋调根傅，其头圆者傅其右，方者傅其左。一个时辰当住痛而不住，加一服。又不住，可加后药：

仙芝根叶共一两半　榉[4]寄生半两　夜明砂一分。依前法[5]厚调傅之

风毒盛极，加：

赵侯须一两，本草名败酱　丝瓜半两，生者佳，冬月无，可霜前收，临时末之。以傅生者，则细切，石臼中研，绞汁，以一盏当一两，不用醋调，只用汁调更佳。此物亦有阴阳，长者为阳，短肥为阴，可偶用[6]之

如烟浆沸泼[7]，风毒火丹甚者，可加：

夜明砂通[8]前半两　真牛黄一字　犀角水磨尽，半钱，不然细末之

准前不用醋调，以丝瓜汁、犀角水调傅。

---

[1] 按：原作"徐"。据《卫济宝书》卷下"正药指授散"改。
[2] 方圆：此后原衍"与"字。据删同上。
[3] 包：原作"苞"。据改同上。
[4] 榉：《卫济宝书》卷下"正药指授散"作"梓"。
[5] 依前法：原作"佳前"。据改同上。
[6] 偶：两用之意，即均可使用。
[7] 烟浆沸泼：俗语。烟浆，指渗液；沸泼，指浆液渗出多而烧灼。
[8] 通：此前原衍"服"字，据《卫济宝书》卷下"正药指授散"删。

服食仙翁指授散

仙芝四两，方、圆根茎枝叶对用，谓如个多则宜多圆，个少准常法　丝瓜一两　夜明砂一分

每用三大钱，温酒调下。病在上者先食后服。

凡毒盛者，加：

赵侯须一两　犀角末半钱

每三钱，酒下。饮酒闷者，木通汤下。

如烟浆者，加：

牛黄一钱　赤茯苓半钱

右用酒下。

老翁神杖散　榉柳[1]树上老寄生藤，自地下量起，与人额齐，以下者不用，以上者取七尺。如无，取三尺六寸，每条皆如此。若一藤一枝则不取[2]，一藤二枝者可取[3]。吉日采，无令人多见。采归以瓷片子轻手刮去外黄皮不用，再以片刮中白肉，直见骨心，乃不用。取讫，于瓦上微慢火焙干，磨子磨之。五月五日尤佳。

寄生一两　夜明砂一分[4]

右为细末。二钱，温酒调下。催服依仙芝式。傅药如前，以醋调，丝瓜汁尤佳。

玉女飞花散

蜀桑根大者即芫花根，不磨，木白捣用

右五月五日采，轻轻水中洗去土，烧淡醋令沸，以花根于醋中一走过，觉色变白，如寄生法取之。当日采，当日合，刮令极细，须用利瓷片，而慢手乃可。每服一字，温酒一大盏，放药于盏面上，良久花飞开，服下[5]。催如入门式，傅以丝瓜汁调，醋亦可。

---

[1] 榉柳：《卫济宝书》卷下"老翁神杖散"作"梓"。
[2] 不取：原作"止"。据改同上。
[3] 者可取：原作"取二"。据补改同上。
[4] 分：同上作"两"。
[5] 服下：原作"下日"。据《卫济宝书》卷下"玉女飞花散"改。

赵侯须散

赵侯须一大握，干者四两为一服　苦辣回根七寸　甘草节三寸　乳香一钱　穿山荷根七寸，蒲桃藤根

右生捣为粗末，煎，去滓。干者为细末。上件为一剂，分三服，每服用好酒三升半，煎七分，三服。傅酒调，依上方。

黄真君妙贴散

硫黄好者，不以多少　乳香半两

右用荞麦面为窝子，包黄在内，于三斤熟火中煅令黄黑。取出，入乳香研细。用井花水调，以熟绢剪如肿样，贴之留窍，日两易。

如圣青龙散　治发背。如初觉背上有疮疖，不以大小，或疼或痒，无头，内攻向里肿硬，如汤火烧，燥渴，不思饮食。王史经验方。

薜荔叶小者取一握

右用新水一碗，于瓷器中煎十余沸，放温，临卧一服两银盏许。如未解，热燥，再一服。下疮根恶物为应。

圣效散　潘氏方。治痈背累有效。

黄檗末一两，炒令变色微紫　熟干地黄末三钱，略炒　槟榔末三钱　木香末二钱，同上二味炒令微黄色

右匀为细末。如大脓已尽，即更入鸡内金二钱，令生肌也。

黄耆汤　常器之方。

黄耆一两　桔梗一两　甘草一两　藿香叶三钱　青皮半两，不去白　干葛半两，如不渴，减半　栝萎根三钱，如不渴，减半

右为粗末。每服四钱匕，水一盏半，煎至一盏，频频服之。气弱人细呷。

乳香散　治发背内溃，及诸恶毒冲心呕痛，三两服救一命。凡疮日宜一两服，内托毒气使出外，不内攻。予嘉祐庚子赴官南宫，舟过彭门郡，守兵部寇公以中伏日召会于府园，是时家人左腋下苦大疮，舟中隘热，亟欲解行以是，白公不待终席独去。公曰：凡疮血滞耳，听自溃，勿过砭治。若毒内行为烦呕，此候最恶。某家有乳香散，非能治疮也，

能反毒之入为呕者也。因出十余匕见遗，服之即效。

真绿豆粉四两，研　乳香光明者，一两，于水中坐乳钵研细

右二物再同研极细。每服一钱，新汲水调下。水不用多，要药在胸膈也。

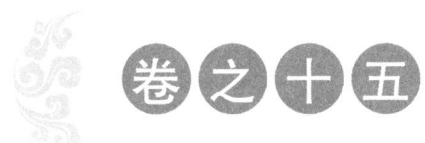

血疾门

治吐血衄血咯血证候

人禀二气,不可偏枯,一有胜之,即致妄行。摄生之序,荣卫为先,调护相济,无令参差。《经》云:诸气皆属于阳,诸血皆属于阴。阴盛则阳亏,阳盛则阴亏。所谓阳胜则阴病,阴胜则阳病。吐衄便溺,乃阳气侵阴,阴气被伤,血失常道。

白术散 治吐血咯血,行荣卫,顺气止血,进食退热。惟忌食热面、煎煿、海物、猪鸡,一切发风之物。酒不宜饮,食不宜饱,常令饥饱得所,自然胸膈空利,气血流顺也。苏少连病此极可畏,百药不效。偶姜孚言通判传此方,服之遂愈。后以济人累验。韬光传。

白术二两 人参 白茯苓去黑皮 黄耆各一两 山药 百合三分,去心 甘草炙,各半两 前胡去芦 柴胡去芦,各一分

右为散。每服一钱半,水一盏,姜三片,枣一个,同煎至六分,温服,日三。

立效散 治吐血。辛大参企李之孙佑之,为鄂州户部粮料院。家藏之方,凡疗十余人矣,专录以相示,真可宝也。

侧柏叶焙干,如仓卒难干,以新瓦置火上,摘叶于瓦内煿干亦得

右为细末。米饮调下二三钱,两服即止。多服亦无害。

双荷汤 治卒暴吐血。张氏处此数方,累有神效。

藕节七个　荷叶顶七个

右二味，用少蜜同擂细，水二盏，煎八分，去滓食后服。

万金散　治咯血。

槐花拣净

右为末。每服二钱，热酒调下，食后服。

青杏饼　治吐血及久嗽咯血，不问久新。

杏仁去皮、尖，擂细　青黛研　牡蛎煅研

右等分，和匀，镕黄腊搅，放温，捏成饼如棋子大。每服二饼，用干柿去核，入药在内，湿纸裹煨，嚼细，薑水度下，不以时候。

水五散　治男子妇人咯血吐血。

寒水石烧通红　五倍子生用

右等分，为细末。每服二钱，冷米饮调下，食后服。

夺命丹　治吐血。

竹蛀屑

右每服二大钱，用无灰酒调下。如不饮，用白茅根煎汤调下，不以时候。

黄金散　治吐血损肺，伏暑小便遗血，劳嗽咯血，误服蛊毒。

黄蜀葵花

右不以多少，阴干为末。每服一大钱，入麝香少许，百沸汤略湿，食后服，不过两服。

黑神散　治大吐血，及伤酒食饱，低头掬损，吐血至多，并血妄行，口鼻中俱出，但声未失，无有不效。

百草霜若村中烧草锅底煤最妙

右不拘多少，罗细。每服一钱，糯米煎汤调下。鼻衄，搐一字。皮破出血，灸疮出血，掺上立止。治舌忽然肿破，干掺。

莲子汤　治劳心吐血。孙盈仲说，临安张上舍曾以此治数人得效。

莲子心七个　糯米二十一粒

右为末，酒调服。

地黄膏 治吐血。葛察判阁中苦此疾，百药皆试，得此方服之取效，后虽发，屡验。

生地黄一斤　附子一两半，炮，去皮，细切　干山药三两

右将地黄洗净，细捣取汁，其滓再入好酒少许，又取汁令尽。将附子切作片子，入在地黄汁内，用银石器熬成膏。其附子取出焙干，更用山药同为细末，却以地黄膏子和成剂，木臼内杵一二千下，丸如梧桐子大。每服三十丸，渐渐加至五十丸，米饮空心下，神效。

地黄汤 治妄行吐血。张裁衣传。其子病，服此即止，屡作屡效。

熟地黄洗去土，焙干

右为细末。用好真京墨、新汲水磨半盏来许，分作二服，调熟地黄末服之。墨须用松烟者。

固荣散 治吐血便血。王医师方，钟允中铃辖传。

真蒲黄炒，一两　地榆去芦，一两　白芷半两　甘草炒，三钱

右细末。每服三钱，温汤调。气壮人加石膏半两。

止衄散 治气郁发衄，无比神方。

黄芪六钱　赤茯苓　白芍药　当归　生干地黄　阿胶炙，已上各三钱

右为细末。煎黄芪汤调下二钱匕，未知再作。

二灰散 治肺疽吐血并妄行。

红枣和核烧存性　百药煎煅，各等分

右为细末。每服二钱，米汤调下。

紫金丹 治暴中咯血。

新绵灰蒲炒，一钱　汉防己一两，为末　甘草半两，炮，为末　阿胶半两，炙，为末　麝香半钱，细研　乳香少许，透明者，细研

右件药合和令匀，滴水为丸如鸡头大。临卧时，腊茶吞下一丸。

中毒门

治诸中毒证候

江南闽中山间人，以蛇虺、蜈蚣、蜓蚰、虾蟆等百虫，同器畜之，使其自相食啖，胜者为灵以事之。取其毒，杂以菜果饮食之类以害人，妄意要福，以图富贵。人或中之，证状万状。广如治百蛊说，或年岁闻人多死。又有人家，香火奉事如家先者，亦谓之蛊，能病人，世谓之蛊注。以姓类属五行，谓之五蛊。此皆边鄙邪僻之地多有此事，中都则蔑闻也。

夫中蛊毒者，令人心腹绞痛，有如物啮，吐、下血皆如烂肉。若不急治，食人五脏，即死。验之令病人唾水中，沉者即是蛊。有人行蛊毒以病人，若欲知其姓名，以败鼓皮烧灰作末，饮服方寸匕，须臾自呼蛊家姓名，可语令呼唤将去，则愈，治之亦有方。

丹砂圆 治蛊毒从酒食中着者方。端午日合。

辰砂别研　雄黄别研，水飞　赤脚蜈蚣　续随子各一两　麝香一分

右为末，糯米饮为丸如鸡头大。若觉中毒，即以酒下一圆。蛇蝎所螫，醋磨涂之。

犀角饮子 解丹石药毒。杨氏处此数方，累用有神效。

犀角镑　知母　防风去芦头　甘草四味各半两　山栀子　杏仁去皮、尖　蔓荆子　地骨皮　白茯苓去皮。各一两　黄芩一两半　柴胡去苗，二钱

右件㕮咀。每服五钱，水一盏，煎至七分，去滓温服。

解毒圆 解一切饮食毒，及诸药药毒，并疗溺死、缢死、磕死，或汤荡火烧，气已绝，但心头微热者，皆可治。

五倍子三两　大戟一两　山慈菰半两　板蓝根半两　续随子去皮，一两　麝香一钱，别研

右件为细末，研匀。水煮糯米糊为丸，每一两，作一十丸，阴干，用雄鸭头血为衣，候经宿布袋挂当风处。每服一圆，热酒磨下。

化毒散 治中药毒吐血，或心痛，或舌尖微黑，口唇裂，嚼豆不腥者是。

巴豆一枚，去皮、心膜，细研　黄丹半钱　雄黄一字，同研细

右用乌鸡子一枚，煎盘内煎成饼，掺药在上，卷为筒子，临睡一服，烂嚼，茶清送下，当夜取下毒。

备急散 解中药毒，烦躁吐血，口内如针刺。

白矾一两　草茶一两

右件为细末。每服三钱，新汲水调下。此药入口味甘，而不觉苦者，是中毒也。

甘粉散 解一切药毒。

甘草二两，生剉碎，用水三碗，煎至一碗，去滓。入绿豆粉一合，打匀，再煎数沸，入蜜半两，温服。

白豆散[1] 解一切药毒[2]。

白扁豆，生晒干，为细末，新汲水调下三钱匕。吴内翰备急方云：全椒医高照一子无赖，父笞之，遂服砒霜自毒，大渴利，腹胀欲裂。余教照令服此药，以水调，随所欲与之，不数碗即利，而安。

菖蒲散 解蛊毒。张知府叔潜云，平生用此甚验。

右菖蒲一味，切，焙干，为细末。以甘草煎汤调下，不计时候服，以病退为度。叔潜居官，每施此药。

草豆散[3] 解砒毒。叶春方。

白扁豆，不以多少，为细末，入青黛等分，细研，再入甘草末少许。巴豆一枚，去壳，不去油，别研为细末，取一半入药内。以砂糖一大块，水化开，添成一大盏，饮之。毒随利去后，即服五苓散之类。

---

[1] 白豆散：原脱。据目录补。
[2] 解一切药毒：本书前集卷二十"解毒散"与此同。
[3] 草豆散：原脱。据目录补。

木香饼 治食蟹反恶。陈正卿云，顷年与一承局同航，船承局者，为舟中人言，尝为官司差往昌国，见白蟹不论钱，因买百金，得数十枚，痛饮大嚼，且食红柿，至夜大吐，继之以血，昏不醒人，病重殆。同邸有知其故者，忧之。忽一道人云，惟木香可解。但深夜无此药。偶有木香饼子一贴，试用之。病人口已噤，遂调药灌，即渐渐苏，吐定而愈。

陈土汤[1] 治中毒。附子、河豚、乌头之类，一切药毒，皆可治。刘医方，袁司法同。

右用多年壁土，热汤泡，搅之令浊，少顷乘热去脚取饮，不醒人事者灌之，甚妙。

解毒散 不以是何毒药，服之虫皆吐出，神效。

石菖蒲　白矾

右等分，为末。新汲水调下二钱，不过两服必效。

黄连汤[2] 解巴豆毒。

饮生油即解。又煎黄连汤服，亦解。

酸米醋[3] 解砒毒。

酽米醋多饮之，吐出毒即解。不可饮水。

甘草汤[4] 治中诸药毒。

生甘草　黑豆　淡竹叶

右浓煎汤[5]服之。

白芷散[6] 治恶蛇咬[7]。

先以麻绳扎伤处两头，次用香白芷细末掺之，以多为妙。仍以新汲

---

[1] 陈土汤: 同上。
[2] 黄连汤: 同上。
[3] 酸米醋: 同上。
[4] 甘草汤: 同上。
[5] 右浓煎汤: 此4字原损缺。据《是斋百一选方》卷十七"治中诸药毒"补。
[6] 白芷散: 同上。
[7] 治恶蛇咬: 此4字损缺。据《是斋百一选方》卷十七"治恶蛇咬"补。

水调下半两许，毒气自消。一方用热酒调下。诸方皆用麦门冬水，盖欲先护心气也。

麝香散[1]　治蛇伤及蜈蚣、蝎螫，诸毒虫咬方。

麝香少许，研　干姜　雄黄研

右等分，为细末。用津唾点，时擦患处，痛即止。

又方

用艾灸咬处五壮或七壮，其痛立止。此二方妙甚。

贝母散　治蛇伤及一切恶虫所伤。已死，但有微气，可以下药即活，神效不可言。

贝母为末。酒调，令病者尽量饮之，饮不得即止。顷之，酒自[2]伤处为水流出，水尽为度。却以贝母滓塞疮口，即愈。苏韬光寓婺州城外魁星馆，有人书此方于壁间，云此方神妙。与前香白芷方并书之，韬光屡以救人皆验。

治蜈蚣伤极妙方[3]　极妙，甚者不过两枚[4]。

取大蜘蛛一枚，放所咬处，令收其毒。赵参议、陈寺丞、钱文子皆云之，初亦不信，亲曾用之，既啮痛果即定。蜘蛛虽着身稍远，必径寻其处而啮之。渐觉腹胀，盖为毒气所攻，须急投水中，不尔即死。

---

[1] 麝香散：原脱。据目录补。
[2] 自：原作"目"。据《是斋百一选方》卷十七"治蛇伤及一切恶虫所伤"改。
[3] 极妙方：原脱。据目录补。
[4] 枚：原作"枝"。据《是斋百一选方》卷十七"治蜈蚣咬"改。

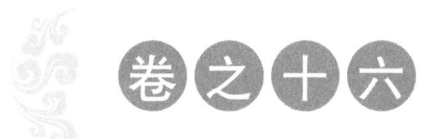

咽喉门

治咽喉诸病证候

夫喉以候气，咽以咽物。咽接三脘以通胃，喉通五脏以系肺，气谷攸分，皎然明白。有为水喉、谷喉之说者，谬说也。《千金》复云："喉咙候脾胃，咽门喉肝胆"，亦非至论。智者当以理推，不可强存乎人矣。诸脏热则肿，寒则缩，皆使喉闭，风燥亦然。五脏久咳则声嘶，嘶者，喉破也，非咽门病。咽肿则不能吞，干则不能咽，多因饮啖辛热，或复呕吐烙[1]伤，致咽系干枯之所为也，与喉门自别。又有悬痈暴肿，闭塞喉咙，亦如喉闭。但悬痈在上腭，俗谓莺翁，又谓之鹅聚，俗语声讹，不可不备识。

玉钥匙 治风热喉痹，及缠喉风。叶伯材用此数方，累有神效。

焰消一两半　硼砂半两　脑子一字　白僵[2]蚕一分

右为末，研匀，以竹管吹半钱许入喉中，立愈。

神效散 治喉闭热肿，语声不出。

荆芥穗别为末　萆麻生去皮，别研，各等分

右入生蜜少许，圆如皂子大，以绵裹，含化。急则嚼化。一法用朴消，不用荆芥。

---

[1] 烙：原作"咯"。据《三因极一病证方论》卷十六"咽喉病证治"改。
[2] 僵：原作"强"。据《三因极一病证方论》卷十六"玉钥匙"改。

玉屑无忧散 治缠喉风，咽喉疼痛，语声不出，咽物有碍。或风涎壅滞，口舌生疮。大人酒癥，小儿奶癖。或误吞骨屑，哽塞不下。

玄参　贯众　缩砂仁　滑石　山豆根　黄连　甘草　荆芥穗　茯苓_{各半两}　硼砂_{三钱}　寒水石_{煅，三钱}

右为末。每服一钱，先抄入口，以新汲水咽下。此药除三尸，去八邪，杀九虫，辟瘟疗渴。

荆芥汤 治风热肺壅，咽喉肿痛，语声不出，喉中如有物哽，咽之则痛甚。

荆芥穗_{半两}　桔梗_{二两}　甘草_{一两}

右为剉散，每服四钱，水[1]一盏，姜三片，煎六分，去滓服[2]。一法去荆芥穗，名如圣汤。

解毒雄黄圆 治缠喉[3]风及急喉痹，卒然倒仆，失音不语。或牙关紧急，不省人事。或上膈壅热，痰涎不利，咽喉肿痛。

雄黄_{飞，一分}　郁金_{一分}　巴豆_{去皮，出油，二七个}

右为末，醋糊圆绿豆大。热茶清下七丸，吐出顽涎，立省，未吐再服。如未至死，心头尚温，灌药下喉即活。

龙脑散 夫咽喉卒肿痛者，由人脏腑充实，肺脾暴热之所致也。或有服饵丹石，毒气在脏，熏蒸上焦，而又多食炙煿热酒，冲于脾肺，致胸膈壅滞，气道痞涩，热毒之气不得宣通，故令咽喉卒肿痛也。孙氏用此数方，治咽喉之病大有神效。

龙脑_{一分，研}　朱砂_{三分，研细}　犀角屑_{三分}　真珠末_{半两，研}　马牙消_{一两，研}　白药子_{三分}　黄耆_{半两，剉}　甘草_{半两，细剉}

右件八味细杵，研令匀。每服二钱，新汲水调下，不计时候。

牛蒡汤 治咽喉生疮。夫咽喉者，脾胃之候，由脾胃间热，其气上冲咽喉，所以生疮。其疮白头，或赤根，皆热毒之所致，宜用此方。

---

[1] 四钱水：三字原损缺。据《三因极一病证方论》卷十六"荆芥汤"补。
[2] 服：同上此前有"温"字。
[3] 喉：原脱。据《三因极一病证方论》卷十六"解毒雄黄圆"补。

桔梗一两　甘草一两，生用　牛蒡子一两，微炒

右为粗末。每服三钱，水一中盏，入青竹茹一分，同煎至六分，去滓，不计时候，温温细呷服。

金露圆[1]　夫尸咽喉者，谓人腹内尸虫，上蚀于咽喉而生疮也。此皆阴阳不和，脾肺壅滞，风热毒气在于脏腑，不能宣通，故令尸虫动作，上蚀咽中，或痛或痒，如𧏾之候者是也。宜服此方。

朱砂一钱　白矾一分　甘草生为末，半两　铅霜一钱　麝香一钱　太阴玄精石一分，研末　蛇蜕皮三条，全，去头，以皂角揉取浓水一盏，浸一伏时，漉出晒干，别更炒令焦黄，为末

右件药同研匀细，炼蜜和为丸皂荚子大。食后、临卧，用新薄绵裹一丸，含化咽津。

犀角散　治马喉闭。夫马喉闭者，谓热毒之气结于喉间，肿连颊骨，微壮热烦满，而数吐气，呼之为马喉痹。治马喉痹颊面肿满，并宜服之。

犀角屑半两　射干三分　桔梗三分，去芦头　马蔺根三分，剉　甘草半两，炙微赤，剉　川升麻半两

右六味粗捣为散。每服三钱，水一中盏，入竹叶七片，煎至六分，去滓，入马牙消一钱，搅令匀，细含咽。

菖蒲圆[2]　治咽喉肿痛，语声不出。

菖蒲二两　孔公孽一两，细研　木通二两，剉　皂荚一挺，厚实者，去黑皮，涂酥，炙令焦黄色，去子用

右四味为末，炼蜜为丸如梧桐子大。每服煎鬼箭羽汤下二十丸，渐加至三十丸，不计时候。

乳香圆[3]　治咽喉生谷贼者，禾里有短穗而强涩者是也。误作米而食之，则令喉里肿结不通，致风热气冲于喉间，与血气相搏则生肿

---

[1]圆：原作"丸"。据目录改。
[2]圆：原作"丸"。据目录改。
[3]圆：原作"丸"。据目录改。

结。如食饮疼痛妨闷，故谓之喉中生谷贼。不急治之，亦能杀人也。宜服此方立效。

乳香半两　硇砂一分　琥珀半两　松脂半两

右件四味捣研为末，化黄蜡和圆如鸡头实大，常含咽津，以差为度。

千两金圆[1]　治缠喉风，不问阳闭阴闭，如急病，内外肿塞，辄至不救者，用之能起死。滁州何村丘永兴传此三方，的有神效。

蚵蚾草嫩者　猪牙皂角各半两　铜青二两　大黄半两

右为细末，以白梅肥润者，取肉烂研，一处捣匀，每两作一十五丸。每用以新绵裹，口中含化咽津，有顽涎吐出。若病得两日后，难用。

南星防风散　治风壅腮颔肿，内生结核，缠喉风等。

南星半两，汤洗净，捣细，姜汁制，焙干　防风半两，生用，不见铁器　白僵蚕半两，焙干　当归二钱，焙干　天麻三钱，生用　猪牙皂角去黑皮，焙干，三条

右件为末。每服二钱，水一盏，姜三片，入荆芥少许，同煎至七分，温服，食后，日进三服。忌发风毒物。如肿不散者，加透明雄黄三钱，同前药一道为末，煎服。

立圣膏　治缠喉风。

齐州半夏三七粒　巴豆三七粒

右将半夏轻捶，每粒分作四片，巴豆剥去心膜，于银铜石器内，用米醋三碗，文武火熬尽醋为度，用清醋微洗过，研为膏子。每患缠喉风，或喉闭，或痾疾，用一斡耳，以生姜自然汁一茶脚化下。患甚者灌药少时，自然吐出恶涎如鱼冻相似，立愈，极有神效。

吹喉散　治咽喉肿痛。

朴消四两，别研　甘草末生，一两

---

[1] 圆：原作"丸"。据目录改。

右研匀。每用半钱，干掺喉中。如肿甚者，用竹筒子吹入喉中为佳。

一字散 治喉痹，气塞不通欲死者。

雄黄一分，别研　蝎梢七枚　白矾生研，一钱　藜芦一钱　猪牙皂荚七挺

右为细末。每用一字许，吹入鼻中即吐顽涎，立差。

佛手散 治缠喉风神效。

盆硝一两，研　白僵蚕半两，去丝　青黛一钱，研　甘草二钱半，生

右为细末，以少许掺喉中。如闭甚，以竹管吹入。寻常咽喉间不快亦可用。

白药子 治急喉痹。范观道方。

大[1]青鱼胆新瓦上焙干，去膜，取末一钱　蛇蜕皮去沙土，碗内烧灰，一钱，研令极细　白僵蚕直者，去丝、嘴，新瓦上焙干，一两　白矾铁铫飞过留性，一两　白药子新瓦上焙干，一钱

右并为细末，再以乳钵和研令匀，再用半钱吹入咽喉，立愈。若病轻，以多年白盐梅肉，细切，入前项药同捣令匀，元如大鸡头大，每服一丸，含化咽津。如白梅稍干硬，用熟汤浸令软，取肉切用。

头目门

治头中风寒暑湿、头痛诸证候[2]

头者，诸阳之会。上丹产于泥丸宫，百神所集。凡头痛者，乃足太阳受病，上连风府、眉角而痛者，皆可药愈。或上穿风府，陷入于泥丸宫而痛者，是为真头疼，不可以药愈，夕发旦死，旦发夕死，责在根气

---

[1] 大：原作"入"。据《是斋百一选方》卷十"治急喉痹"改。
[2] 治头中风寒暑湿、头痛诸证候：原脱。据目录补。

先绝也。原其所因，有中风寒暑湿而疼者，有气血、饮食厥而疼者，有五脏气郁厥而疼者。治之之法，当先审其证候。

都梁圆 大治诸风眩晕，妇人产后乍伤风邪，头目昏重，及血风头痛，服之令人目明。凡沐浴后服一二粒甚佳。暴寒乍暖，神思不清，伤寒头目昏晕，并宜服之。王定国因被风吹，项背拘急，头目昏眩，太阳并脑俱痛。自山阳挐舟至泗州，求医杨吉老。既诊脉，即与药一弹元，便服。王因款话，经一时再作，并进两元，病若失去。王甚喜，问为何药。答云：公如道得其中一味，即传此方。王思索良久，自川芎、防风之类，凡举数种皆非，但一味白芷耳。王益神之。此药初无名，王曰是药处自都梁名人，可名都梁丸也。

香白芷 大块，择白色新洁者，先以棕刷刷去尘土，用沸汤泡洗四五遍

右为细末，炼蜜和丸如弹子大。每服一圆，多用荆芥点腊茶细嚼下，食后常服诸无所忌，只干嚼咽亦可。

茶牙汤 治偏正头疼，恶心呕吐不止者。襄阳府胡急脚专货此药，积钱至数万缗，秘惜不传。上官医以计得之。

细茶牙 一两　生草乌 半两，去皮尖　细辛 半两

右为粗末。每服五钱，水二盏，慢火煎至六分，去滓温服，一服取效。

十味如神圆 治偏正头风，坠痰涎，散滞气，宽胸膈。久服清头目，强腰膝。峡州教授王执中字叔权，永嘉人，其母患头风，卧病余半年，遍服头风药，虽少愈而未能去体。偶何用之来访，云祖母尝因惊避戎马奔走，得头风疾数年，有道人令服此而验，因传其方。既服遂脱然。

半夏 四十九粒，汤浸七次　晋矾 枯过　南星 一个，洗，姜汁浸　天门冬 去心　五味子 各半两　麦门冬 去心　远志 去心，各一两　甘草 炙　白术　人参 各一分

右为末，生姜自然汁调飞罗面煮糊，圆梧桐子大，朱砂一分为衣。每服十圆至十五圆，食后、临卧生姜汤吞下。

芎辛汤 治伤风寒生冷，及气虚痰厥，头疼如破，兼眩晕欲倒，呕吐不定。

附子生，去皮、脐　乌头生，去皮、尖　天南星　干姜　甘草炙　川芎　细辛各等分

右为剉散。每服四大钱，水二盏，姜五片，茶芽少许，煎七分，去滓，食后服。

芎附散 治气虚头痛不可忍。张裁衣得此方，屡以医人皆立效。

附子一两者，炮，去皮、脐　川芎二钱　熟干地黄半两，须自晒，洒酒九蒸九曝者，市卖者以绿矾搭色，不中用。或无，即以好大川当归半两代之

右㕮咀。每料分作五服，水一大盏，生姜三片，枣一枚，同煎至六分，去滓，入细磨木香水一蚶壳，再暖令热服之。

藿香散 治伤风挟涎饮，上厥头疼。偏、正、夹脑诸风。

藿香半两　川乌头汤浸七次，去皮、尖，一两　乳香三皂子大　草乌头炮裂，去皮、尖，半两

右为末。每服一字，薄荷茶清调下，食后服。

治眼目诸病证候

夫眼者，五脏之精明，一身之至宝，如天之有日月，其可不保护之。然骨之精为瞳子，属肾；筋之精为黑眼，属肝；血之精为络果，属心；气之精为白眼，属肺；肉之精为约束，属脾。契[1]筋骨血气之精与脉并为系，系上属于脑，后出于项中。故六淫外伤、五脏内郁、饮食、房室、远视、悲泣、抄写、雕镂、刺绣、博奕、不避烟尘、刺血发汗，皆能病目。故方论有五轮八廓、内外障等，各各不同，尤当分其所主。

《千金》神曲圆 明目，百岁可读细书，常服益眼力。

神曲四两　磁石二两，煅，醋淬七次　光明砂一两

---

[1] 契：《三因极一病证方论》卷十六"眼叙论"作"裹撷"。

右为末，炼蜜为丸梧子大。米饮服五丸，食前，日三服。

《圣惠》散　治目赤羞明，冷泪不止。

夏枯草穗二两　香附子炒，去毛，三两

右为细末。每服二大钱，百沸汤调下，食后服。若能饮酒，而目赤作痛，眵泪隐涩难开，《局方》密蒙花散[1]，用白茅根煎汤调下，食后服。

四宝圆　治眼疾，时见黑花，视物不真，及一切目疾。

枸杞子八两　青盐四两　川椒去目并闭口，六两　菊花六两

右四件，一处用水一斗，煮候水涸，出，焙为末，煮薄面糊为丸如桐子大。每服三五十丸，空心、食前，盐汤熟水送下。

大明散　治诸目疾，不问久新，退翳，去赤脉。治风毒上攻，羞明怕日，渐觉眼细小，或痛或痒，及素有头风疾，最妙。

苍术四两，米泔浸　荆芥穗二两　防风一两　人参一两　菊花二两　木贼去节，二两　川芎一两　鼠粘子炒，一两　甘草炙，一两　羌活去芦，二两　蝉退去头、足，半两

右为细末。每服三钱，茶清调下。若热泪目赤，米泔水调下，食后服。

蝉花圆　治眼睛痛，渐生赤障，视物眊眊，隐涩难开。

蔓荆子一两　大川乌炮，半两，去皮　川羌活一两　蝉退去头、足，半两　没药半两，别研　赤芍药一两　龙胆草去苗，半两　木贼去节，半两　当归去芦洗，一两

右为细末，薄面糊为圆如桐子大。每服三五十圆，食后茶清送下。

黑锡丹[2]　有人[3]患赤目，皆作肝经有热，服洗肝散凉药治之，久而目觉昏，生翳膜，遂服《局方》黑锡丹、锦鸠圆，并驻景圆而痊。

---

[1] 密蒙花散：本书未收此方。方见《和剂局方》卷七十五《眼目门》"密蒙花散"，由"密蒙花、石决明、木贼、杜蒺藜、羌活、菊花"等组成。
[2] 黑锡丹同此后三首方剂名脱，据目录补。
[3] 有人：此后一段，只具方名，在目录中上了黑锡丹、安肾散、消风散与木香流气散四个方名，方子均取自《和剂局方》。

安肾圆 治气虚人目昏,瞻视不明,常见黑花,宜服《局方》安肾圆和菊睛圆,每服五七十圆,空心食前盐汤送下。

消风散 治男子妇人风毒攻疰,两眼赤肿而痒,盖痒则有风也。《局方》消风散和菩萨散二钱,百沸汤调下,食后服。

木香流气饮 若因怒或食物热,或饮酒而致赤眼胞紫,内生赤脉,局中木香流气饮加大黄煎服。

凡患眼疾,切须戒饮节欲。盖酒能引风,况热而有毒,眼属肝,肝属木,尤不可用药点。缘病自内起,俗谚云:眼不点不瞎,耳不斡不聋,此之谓也。

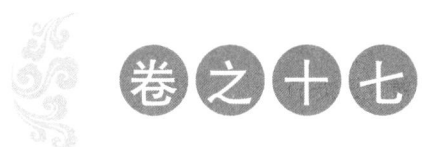

口齿门

治口齿诸疾证候

夫口乃一身之都门，出入荣养之要道，节宣微爽，病必生焉。故热则苦，寒则咸，宿食则酸，烦燥则涩，虚则淡，疸则甘。五味入口，藏于胃，脾行其精华，分布津液于五脏。脏气偏胜，味必偏应于口。或劳郁则口臭，凝滞则生疮。不可失睡，失睡则愈增。

齿为关门，肾之荣，骨之余也。肾衰则齿豁，精固则齿坚。又大肠支脉在牙龈[1]，主灌注于牙。大肠壅则齿为之浮，大肠虚则宣露，挟风则攻目头面，疳䘌则龋脱为痔，皆气郁而生。诸证不同，治之各有方。

升麻地黄散 治风气上攻，牙齿疼痛，龈肿连腮颊紧急。王尚书宣子方。

升麻　生干地黄　地骨皮　青盐　川芎各半两　皂角一挺，烧　细辛二钱半　槐角子半两，烧

右为细末。每用少许，揩擦龈上，有涎吐了，误咽不妨。

淡豉散 治牙痛。曾府判茂昭说此方最验。

巴豆一个，去壳并膜　淡豆豉一个

右同研烂，用针头许，以连纸裹，安痛处，立止。不可太多，亦不

---

[1]龈：原作"斳"。同"龈"，据改。

可令侵龈，恐能损肉。

赴筵散 治口疮，吃物不得者。

五味子<small>小嫩者，一两</small>　滑石<small>半两，研</small>　黄蘗<small>半两，蜜涂炙紫色</small>

右为末，拌匀。每服半钱许，干掺疮上。良久便可以饭食，俱无妨碍，甚奇。

升麻散 治风蚛牙疼，齿根动摇。出杨氏方。

升麻　细辛<small>去叶、土</small>　荜拨　胡椒　川芎　川椒　甘松<small>洗去土</small>　香白芷

右件各等分，为细末。每用少许，擦患处，良久漱去。若甚者，及沸汤调药三钱，乘热盥漱，涎出为度，甚妙。

如神散 治牙痛，不问处远日近，并皆疗之。出胡氏方。

露蜂房末　椒末　盐

右三味每用各抄一钱已[1]，用水一盏半，煎至八分许，乘热漱，冷即吐出。一服即效，神妙。不可入喉中。

蜂房散 治牙疼风肿。冰嘉朱郎中候。

露蜂房

右不拘多少，次用好醋煎，含立效。不得咽入喉中。

乳香膏 治蚛牙痛。钱参政方。

光明白矾<small>枯了</small>　滴乳香<small>各等分</small>

右二味为细末，溶蜡量多少和成膏。旋圆，看蚛牙孔子大小，填之，其痛立止，神效。

一池散 治口齿诸疾。

华阴细辛<small>须色白而辛者，去苗</small>　防风<small>去芦并钗服者</small>　当归<small>洗去土</small>　川芎　藁本<small>去土</small>　地骨皮<small>洗去土</small>　白芷　石膏<small>煅，研</small>　螺青<small>研</small>　青盐<small>研</small>

右十一味等分，细辛倍用，晒干，为细末，早晚食后常揩牙。若病甚，用药末三大钱，水一大盏，姜钱五片，雄黑豆五十粒，煎沸通口

---

[1] 已：此字疑衍。

漱，甚妙。须是日晒干，用火焙则走气也。

细辛散 治五种牙疼，不蛀破处者。昔有一士人苦于牙痛，诸药遍疗不止。忽有一道人授以此方，用之即止，后累用救人，无不取效。

细辛　干姜　川乌　草乌　荜拔　吴茱萸各半两　茵草一两　木律一分

右为细末。先用盐汤蘸湿手，点药揩牙，候良久，药力败，用温水灌漱，齿痛即止。

巴子膏 治风蛀牙，如虫蛀破者。张主簿赴官，于广州怀集县，甚被此疾所苦。吴悬丞以此方教之，即愈。

巴豆三粒，纸裹压去油　乳香一钱

右火上镕乳香成汁，用巴豆不住手搅和，候冷取出，圆成膏子，酌量牙齿窍穴大小，将灯上炙旋圆，纳于穴中，痛即止。

绿云膏 治口疮臭气，瘀烂久而不差。

黄蘗半两　螺青二钱

右研细。临卧置一字在舌下，不妨咽津，迟明差。

杏粉膏 治口疮，以凉药傅之。

杏人十粒，去皮尖　轻粉一字

右研杏人细，调匀，临卧傅疮上，少顷吐之勿咽。

玉池散 治风蚛牙疼，肿痒动摇，牙龈溃烂，宣露出血，口气等疾。

地骨皮　香白芷　川升麻　防风　细辛　川芎　槐花　当归　藁本　甘草

右等分，为末。每用一字许，揩牙。或大段痛，即取三钱，水一盏半，黑豆半合，生姜三片，煎至一盏，稍温嗽，候冷吐之，殊效。或用金沸草散熏嗽亦佳。

神仙齿药方 西岳莲花峰神传。

猪牙皂角用生姜，西国升麻熟地黄；

木律旱莲槐角子，细辛荷叶要相当荷叶剪心用；

青盐等分同烧煅，研细将来使最良；
揩齿牢牙髭鬓黑，谁知世上有仙方。

二圣散 治口疮，涂足心。嘉禾老张太医传，云屡试得效，其理难晓。

大川乌　吴茱萸

右各半两，为细末。每用药五钱匕，面五钱，以醋调涂两足心，油单隔，片帛系定，临卧用，次日便见效。

蒲黄散 治舌肿。有一士人沿汴东归，夜泊村步，其妻撼之，问何事不答，又撼之，妻惊起视之，舌肿满口，不能出声。急访医，得一叟负囊而至，用药掺，比晓复旧。问之，乃蒲黄也。

蒲黄

右为细末，掺之。

聚宝散 治一切风蛀牙疼不止者。医僧慈云大师方。余少年用之见效。

露蜂房五两　荆芥三两

右为细末。每服五钱，乌梅三个，水二盏，煎一盏半，乘热呷漱，冷吐出。

耳鼻门

治耳诸病证候

肾虽寄窍于耳，当知耳为听会，主纳五音，外则宫商角徵羽，内则唏嘘呵吹呬，内关五脏，外合六淫，故风寒暑湿，使人聋聩耳鸣，忧思喜怒，多生内塞，其如劳逸，不言而[1]喻，复有出血生脓，聤耳、底

---

[1] 而：原脱。据《三因极一病证方论》卷十六"耳病证治"补。

耳，或耵聍（上直庚切，下乃顶切）不出，飞走投入，诸证既殊，治各有法。

菖蒲散 治耳聋。西外知宗赵士衎宾老传授此方，累用有效。

石菖蒲十两，一握九节者　苍术五两，事治净

右二味剉成块子，置于瓶内，用米泔浸七日，取出，去苍术不用，只用菖蒲。于甑上蒸三两时，取出焙干，捣罗为细末。每服二钱，糯米饮调下，日进三服。或将蒸熟者，作指面大块子，食后置口中，时时嚼动咽津，亦可。

补肾圆 治肾虚耳聋，或劳顿伤气，中风虚损，肾气升而不降，致耳内虚鸣。

山茱萸　干姜炮　巴戟　芍药　泽泻　桂心　菟丝子酒浸　黄芪　远志去心　石斛　当归　干地黄　蛇床子　细辛　牡丹皮　人参　甘草　苁蓉酒浸　附子炮，已上各二两　菖蒲一两　防风一两半　茯苓半两　羊肾二枚[1]

右为末，以羊肾研细，酒煮面糊为圆如梧子大。食前盐酒任下三十丸，至五十丸。

红绵散 治聤[2]耳。

透明白矾火煅[3]，飞过　头色坯子

右等分，研细。先用绵杖子，缠去耳中脓及黄水令尽，别用绵杖子引药，或用鹅毛管子轻吹入耳内。入少麝香尤佳。

雄黄丹 治蚰蜒入耳。

雄黄　绿矾　白矾　半夏各一分

右件药同捣为末。以醋调一字，灌入耳。兼治蜈蚣诸虫入耳。

菖蒲圆 治耳卒痛，及聋塞不闻声。

菖蒲　附子炮，去皮、脐，各等分

---

[1] 枚：原脱。据《三因极一病证方论》卷十六"补肾圆"补。
[2] 聤：原作"停"。据《普济方》卷五十四《耳门》"红绵散"改。后同误者，径改。
[3] 煅：原脱。据补同上。

右为末，以醋圆如杏仁大。绵裹内耳中，日二易之。

蜡弹圆 治耳虚聋。

白茯苓二两　山药炒，三两　杏仁去皮、尖，炒，一两半　黄蜡二两

右以前三味为末，研匀，镕蜡为丸如弹子大，盐汤嚼下。有人止以黄蜡细切嚼，点好建茶送下，亦效。

麝香散 治聤耳底耳，耳内脓出。

桑螵蛸一个，慢火炙及八分熟，存性　麝香一字，别研

右为末，研令匀，每用半字，掺耳内。如有脓，先用绵撚，次以药掺之。

蝉壳散 治聤耳。

蝉壳半两，事治净，火烧存性　麝香抄半钱

右同研如尘。用绵先搌[1]耳内脓令净，次入药挂耳门，不得动，追出恶物即愈。

治耳痛

杏仁炒焦黑，研成膏，以绵裹，塞耳中。吴内翰亲用之效。

诸百虫入耳　用麻油灌之即效。

诸耳中出血　以龙骨末次入即止。

治鼻中诸疾证候

鼻大衄者，由血[2]气虚热故也。肝藏血，肺主气，而关窍于鼻。血之与气相随而行，循于经络，荣于腑脏。若劳伤过度，腑脏生热，热乘血气，血性得热则流散妄行，从鼻出者，谓之衄。其云鼻大衄者，是因鼻衄而口耳皆出血，故云鼻大衄也。鼻齆者，肺主气，其经手太阴之脉也。其气通鼻。若肺藏调和，则鼻气通利而知[3]臭香。若风冷伤于

---

[1]搌：原作"展"。当为"搌"字形误，据文义改。
[2]血：原脱。据《诸病源候论》卷二十九"鼻大衄候"补。
[3]知：原作"和"。据《诸病源候论》卷二十九"鼻齆候"补。

脏腑,而邪气乘于太阴之经,其气蕴积于鼻者,则津液壅塞,鼻气不宣调,故不知香臭而为齆也。鼻生疮者,鼻是肺之候,肺气通于鼻,其藏有热,气冲于鼻,故生疮也。

辛夷膏 治脑户受寒,浓涕结聚,关窍壅闭。杨氏家藏此方,治鼻塞无不取效。

辛夷　川芎　香白芷　茵草　通草已上各一分　当归洗焙　细辛去叶[1]土　肉桂去粗皮,已上各半两

右件细剉,以酒浸一宿。酒不须多。次日以猪羊脑及猪脂少许,煎成油,入前件酒浸药,同煎令变色,却用绵滤去滓,成瓷器内。每一粒米许,滴入鼻内。须要仰卧,其药不流出也。

瓜丁散 治齆鼻有息肉,不闻香臭。富次律曾患此息肉,已垂出鼻外,用此药傅之,即化为黄水,点滴至尽,不三四日遂愈,后不复作。

瓜丁即瓜蒂也　细辛

右二味等分,末之。以绵裹如豆许,塞鼻中,须臾即通。鼻中息肉,俗谓之鼻痔。治此疾方极多,但此取效耳。

乌尖散 治肺风面赤鼻赤。华宫使方。

草乌尖七个　大风油五十文　真麝香五十文

右以草乌尖为末,入麝香研匀,次同大风油瓷盒子盛于火上,调匀。先以生姜擦患处,次用药擦之,日三两次,无不效。

何首乌散[2]　兼服之,即除根本同。

何首乌　防风　黑豆去皮　藁本　荆芥穗　地骨皮洗净,各一两　桑白皮　天仙藤　苦参　赤土各半两

右为细末,炼蜜为丸如梧桐子大。每服三四十丸,食后茶清送下。

---

[1]叶:原作"龷"。据《杨氏家藏方》卷二十"辛夷膏"改。
[2]何首乌散:原作"又方"。据目录改。

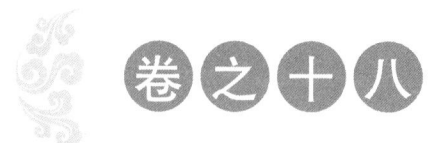

痘疹门

治小儿斑疮疹豆证候

凡小儿疮疹之候，乃天行时气，热不能解，蕴积于胃，而胃主肌肉，毒气薰发于肌肉，状如蚊子所啮，乃成斑毒也。赤者十生一死，黑者十死一生。此候五脏各有所主，肝脏热而成水泡，肺脏脓泡，心脏发斑，脾脏细疹，俗为之肤疮也。肾脏黑色，此乃阳病，属火而归肾水，势已极矣，不可治。凡疮疹之疾，不问轻重，当先护目，免斑疮入眼，而生翳障。余经验方备录于后。

钱氏云：睦亲宅一大王病疮疹，始用一李医，又召钱氏，钱留抱龙圆三服，李以药下之。其疹稠密。钱见大惊曰：若非转下，则为逆病。王言李已用药下之。钱曰：疮疹始出未有他证，不可下也。但当用平和药，频与乳食，不受风冷可也。

如疮疹三日不出，或出不快，即微发之。微发不出，即加药。加药不出，即大发之。如大发后不多，及脉平无证者，即疮本稀，不可更发也。

有大热者，当利小便。小热者，当解毒。若出快，勿发勿下，故止用抱龙圆治之。

疮痂若起，能食者，大黄圆下之一二行即止。今先下一日，疮疹未能出尽而稠密，其则难治，此误也。纵得安，其病有三，一者疥，二者痈，三者目赤。李不能治，经三日黑陷，复召钱氏。钱氏曰：幸不发寒，而病未困也。遂用百祥丸为药，以牛李膏为助，各一大服。至五日间，疮复红活，七日而愈。

盖黑者，归肾也。肾旺胜脾，土不能克水，故脾虚寒战，则难治。所用百祥丸者，以泻膀胱之腑，腑若不实，脏自不盛也。何以不泻肾？曰肾主虚，不受泻，故二服不效，即加寒而死。

抱龙圆 治一切风热，中暑惊悸，疮疹欲出，多睡，咳嗽涎盛，面赤，手足冷，发温壮，睡中惊，搐搦不宁，脉洪数，头痛呕吐，小便赤黄。钱氏用此数方，大有神效。

天南星剉开里白者，生为末，腊月内取黄牛胆汁，和为剂，却入胆内，阴干，再为末，半斤　天竺黄二两，别研　朱砂二钱，研，水飞　雄黄半两，研，水飞　麝香好者，一钱，别研　牛黄一字，别研

右同研极细，甘草水和丸鸡头大，窨干。二岁儿，竹叶或薄荷汤化下一丸，不拘时候。

紫草散 治伏热在胃经，暴发痘疱疮疹，一切恶候，出不快，小便赤涩，心腹胀满。

紫草去苗，一两　甘草生用，半两　木通去根、节，细剉　枳壳麸炒，去穰　黄耆各半两，炙剉

右为细末。每服二钱，水一盏，煎至六分，去滓，温，时时呷之。

牛李圆 治疮疹痘疱恶候，见于皮肤下不出，或出而不长，及黑紫内陷，服之即顺，救危急候。愚小年病此，危恶殆极，父母已不忍视。遇今太医丞钱公乙，下此药得安，恳求真法。然此方得于世甚久，惟于收时不知早晚，故无全效。今并收时载之，用者宜依此方。

牛李子九月后取研，绢滤汁，不以多少，于银石器中熬，成膏可圆，每膏二两，细研，好麝香入半钱

右每二岁儿服一圆，如桐子大，浆水煎杏胶汤化下。如疮疱紫黑内陷者，不过再服，当取下恶血及鱼子相似，其已黑陷于皮下者，即红大而出，神验。

胡荽酒 治痘疹快出，大有神效。

胡荽细切，四两，以好酒二盏，煎一二[1]沸，入胡荽再煎少时，用物合定放冷

右每吸一两口，微喷从顶至足匀遍，勿喷头面，病人左右常令有胡荽，即能辟去汗气，疮疹出快。

疮疹忌外人及秽浊之[2]物，虽不可受风冷，然亦不可拥遏，常令衣服得中，并虚凉处坐卧。

四圣散 治疮疹出不快及倒靥[3]。

紫草茸　木通剉　甘草剉炒　枳壳麸炒去穰秤　黄耆切焙，等分

右同为粗末。每服一钱，水一中盏，煎八分，温服无时。

黄檗膏 治小儿疹豆出后，即须爱护面目，勿令沾染，欲用胡荽酒喷时，先用此方涂面上，然后方可喷四肢。大人婴孩有此疾，悉宜用此方，甚妙。

黄檗一两　绿豆一两半　甘草四两，生用

右件捣罗为末，每研令细，后以生麻油调如膏。从耳前、眼眶并厚涂，日三五遍，上涂面后，可用胡荽酒喷也。早用此方涂于面上，令不生疹豆也。如用此方涂迟，纵出疹豆亦少。

柿楂子散 治疮疹不透，干黑危困，神妙。苏韬光云其家累世用此甚佳。

柿楂子《图经本草》名糖毬儿，惟滁州者入药

右为细末，每服二钱，紫草酒调下。小儿量大小加减，徐徐进三两服，即红活。

升麻汤 治大人小儿伤风、寒、温疫，头痛寒热，体疼，斑疮已发未发，并可服。

升麻　干葛　甘草炙　芍药各等分

右为剉散。每服秤五钱重，水二盏，煎七分，去滓热服。小儿量与。一法加紫草茸煎。

---

[1] 二：原作"一"。据文义改。
[2] 之：原作"乏"。据文义改。
[3] 靥：原作"撖"。据《幼幼新书》卷十八《疮疹倒靥》引"四圣散"改。

仙灵散　治斑疮入眼。

仙灵脾　威灵仙

右各等分，为末。每服二钱，食后米汤调下。

大和散　治豆疮后寒热往来，嗜卧，烦躁闷乱。杨氏方。

生地黄　川当归洗，去芦　地骨皮　人参去芦　甘草炙　赤芍药

右件等分，咬咀。每服一钱，水半盏，煎至三分[1]，去滓，通口服。

消毒散　治疮疹未出，或已出未能匀遍。又治一切疮，凉膈去痰，治咽喉。

牛蒡子二两，炒　甘草半两，剉炒　荆芥穗一分

右为粗末。每服三钱，水一盏半，煎至一盏，温服，不拘时候。

调肝散　治疮疹太盛，宜服此方，令不入眼。

生犀锉[2]取末，一分　草龙胆半钱　黄耆半两，切　大黄去皮，二钱　石膏半两　桑白皮自采，焙干　钓藤钩子　麻黄去节，各一分　栝蒌去皮　甘草炙，各等分

右为粗末。每服二钱，水一盏，煎半盏，食后时时温服少许。

治斑疮入眼成翳膜[3]

马屁勃半两　皂角子十四个　蛇皮半两

右入小罐子内，盐泥固济，烧存性，研细。温酒调下一二钱，食后服。

又方　治疮疹入眼成翳。

栝蒌根半两　蛇皮二钱

右同为细末。用羊子肝一个，批开，入药末二钱，麻缠定，米泔煮熟，频与食之。未能食肝，令乳母多食。

---

[1] 分：原作"公"。据《杨氏家藏方》卷十九"大和散"改。
[2] 锉：原作"错"。通"锉"，据改。
[3] 治斑疮入眼成翳膜：原作"治疮疹入眼"。据目录改。

治痘疹[1]**黑陷**　药不能发，神验秘方。

穿山甲

右一味烧存性，为细末，入麝香当门子少许。一岁半钱，三岁一钱，只温酒调下，一服见效。虽遍身黑而欲绝，亦能暂苏而发红色。但目闭无魂者，不复生矣。

辨验疹痘证候疑二之间诗诀[2]

歌曰：

未先五日颤如寒，不觉生惊又似痫。

心热又同蚊子啮，眼睛赤色脸红鲜。

发竖手心如火热，更兼睡里作狂言。

躁热嫌人拨手睡，又加气急喘相连。

须知此候先宜表，迟却流传入脏间。

若得神仙真妙诀，定须七日自然安。

治疮疹之法，如伤寒一同，初当表发。其病在腑，则出细疹，失表其热，不退便出。其病在脏，必发豆疮。得其妙理，万不失一。

汤火门

紫雪　治汤烫[3]火烧，痛不可忍，或溃烂成恶疮。

松树皮剥下，阴干，为细末，入轻粉少许，生油调稀傅。如傅不住，纱绢帛缚定，即生痂，神效不可言。然宜预先合下以备急。自剥落而薄者尤妙。

治汤火疮　虽脓水出，皮肉溃烂者，不过傅三两次即安。

右以蛇莓烂捣傅之，以差为度。钱文子佃客因遗漏烧灼，遍身皆溃，偶一道人传此，用之既安，更无瘢痕。本草不言治汤火伤。

---

[1] 痘疹：原作"豆疮"。据目录改。

[2] 辨验疹痘证候疑二之间诗诀：原脱。据目录补。

[3] 烫：原作"盪"。通"烫"，据改。

治汤火伤 疮脓烂痛不可忍者。李莫安抚方。

右用牛皮胶，入少汤，于火上溶稠，狗毛剪碎，以胶和毛，摊软帛封之，直至痂脱不痛。吴内翰家婢夜炊米，釜翻伤腿膝，以夜不敢白，比晓已溃烂。用此治之，随手即愈。

治汤火伤[1]

又方：以蒻叶烧存性灰傅。煮酒瓶头蒻尤妙。

又方：仍无瘢痕。孙盈仲所传。

右以鸡子清涂之，神效。一方鸡子壳烧灰，油调傅。

又方：王仲杞传。

右以干甑箪烧存性灰，傅之。

又方：张德俊云，顷年和倅余杭人将赴官，因蒸降真木犀香，自开甑，面仆甑上，为热气所薰，面即浮肿，口眼皆为之闭。更数医不能治，最后一医云：古无此证，请以意疗子。于是取僧寺久用炊布，烧灰存性，随傅随消，不半日而愈。盖以炊布受汤上气多，返用以出汤毒，亦犹以盐水取咸味耳。医者之智亦可喜。

又方：扩白瓷器末汤煮过，碾极细，以油调涂，立效。或又用炼银甘锅子捣细，调涂亦可。

治汤火烧 已溃脓出不已者。

先以山栀子煎汤，放温洗净，裹干。以赤焦大油饼，炭火上烧存性灰，研细傅之。

又方：

右以大黄，用米醋调傅。或仓卒不能得末，只于新净瓷瓦器上，以醋磨傅亦可。

至圣膏 治汤火伤，无瘢痕。

右以鸡子黄[2]一两，用银器内熬成自然油，调好粉傅之。

---

[1] 治汤火伤：原脱，据目录补。
[2] 黄：原作"红"。据文义改。

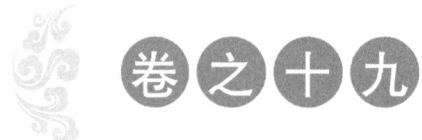

杂方门[1]

淋浴法 陈氏云：先公守赣时，年六十五，足弱拜跪颇艰。倅车郑显仲云其叔司业公，字明仲，晚年亦如是，有人教以用此方，逾月步履轻便。先公即用之，旋即见效。每日一就浴，如是者四年，晚岁步履有力，日可行数里。

猢狲姜十余块，锤[2]碎，本草谓之骨碎补　蒴藋草七八握

右约水六七斗，入二药煎至三四斗，正午入浴，不须脱上盖，用小木杓匋汤浇脐腹间一千下，次以衲布二片，各三四重，方一尺许，蘸热汤搭两膝头，各浇一百二十杓。用之月余，便见功效，行步便觉轻快也。

断乳画眉膏　治小儿年至四五岁，池断乳而不肯断者。

山栀子三个，烧存性　雌黄少许　生朱砂少许

右三味为细末，入生麻油、轻粉各少许，调匀，候儿睡着，浓抹于两眉上，醒来便不食乳。一服未效，再用即验。此方得于浦江石亲周卿，屡试屡效，扣名医殆不能晓。

祛蝇子法　陈氏云：余居雪川，暑日赵德言园令饭，坐间全无蝇子，咸窃[3]讶之。渠云：不独此也。因携手往庖视之，亦无一蝇。叩其所以，秘而不言。力恳之，乃笑曰，此小术耳。腊日市猪版脂一斤或

---

[1]门：原脱，据目录补。
[2]锤：原作"鎚"。同"锤"，据改。
[3]窃：原作"切"。通"窃"，据改。

二斤，罐贮，悬于厕上，次年举室绝无。余尝试用果验，此理殆不可晓。去冬到此，元未知蝇子之多，偶不记忆，今虽无及，然不可不使人知，因附其说于后，庶几人人知有此方，家家免点污之患，是亦方便之一端也。

獭肝散 治鬼疰者，是五尸之一疰，又扶诸鬼邪为害。其病变动，乃有三十六种，至九十九种。大略使人寒热淋沥，沉沉默默，不的知所苦，无处不恶，累年积月，渐就沉滞，以至于死，传与傍人，乃至灭门。觉如是候者，急治之。

獭肝一具，阴干

右杵为末。水服方寸匕，日三，未知再作。《肘后》云此方神良。

治食生米方 男子妇人因食生熟物，留滞于脾胃，遂至生虫，久则好食生米，否则终日不乐，至于肌肤憔悴，面色萎黄，不思饮食，以害其生。益昌伶人刘清啸家一倡曰花翠川人谓之师家年逾笄，病此三月余，监惠民局赵尹能医，以此方治之，两旬而愈。

苍术不拘多少，米泔水浸一宿，剉碎

右焙干，碾为细末，煮稀面糊为圆如梧桐子大。每服五十粒，空心、食前米饮下，日三服。

治刀刃伤 方恂留意医学，远来相访，因说以刀刃伤时，急以生姜和皮烂捣，盦[1]之。止痛截血，且无瘢痕，仓卒易办。

治嵌甲 疼不可忍，有妨步履。陈氏云：表侄林震文得是方于德清陈宰，余平日所收之方，皆不逮此。

紫藤香半两，羊骷骨[2]大者　乳香半钱，针挑麻油灯上烧存性　古半两钱半钱，炭火烧通红，醋淬烂　轻粉少许，痒即多入　麝香当门子少许

右为末，细绢罗过。每用少许，先以甘草汤洗患处，用旧绢挹干，然后傅药，即以灯草塞之，立瘥。

---

[1] 盦：原作"盒"。同"盦"，据改。
[2] 羊骷骨：原作"羊同骨"。此为俗写，改为正字。

食猪脂法　腊月空心用蒸饼卷猪脂食之，一年不生疮，久服身体光滑。

神仙无瑕散　去油污颜色绣作衣物书画。

龙骨一两半　滑石　海螵蛸各二两　白垩土一两

右为细末，以掺污处，良久揉之便落。如欲急用，以纸衬熨之，未尽再用，以净为度。如衣物等油了多时，却用麻油涂在旧迹，过些小不妨，如前法用，其效如神。

洗油墨法[1]

苍术二两　黑牵牛一两　皂角三挺　赤小豆一升

右为细末，白水丸如弹子大，以滑石为衣。每洗用一丸。或只作末子，不丸亦得。久污衣裳，水浸一宿，然后洗。桐油之类所污，皆洗之如新。加零零香、香白芷在内，亦可作洗面梳头药。

又洗油腻法[2]　告成观道士传云：造墨人以洗手极净，甚妙。亦可洗字。

杏仁去皮、尖，如欲洗字，压去油　茶茗子即食茶子

右二味等分，如肥皂法洗手。如洗字，以药末安字上，以熨斗略熨，弹之即落。

油窗油法　韩御带提刑家方，甚奇。

麻油四两　桐油三两　定粉一钱　萆麻子一百粒

右件先研定粉、萆麻子令细，将麻油同打，候匀熟，然后入桐油再打成油。使，须猛日中便干，方有光彩。

诗曰：

桐三油四不须煎，百粒萆麻细细研。

定粉一钱相和合，太阳相射便光鲜。

治壁虱方　张彦亨监丞传云甚好。

---

[1] 法：原作"污"。据目录改。
[2] 法：原脱。据目录补。

苍术一斤　木鳖子　雄黄各二两半

右为细末，蜜丸弹子大，床下烧一丸。或于蚊合时，当门烧之，薰落如面静尽。

乌髭药　赵太叔知县传。

蛤粉八两　韶粉　海螵蛸　黄丹各一两　腻粉半两　杏仁八个　石灰矿二两　乳香一块，皂子大

右各为末，和匀。将髭先用皂角汤洗过，不可见油，看白髭有得多少，加减使用河水调药如稀糊，黄昏时用篦子涂在髭上，将荷叶作片子盖之，以片帛包系定。至三更后，用温汤洗去，更将少胡桃肉撚髭上。

又方　乌髭鬓，常用揩牙药。沈丞相家方，亲曾见人用，甚有效。

青盐一两，别研　杏仁二两，去皮尖　熟干地黄洗净　乌头各一两

右同为粗末，将瓜蒌去蒂顶并穰，入药在内，以麻线札定，用蚯蚓粪固济，厚半寸以上，阴干。或有小裂缝，再用粪泥合，将熟炭火烧，候烟出未尽一二分间，用黄土覆之，至冷取出，去土取药，为细末。每日揩牙，或临睡更用，以津咽之尤妙。

刘郡王**倒流油乌髭发神方**

大诃[1]子十六个，湿纸裹，慢火煨熟，取皮

右碾罗为末，用糯米清粥饮调得所，涂在熨斗内。麻油四两，灯心二十四条，点无风处，合熨斗在上，四边略通烟，频挑灯薰尽油为度。放冷，刀子刮下乳钵中。灯上烧胡桃肉二十个，存六分性。杏仁八十个，如胡桃烧。更入百药煎二钱同研，针砂半两，醋一盏，浸一宿，煮尽醋。入干生姜四两同研，入诸药末再研极细，要滋润如膏，恐硬多入胡桃，瓷合内收。如用，洗髭发净，干搽上药，以手指撚匀，皂纱软帛拭之。两上如琴光色。一月中可一次染之。

玉粉圆　治哑中。平江一士人如哑中状，医者云：速煮粥，病人才吃药了便索粥。少顷果然气噎索粥，病既愈。因问之，医者云：只是气

---

[1]诃：原作"呵"。据《是斋百一选方》卷二十"倒流油乌髭发神方"改。

厥，因而不食，脾胃愈困。

右用雪糕圆作桐子大，以木香末为衣，点匀气散进之尔。

醉效散　取寸白虫。陈氏云：余少年曾病此，服之得效。

右用酸石榴东向根三五钱重，用水一碗半，煎八分，隔宿煎下。来早用半精半肥肉四两，炙，令病人闻之，少顷食其肉，次温暖所前药服。若气虚者，服了觉如醉梦，便就寝至申未间，其虫下，甚不过两服。虫上旬头向上，五更服。若中下旬则弗效。

草灵散　治金疮。李中父晓药性，云刀疮药无出于此。

韭菜　　刺蓟草　　试剑草

右于五月五日各取一斤，不用根，洗择净，同捣烂如泥。次入绢筛石灰，不拘多少，再捣令十分匀，捏作饼子，以瓦盆盛贮，安置净室中。至六月六日晒令极干，收，如常用之。

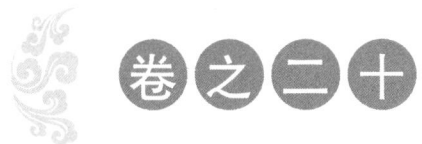

服饵门

服丹砂法 丹砂,味甘,无毒。主身体五藏百病,养精神,安魂魄,益气明目,通血脉,止烦满,消渴,益精神,悦泽人面,杀精魅邪恶鬼。久服通神明,不老轻身神仙。

三皇真人炼丹方:丹砂一斤,色发明者,研末,重绢筛之,令靡靡,以醇酒不见水者沃丹,挠之令如封泥状,盛以铜盘中,置高阁上,勿令妇人见,曝之。身自起居数挠,燥,复沃之,当令如泥。若阴雨疾风,复藏之无人处。天晴[1],出曝之,尽酒三斗而成。能长曝之三百日,当紫色,握之不污手。如着手,未干可丸。欲服时,沐浴兰香,斋戒七日,勿令妇人近药过傍。丸如麻子大,常以平旦向日吞三丸。服之一月,三虫出。服之五六月,腹内诸疾皆差。服之一年,眉发更黑。岁加一丸,服之三年,神人至。

太清服炼灵砂法 丹砂,外包八[2]石,内含金精,先禀气于甲,受气于丙,出胎见壬[3]结魄成庚,增光归戊,阴阳升降,各本其原。如矿[4]石五金,俱受五阴神之气结,亦分为五类之形,形质顽嚚[5],志性沉滞。

服雄黄法 味苦、甘,平,寒,大温。杀精物恶鬼,邪气,百虫

---

[1] 晴:原作"晏"。据《普济方》卷二百六十五《服饵门》"三皇真人炼丹方"改。
[2] 八:原作"入"。据《证类本草·丹砂》改。
[3] 壬:原作"玉"。据改同上。
[4] 矿:原作"鈲"。据改同上。
[5] 嚚:yín,愚蠢,奸诈。

毒，胜五兵。杀诸蛇虺毒，解藜芦毒，悦泽人面。炼食之，轻身神仙。饵服之，皆飞入人脑中，胜鬼神，延年益寿，保中不饥。

《抱朴子》云：饵之法，或以蒸煮，或以酒服，或以消石化为水乃凝之，或以猪脂裹蒸之于赤土下，或以松脂和之，或以三物炼之，引之如布，白如冰。服之皆令人长生，百病除，三尸下，瘢痕灭，白发黑，堕齿生。千日玉女来侍，可使鬼神。

《太上八帝玄变经》小丹法，用雄黄、柏子。拘魂制魄方，柏子细筛去滓，松脂十斤，以和柏子、雄黄各二斤，色如赤李，合药臼中复捣，如蒸药一日。如饵，正坐北向，平旦顿服五丸。百日之后，与神人交见。

服黄精法 味甘，平，无毒。主补中益气，除风湿，安五藏。久服轻身延年，不饥。

饵黄精，能老不饥。其法：可取甕子去底，釜上安置令得所，盛黄精令满，密盖蒸之，令气溜，即暴之。第二遍蒸之亦如此，九蒸九暴。凡生用时有一石，熟有三四斗。蒸之若生，则刺人咽喉。暴使干，不尔朽坏。其生者若初服，只可一寸半，渐渐增之。十日不食，能长服之，止三尺五寸。服三百日后，尽见鬼神，饵必升天。根、叶、花、实皆可食之，但相对者是，不对者名偏[1]精。

昔黄帝问天老曰：天地所生，岂有食之令人不死乎？天老曰：太阳之草名曰黄精，饵之可以长生。

服菖蒲法 味辛，温，无毒。主风寒湿痹，咳逆上气，开心孔，补五藏，通九窍，明耳目，出音声。久服轻身，聪耳目，不忘不迷惑，延年，益心智，高志不老。

五月五日采得紧小似鱼鳞者，治择一斤许，以水及米泔浸各一宿，又刮去皮，切，曝干捣筛，以糯米粥和匀。更入熟蜜，搜丸梧子大。绨

---

[1] 偏：原作"扁"。据《证类本草·黄精》改。

葛袋盛，置当风处令干。每旦酒饮任下三十丸，临卧更服二十丸，久久[1]得效。

《汉武帝内传》云：帝上嵩山，忽见仙人长可二丈，问之，曰：吾九嶷山人也。闻中岳有石上菖蒲，一寸九节，食之长生，故来采之。忽然不见。

《抱朴子》云：又韩丛[2]服菖蒲十三年，身上生毛，日视书万言皆诵之，冬袒不寒。又菖蒲，须得石上一寸九节，紫花尤善。

服天门冬法 味苦、甘，平，大寒，无毒。主诸暴风湿偏痹，强骨髓，杀三虫，去伏尸。久服轻身益气，延年不饥。

《修真秘旨》云：神仙服天门冬，三十斤细切，阴干捣末。每服三钱，酒调下，日五六服。二百日后怡泰，拘急者缓，羸劣者强。三百日身轻，三年走及奔马。

《抱朴子》云：杜紫微服天门冬，御八十妾，有男一百四十人[3]，日行三百里。

《神仙传》云：甘始者，太原人，服天门冬，在人间三百余年。

服杏仁法 杏核仁味甘、苦，温，服之除百病，驻颜延年。

《左慈秘诀》云：五月杏熟，收取当月旬内自落者，去核取仁六斗，以热汤退皮，去双仁，取南流水三石和研，取汁两石八斗，去滓，并小美者亦得。取新铁釜，受三石已来。作灶须具五岳三台形，用朱砂图画之。其灶通四脚去地五寸，着燎不得绝稠，恐下灰不得其釜。用酥三斤，以糠火及炭燃[4]釜，少少磨三斤酥尽，即内汁釜中。釜上安盆，盆上钻孔，用筝弦悬车辖至釜底，其孔以纸缠塞，勿冷泄气。初着糠火并干牛粪火，一日三动车辖，以滚其汁。五日有露液生，十日白霜起，又二日白霜尽，即有花出。若见此候，即知丹霜成。开盆，用炭火炙

---

[1] 久：原脱。据《证类本草·菖蒲》补。
[2] 丛：原作"藂"。乃繁体"叢"之形误。据《证类本草·菖蒲》改。
[3] 人：原作"岁"。据《证类本草·天门冬》改。
[4] 燃：原作"然"。通"燃"，据改。

干,以雄鸡翎拂扫取,以枣肉和为丸如梧桐子大。釜中独角成者为上,其釜口次也。丹滓亦能治冷疾。服丹法:如人吃一斗酒醉,即吃五升;吃一升者,只吃半升。下药取满日,空心暖酒服三丸。至七日,万病皆除愈,头白却黑,齿落更生。张先师云:二两为一剂,一剂延八十年。两剂延二百四十年,三剂通灵不死。

服豆法 生大豆味甘,平。仙方修制黄末,可以辟谷度饥岁。然多食令人体重,久则如故矣。

《博物志》云:左元放荒年,择大豆粗细调匀,必生,熟挼之令有光,暖气彻豆则内。先下食一日,以冷水顿服讫。其鱼肉菜果不得复经口。渴即饮水,后不复思食。

修养门

养生秘要 凡欲服气,先须得一高静密室,不在于大,务绝风隙。左右焚香,不用薰陆。床须厚软,脚稍令高。《真诰》曰:床高鬼气不及,鬼物善因地气以吹人,为床高三尺可矣。衣服适寒温,冬宜稍暖,枕高四指余,令与背平。每夜半后生气时,或五更睡觉,先呵出腹内浊气一九止,或五六止。若要而言之,亦不在半夜与五更也,但无事闭坐,宽衣解带,腹空即为之。先定心闭目,叩齿三十六通,以集身神。然后以大拇指背拭目大小九过,兼按鼻左右七过,以两手摩令极热,闭口鼻气,然后摩面,不以遍数,为真人起居之法。次以舌拄上腭,漱口中内外津液,满口作三咽下之,令入胃存,胃神承之。如此者三作,是三度九咽。《黄庭经》曰:漱咽灵液,体不干,此之谓也。庶得灌溉五脏,面目乃光。此虽傍门,亦极有力,不可轻忽为常。闻之小法,便兀然放身,使心同太虚,身若委衣,万虑都遣。若能久久行之,则气血调畅,精神内守,疾病不生也。

修真秘诀 道经云:夫欲得长生,当修所生之本,始得精气,结而为形。则知形为受气之本，气是有形之根。若气不得形，则无因而立。形不得气，则无因而成。原其所禀之时，伏母腹下，混沌三月，玄牝是也。玄牝既立，犹瓜在蒂，荫在母胎，始于此时也。母呼亦呼，母吸亦吸，绵绵十月，气足神备，遂解胎而出。母惟知贪悦于子，曾不知形耗体枯，分形减气，为子之用矣。既生七日，情见于外，变婴为儿，指颐为笑。况十五成童，二十弱冠，目眩五色，耳听五声，役智运神，机巧日变，如此淳朴之根，太和之气，荡而尽矣。故圣人以还元返本，握胎息之机，致长生久视中。《胎经》云：形中子母何不相守，且形中之气为母，以神为子。夫形气先立，而后有神，神由气生，故为子也。夫至人不思外物，不视外色，不听外声，常令神与气合，循环于脏腑之内，御呼吸以上下，久久修习，则神自明，而气自和。神明则可照彻于五脏；气和则可使用于四肢。故黄帝三月内视，注心一神，一神则神光化生，缠绵五脏。《黄庭经》云：仙人道士非有神，积精累气以成真，皆其用也。今世人神与气各行，子母不相守，气虽呼吸于内，神常运用于外，遂使气常秽浊，而神不虚明，则元气渐散矣。夫人以身为宅，以神为主。人神不营于内，而用于外，致使宅舍空虚，渐见危坏。叹夫！学道之人，劳神役志，气无一息住于形中，而欲求长生之道，不亦远乎？若知神气之所主，子母之相守，运行于内，则养生之渐可见矣。若气无所主，但任呼吸者为主，惟可通理脏腑，消化谷食而已，终不能还阴返阳，补填血脑。则知众人呼吸，与圣人之呼吸异矣。

保精神论 精者，神之本。气者，神之主。形者，气之宅。故神太用则歇，精太用则竭，气太劳则绝。是以人之生者，神也；形之托者，气也。若气衰则神耗，而欲长生者，未之闻也。夫有者因无而生焉，形须神而立焉。有者无之馆，形者神之宅也。倘[1]不全宅以安生，修身以养神，则不免气散归空，游魂为变。譬之于烛，烛尽则火不居矣；譬之于堤，堤坏则水不存矣。身劳则神散，气劳则命终，形疲则神毙，神

---

[1] 倘：原作"傥"。同"倘"，据改。

毙则精灵游矣。已逝者无返期，既朽者无生理。故神者，魂也。魄者，阴也。神能服气，形能食味，气清则神爽，形劳则气浊。服气者千百不死，故身飞于天。食谷者千百皆死，故形归于地。人之死也，魂飞于天，魄落于泉，水火分散，各归本原。生则同体，死则相捐，飞沉各异，禀之自然。何者？譬如一根之木，以火焚之，烟则上升，灰则下沉，亦自然之理也。夫神明者，生化之本。精气者，万物之体。全其形则生，养其精气，则性命长存矣。

黄帝养生论[1]　　黄帝问于岐伯曰：余闻上古之人，春秋皆度百岁，而动作不衰。今时之人，年至半百，而动作皆衰者，时世异耶？将人之失耶？岐伯对曰：上古之人，其知道者，法于阴阳，和于术数，食饮有节，起居有常，不妄作劳，故能形与神俱，而尽终其天年，度百岁乃去。今时之人不然也，以酒为浆，以妄为常，以醉入房。以欲竭其精，以耗散其真，不知持满，不时御神，务快其心，逆于生乐，起居无节，故半百而衰也。夫上古圣人之教下也，皆谓之：虚邪贼风，避之有时，恬惔虚无，真气从之，精神内守，病安从来。是以志闲[2]而少欲，心安而不惧，形劳而不倦。嗜欲不能劳其目，淫邪不能惑其心，愚智贤不肖不惧于物，故合于道。所以能年百岁，而动作不衰，以其德全不危也。

纯阳吕真人抱一说　　道生一，一生水，水生精。精者，一物也。抱一则与精合，脱一则与精离矣。精生而气全，气全而神全，神全所以制魂定魄，为上士矣。夫精者，天地万物所以生成也。然精常啬人，而人常费之，窍漏无度，至于中干以死。则其离也，非精离之，人自离之耳。庄子曰：不离于精，谓之神人。故丧精则失灵，沉为下愚矣。人之初生，固精集神，本自纯全而不能了者，常至于离析隳[3]散，其名曰

---

[1] 黄帝养生论：此后论述来自《黄帝内经素问·上古天真论》。论中文字与原文或有不同，与义能通者，则不予改动。
[2] 闲：原作"闲"。据《黄帝内经素问·上古天真论》改。
[3] 隳：huī，毁坏。

罔两。罔者,神不明。两者,精不一。庄子曰"无摇汝精",抱一之谓也。

可惜歌曰

可惜许,可惜许,可惜元阳宫无主。
一点既随浓色妒,百神泣送精光去。
三尸喜,七魄怒,血败气衰将何补。
尺宅丹田属别人,玉炉丹灶阿谁主。
劝世人,休慕色,慕色贪淫[1]终无益。
一神去后百神离,百神去后人不知。
几度待说说不得,临临下口汇天机。

休粮秘诀 以舌拄上腭,并料搅上下,牙齿内外,取津液至半口或满口,即咽之了。又以舌拄上腭,并煽动搅上下,牙齿内外,取津液至半口或满口,即咽之。如此一日一夜咽之三百度、四百度,则自然不饥矣。三日、五日前稍费力及疲倦,若过七日之后,当自惯熟,渐觉身体轻健。初学时未甚有津液,频频呷之一二呷水,水能止饥,惟不可多吃,吃多令人肚疼。又不可吃白汤,吃白汤则令人饥。又不可吃盐醋咸酸之物,令人少津液。一月二月,或半年一年,遇饮食要吃,不妨须先吃少薄粥,渐渐吃硬饭。盖缘久住饮食,肠肚窄狭,顿食恐致肚疼耳。许真君方,武当山李道人□,累试有验。

休粮绝食妙香圆

白胶香　乳香　朱砂　雄黄　蜡　茯苓

右等分,为细末,炼蜜为圆如弹子大。临服之时,饱食面一腹,然后服此药,可永停食,身轻力健,气血愈壮。

---

[1]淫:原作"媱"。据文义改。

方名索引

A

阿魏圆　99
艾煎圆　319
安脾散　298

B

八味散　91
八味肾气圆　184
八味香苏饮　122
八味圆　137
八仙刬散　95
八仙丹　255
巴戟圆　130
巴子膏　353
拔毒膏　166
拔毒黄耆散　161
白豆散　339
白膏子　173
白虎加桂汤　278
白虎加人参汤　69
白散子　49

白药子　346
白玉丹　313
白芷散　340
白芷圆　145
白术散　174，265，322，335
百灵散　110
斑蝥散　165
半夏白蔹汤　92
半夏草果饮　277
半夏散　121
半夏汤　275，288，311
半夏圆　299
保生丹　177
保真汤　67
抱胆圆　55
抱龙圆　179，359
北亭散　313
贝母散　341
贝母汤　118
备急散　173，339
倍术散　291
荜拔散　110

蓖麻膏　323
碧霞丹　98
扁豆散　77
鳖甲麝香散　275
槟榔汤　136
槟榔圆　73
冰黄散　269
博金散　257
补气散子　57
补气圆　257
补肾汤　310
补肾圆　355
补泻圆　133
补心神效圆　245
补益双芝圆　81
不老汤　80

C

仓廪汤　112
仓卒散　309
苍术鳖甲散　275
草豆散　339
草果散　95
草果饮　279
草还丹　260
草节散　183
草灵散　368
草乌头圆　47
茶调散　237
茶牙汤　347
柴胡散　74

蝉花圆　349
蝉壳散　356
菖蒲散　339，355
菖蒲圆　344，355
常山饮　280
辰砂圆　101
辰砂远志圆　243
沉香散　327
沉香圆　130
陈橘皮煎　54
陈土汤　340
赤茯苓散　324
抽刀散　90
楮子煎法　232
川乌圆　153
川芎散　145
吹喉散　345
椿皮圆　149
苁蓉茸附圆　256
葱白阿胶散　325
葱豉膏　326
葱蜜膏　149
催生丹　322
催生如意散　91
寸金丹　126

D

大安散　100
大半夏汤　295
大防风汤　113，230
大腹子散　306

大和散　361
大黄龙圆　269
大黄圆　153
大藿香散　298
大戟圆　307
大建中汤　265
大明散　349
大青膏　177
大青龙汤　292
大山芋圆　260
大神圆　260
大圣一粒金丹　50
大顺散　273
大蒜水　271
大蒜圆　301
大乌沉汤　59
大乌头桂枝汤　309
大效香橘散　59
大效香枳散　328
大养胃汤　296
大一膏　167
大正气散　279
黛青散　142
丹砂圆　338
淡豉散　351
当归散　268，305，319
当归汤　297
导利散　126
导痰汤　288
倒流油乌髭发神方　367
抵圣散　114，149

地肤子汤　327
地黄膏　337
地黄汤　337
地黄圆　89
地榆散　271，314
地榆圆　110
丁香神曲散　59
丁香温气汤　299
丁香五套圆　286
丁香圆　299
冬瓜散　106，301
冬瓜圆　302
都梁圆　347
独活汤　234
独胜散　99，303
断疟丹　277
断乳画眉膏　364
断下圆　113
断弦散　127
夺命丹　70，125，336
夺命膏　159
夺命散　179

E

阿胶散　120，330
阿胶圆　121
二黄圆　79
二灰散　337
二生散　51
二圣散　354
二贤散　120

F

矾附圆　260
防风羌活散　145
防风散　268
防己桂枝汤　293
防己黄芪汤　267
肥儿圆　177
粉草汤　330
粉汗散　266
蜂房散　352
凤眼草散　314
佛手膏　172
佛手散　88，346
扶老强中圆　98
服食仙翁指授散　332
茯苓散　119，266
茯苓汤　108，296
茯苓圆　243，259
茯神散　242
附子仓米汤　97
附子茯苓散　107
赴筵散　352
复元丹　304
复元通气散　161
覆盆子汤　141

G

甘草散　70
甘草汤　340
甘粉散　339
甘菊散　145
甘遂散　135
感应圆　285
膈气圆　59
拱辰丹　317
狗肝散　243
谷神散　272
固荣散　337
固真丹　76，124
瓜丁散　357
瓜蒌根散　322
栝蒌根散　183
瓜蒌酒　330
瓜蒌酒方　161
瓜蒌散　159，326
观音人参胡桃汤　118
观音应梦方　109
观音应梦散　94
贯众汤　240
光明膏　142
桂姜汤　278
桂真官方　58
桂枝附子汤　68
桂枝加厚朴杏子汤　66
郭都巡方　183

H

海蛤汤　303
海上方　103
何首乌散　357
和解汤　179

黑虎散　100

黑神散　92，336

红绵散　355

红圆子　279，283

厚朴煎　312

厚朴煎圆　97

胡椒汤　283

胡荽酒　359

琥珀散　318，326

琥珀圆　246

滑石汤　69

滑胎枳壳散　90

化毒排脓内补散　156

化毒散　339

化痰圆　292

化滞圆　56

还睛菩萨水　143

还少丹　79

换金散　306

换腿圆　132

黄蘗膏　360

黄蘗散　145

黄金膏　165

黄金散　172，336

黄连汤　144，311，340

黄连羊肝圆　139

黄连圆　179，183

黄芪劫劳散　88

黄芪散　77

黄耆膏　162

黄耆建中汤　74

黄耆散　185，267

黄耆汤　333

黄耆圆　153，312

黄鱼汤　301

黄真君妙贴散　333

回阳丹　51

茴香金铃圆　128

茴香三棱散　129

茴香散　308

混元丹　100

混元胎丹　256

活络丹　132

活络汤　52

活血散　178

火杴草圆　238

藿香散　348

藿香汤　297

J

积德丹　89

集珍膏　166

既济丹　261

鲫鱼圆　117

加减平胃散　239

加减四君子汤　175

加减五积散　240

加减香苏饮　239

加减小柴胡汤　270

加减养气丹　240

加味四君子汤　312

嘉禾散　306

剪草膏 73
姜葱散 321
姜附汤 284
姜橘饮 69
姜术散 96
降气汤 85
绛雪散 193
交感丹 85
椒豆膏 145
椒麸散 76
椒目散 266
接骨散 170，171
解毒散 340
解毒无忧散 190
解毒雄黄圆 343
解毒饮 188
解毒圆 338
解五毒丸 232
金铃圆 309
金铃子散 128
金露圆 344
金水膏 141
金锁丹 76，257
金樱子煎 262
浸酒法 48
经进地仙圆 45
经进仙酒方 238
经效疟丹 279
荆芥散 126，313
荆芥汤 343
惊气圆 57

井金丹方 47
酒连圆 312
救急散 171
救急稀涎散 51
橘红圆 59
橘皮汤 272
橘皮竹茹汤 298
聚宝散 354
聚金圆 313
卷帘膏 144
君臣散 89

K

开胃汤 115
揩牙法 85
蔻香圆 113
苦参散 50，152
苦葫芦散 300
快活圆 287
宽肠圆 152
宽气汤 325

L

蜡弹圆 356
蜡苓圆 258
蜡圆子 328
老君神白散 68
老疟饮 280
老翁神杖散 332
雷丸散 178
冷附汤 277

冷香汤　271
理中汤　281
立安散　118，122，146
立圣膏　345
立圣散　190，314
立消散　179
立效丹　136
立效散　327，335
莲心散　180
莲子散　150
莲子汤　336
敛肠圆　113
两感方　69
灵宝丹　254
灵龟告梦方　169
灵效圆　52
灵液丹　294
刘寄奴散　170
硫黄圆　326
六丁圆　95
六合散　90
六物汤　323
六逸圆　82
龙骨散　154
龙虎丹　51
龙葵散　162
龙脑散　343
龙脑饮子　185
龙树镇肝圆　143
龙蝎圆　134
龙须散　70

龙珠丹　80
漏芦汤　162
鹿朴散　330
鹿茸圆　185
鹿屑汤　323
绿云膏　353
萝卜子圆　303

M

麻黄白术汤　278
麻黄羌活散　274
麻黄散　267
麻黄汤　65
麻皮散　329
马通散　183
麦煎散　265
麦门冬散　185
麦门冬圆　186
梦授金虎丹　164
梦授吕真人灵宝丹　157
麋脐圆　96
麋茸圆　255
秘精圆　259
秘真丹　262
密陀僧散　244
妙香丸圆　193
妙应散　170，311
明月丹　73
摩腰膏　261
牡丹圆　310
牡蛎散　185，264

牡蛎汤 265

木瓜汤 302

木瓜圆 134

木通散 107

木香白术散 113

木香饼 340

木香饼子 104

木香趁痛圆 311

木香散 111，178，308

木香煮散 115

N

南星防风散 345

硇砂圆 128

内补圆 316

内消膏 173

宁志膏 242，317

宁志圆 243

牛蒡汤 343

牛黄圆 53

牛李圆 359

暖胃散 95

P

排风汤 236

霹雳煎 327

枇杷叶散 98，272

枇杷叶汤 270

平喘汤 122

平胃散 284

平胃续断散 111

破痰消饮圆 289

破饮圆 290

菩萨丹 276

菩萨散 158

蒲黄散 190，354

蒲术圆 74

朴消散 91

Q

七宝散 277

七宝睡惊圆 180

七七散 118

七气汤 282

七疝汤 130

七圣散 92

七乌圆 237

七枣汤 278

麒麟圆 321

气宝圆 130

气实圆 303

《千金》内补散 329

《千金》神曲圆 348

《千金》续命煮散 49

千金圆 177，287

千里笈圆 259

千两金圆 345

牵牛圆 58

前胡散 288

秦艽扶羸汤 75

青娥圆 78

青蒿膏 253

青蒿散　75

青龙圆　304

青牛道士封君达传鲍陂山人方　58

青杏饼　336

青州白圆子真方　116

轻脚圆　138

清魂散　93

清心圆　259

琼玉膏　78

取痔《千金》方　148

去风丹　46

却暑散　267

却暑饮　70

R

人参当归散　266

人参当归圆　242

人参调中散　324

人参散　100，149，185，245

人参洗心散　185

人参饮子　119

人参紫菀散　74

人参紫菀汤　291

肉豆蔻膏　180

肉豆蔻散　110

如神散　193，352

如神圣散子　112

如神汤　283

如圣膏　50，167

如圣青龙散　333

如圣散　154

如圣丸　126

乳蛎散　97

乳香膏　352

乳香散　333

乳香宣经圆　137

乳香圆　344

乳朱砂圆　242

软朱砂法　244

蕊珠圆　235

S

三建汤　53

三将军方　111

三妙汤　287

三奇散　287

三宛汤　281

三仙丹　84

三仙圆　288

三增茴香圆　129

三茱圆　127

僧伽应梦人参散　68

杀毒定疮傅散　331

沙参散　247

山药饮　112

山茵陈汤　275

商陆根　306

蛇床子散　308

麝香绵灰散　107

麝香散　144，166，341，356

麝香圆　181，246

参附圆　321

参苓散 293
参梅汤 184
参香散 114
诜诜圆 88
神功散 180，186
神功圆 102
神妙驱风散 144
神圣代针散 310
神圣方 162
神授大黄散 190
神授散 169
神授太乙散 68
神授香苏散 67
神授圆 184
神授折伤方 172
神术散 67
神仙阿胶汤 114
神仙不老元歌 263
神仙不老圆 83
神仙齿药方 353
神仙打老圆 261
神仙法炼金液丹 82
神仙化痰圆 289
神仙换骨丹 80
神仙解毒万病丸圆 187
神仙所授秘方 306
神仙万金圆 105
神仙无瑕散 193，366
神效安脾散 94
神效化痰丹 119

神效化痰飞矾丹 288
神效散 121，165，184，342
神效正元散 247
神应膏 160
神应散 310
神应圆 53
神助散 105
升麻地黄散 351
升麻散 352
升麻汤 360
升麻饮子 178
生附散 326
生熟地黄散 320
生熟饮子 99
生犀丸 232
胜金膏 158
胜金散 193
胜金圆 236
圣饼子 52
《圣惠》散 349
圣散子 66
圣效散 333
失笑散 307
施疟丹 98
十精圆 81，84
十奇散 160
十柔圆 320
十水圆 108
十四友圆 54
十味如神圆 347

十味香薷饮　271

十枣汤　292

石莲散　112

石莲圆　55

石榴根汤　189

石韦散　326

石韦饮子　328

使君子圆　180

世宝圆　310

柿楂子散　360

手拈散　97

舒筋散　136

舒荆汤　234

熟干地黄散　247

蜀仙丹　250

双补圆　81

双和散　103

双荷汤　335

双金饮　178

水浸丹　283

水瓢圆　270

水五散　336

水银圆　92

顺解散　71

顺经散　247

四宝圆　349

四逆汤　284，294

四圣散　277，360

四兽饮　278

四物驻车圆　111

松皮散　314

搜饮圆　290

苏合香圆　44

粟米粉　266

酸米醋　340

缩脾饮　284

缩砂散　189，322

T

塌胀圆　302

獭肝散　365

太上紫霞丹　249

太素丹　250

桃红散　146，173

桃仁煎　318

桃仁散　107，308

天门冬圆　77

天下受拜平胃散　96

天真圆　49

调肝散　361

铁粉牛黄圆　230

铁脚圆　133

葶苈散　123

葶苈圆　304

通经圆　318

通心气辰砂圆　231

菟丝子圆　75，183

退风丹　50

退水饼　306

退水圆　305

退翳散 141

脱铃圆 311

W

万安圆 57

万金散 71，336

王翰林方 147

茵草散 233

卫生汤 252

胃苓散 70

胃气圆 282

猬皮散 320

猬皮汤 314

猬皮圆 153

温肺汤 119

乌豆饮子 114

乌尖散 357

乌金散 270

乌龙膏 166

乌梅汤 93

乌犀圆 46

乌药降气汤 137

乌髭药 367

吴茱萸散 274

吴茱萸汤 301

五倍子末 178

五福圆 175

五虎汤 52

五积散 44，91

五灵脂散 323

五苓散 128，271

五皮散 103

五味子汤 118

五香连翘散 157

X

犀角散 344

犀角饮子 338

洗眼珊瑚散 143

洗蘸方 52

细辛散 353

下胎蛇蜕散 322

下痰圆 289

仙方伏虎丹 47

仙灵散 361

仙术木瓜圆 136

仙翁指授散 331

香参散 58

香附散 89

香附子汤 92

香瓜圆 174

香甲桃仁散 254

香橘散 130

香壳散 131

香苓散 125

香朴散 283

香薷圆 272

香苏饮子 122

香粟饮 115

香芎散 70

消赤散　166
消毒散　162，361
消毒圆　313
消积圆　179
消胀圆　303
消肿散　305
消肿圆　302，305
小补心圆　242
小柴胡加地黄汤　90
小柴胡汤　295
小承气汤　65，293
小青龙汤　292
小续命汤　135，229
泻白散　121
心肾圆　258
辛夷膏　357
新法半夏汤　290
星斗圆　125
星砂圆　291
杏参散　123
杏粉膏　353
杏仁丸子　321
杏子汤　267
芎䓖圆　324
芎附散　348
芎香散　237
芎辛散　291
芎辛汤　348
雄黄丹　355
雄黄解毒圆　106

雄黄散　191
雄黄汤　106
雄朱丹　250
续断汤　236
续骨丹　138
宣肺散　289
薛氏桂辛汤　289
血竭膏　160
血竭圆　56

Y

羊肝圆　139
养肺汤　121
养气镇心丹　241
养肾散　82
养血地黄圆　235
养正丹　284
一池散　352
一抹膏　143
一捻金　91，125
一字散　171，346
一醉膏　245
异功敌暑圆　273
异功散　306
益母圆　258
益血四物汤　317
薏苡人圆　138
茵芋圆　138
银液散　120
引神归舍丹　241

罂粟汤　183

右经汤　133

虞丞相梦壁间韵方　109

玉抱肚　255

玉尘散　292

玉池散　353

玉粉散　149

玉粉圆　367

玉女飞花散　332

玉屑无忧散　343

玉屑圆　149

玉钥匙　342

玉真散　170

玉芝圆　121

御风膏　238

御米饮子　114

远志圆　242

岳阳仙翁方　120

Z

枣仁散　301

枣仁圆　245

皂角汤　325

皂角子散　314

皂子圆　308

增爱圆　137

帐带饮　146

瘴疟饮子　276

赵侯须散　333

真珠母圆　55

真珠散　282

真珠圆　233

震灵丹　246

正胃散　95

知母散　117

止汗温粉　267

止衄散　337

枳壳半夏散　287

枳壳茯苓散　103

枳壳散　59，104，317

至圣膏　363

制虫解劳　73

治食生米方　365

治痰茯苓圆　290

治五淋髓汤　188

治眼地黄圆　140

中和散　66

钟乳汤　120

朱雀圆　244

朱砂法　231

朱砂散　241，268

茱萸人参汤　297

茱萸桃仁散　309

茱萸圆　127

猪牙皂角散　312

术附散　266

术苓散　76

煮附圆　320

助寿丹　262

卓剑丹　263

啄木散　234

资寿小金丹　251

子芩散　328

紫草散　178，359

紫桂散　93

紫金丹　337

紫苏饮　87

紫苏子汤　135

紫雪　362

紫芝圆　288

醉效散　368

尊贵食药　99

左顾散　268